临床麻醉系列丛书

疼痛分册

主　编　冯　艺
副主编　张挺杰
编　者　（按章节排序）

安海燕　北京大学人民医院　麻醉科
冯　艺　北京大学人民医院　麻醉科　疼痛科
张　红　北京大学人民医院　麻醉科
张振宇　北京大学人民医院　重症监护科
刘怡昭　北京大学人民医院　麻醉科
赵　磊　北京宣武医院　麻醉科
李水清　北京大学第三医院　麻醉科
张挺杰　北京大学人民医院　麻醉科　疼痛科
李　君　北京大学人民医院　麻醉科　疼痛科
水　源　中日友好医院　疼痛科

北京大学医学出版社

图书在版编目（CIP）数据

临床麻醉系列丛书——疼痛分册/冯艺主编. —北京：北京大学医学出版社，2010.5

ISBN 978-7-81116-918-8

Ⅰ.临…　Ⅱ.①冯…　Ⅲ.①麻醉学②疼痛—治疗
Ⅳ.①R614②R441.1

中国版本图书馆 CIP 数据核字（2010）第 075147 号

临床麻醉系列丛书——疼痛分册

主　　编：冯　艺
出版发行：北京大学医学出版社（电话：010-82802230）
地　　址：（100191）北京市海淀区学院路 38 号　北京大学医学部院内
网　　址：http://www.pumpress.com.cn
E - mail：booksale@bjmu.edu.cn
印　　刷：北京瑞达方舟印务有限公司
经　　销：新华书店
责任编辑：王智敏　　**责任校对**：金彤文　　**责任印制**：张京生
开　　本：850mm×1168mm　1/32　　**印张**：10.25　　**字数**：310 千字
版　　次：2010 年 8 月第 1 版　2010 年 8 月第 1 次印刷
印　　数：1—3000 册
书　　号：ISBN 978-7-81116-918-8
定　　价：28.00 元

本书由
北京大学医学部科学出版基金
资助出版

前　言

作为一名麻醉科、疼痛科的医生，我和我的同事每天都接触到许多因为恐惧疼痛而对将要进行的手术心存疑虑的患者，还会面对一张张被慢性疼痛折磨而痛苦不堪的面孔。他们的痛苦、医生的职责促使我不停地学习、思考、实践，如何更好地进行有效、安全、迅速的治疗，将患者的痛苦减到最小直至康复。

由于疼痛是患者的一种主观感觉，发生原因复杂，定量困难，受多种因素的影响，所以到目前为止很难有一种治疗方法能解决所有疼痛问题。镇痛研究的任务是找出各类疼痛发生所具有的个性与共性，提供基于理论和经验的最理想、最有效的治疗方案，供临床医生参考和使用。编写本书的目的在于能为广大的临床一线医生提供一些参考，帮助大家更好地为患者进行疼痛的治疗。

本书共收录了十四章，涵盖了术后镇痛、分娩镇痛、无痛苦介入诊疗、ICU镇静镇痛等急性疼痛的处理，以及临床常见的慢性疼痛治疗方法。此书的出版凝结了北京大学医学部麻醉学系多家医院众多医生的辛勤劳动，所有撰写者都是活跃在临床第一线、有着丰富临床经验的医生，在此表示深深的感谢。由于目前有关疼痛的认识还远远不够，现有的治疗规范不足，本书中推荐的治疗方法和药物仅作临床治疗参考，希望读者来电来函交流指正。随着科技的进步，新临床证据的颁布，新药的研发，我们将做继续更新。期望本书能为广大的基层医疗工作者在疼痛治疗方面提供帮助，真诚祝愿我们的医疗工作者快乐地工作、生活。

二零零九年十二月十三日，冯艺记于北京

目　录

上　篇

下　篇

上　篇

第 1 章 疼痛的诊断、评估、治疗原则

疼痛是一种不愉快的主观感觉和情感体验，它与组织损伤或潜在损伤相关，是临床最常见的症状之一。疼痛医学已有近五十年的历史，特别是近年来，在麻醉学家、神经学家等多学科专家的参与下，从基础和临床对疼痛进行了广泛的研究，取得了很大进展。疼痛治疗集中了临床各学科医师的参与，各大医院逐步开设了包括疼痛咨询和诊治的门诊及病房，帮助患者解除病痛，同时也进一步促进了疼痛医学的发展。

第一节 疼痛的诊断

导致疼痛的疾病种类复杂，其治疗方法各异，因此，在治疗疼痛之前，进行正确的诊断和鉴别诊断至关重要。

疼痛的诊断步骤包括：病史采集、体格检查、影像学检查、实验室检查、诊断性神经阻滞等。

一、病史采集

1. 患者性别与年龄　许多引发疼痛的疾病与患者年龄和性别相关。例如，女性可以因盆腔疾病引起腰痛；老年人多见关节退行性变引发的关节痛。

2. 疼痛部位　躯体疼痛定位准确，内脏疼痛定位模糊，但常在躯体某个部位有牵涉痛。

3. 疼痛的发病情况　对发病情况的问诊有助于疾病的诊断

和鉴别诊断。例如，疼痛发生与季节、天气变化相关，则多见于风湿性及类风湿性疾病。自主神经功能性紊乱引起的疼痛，常因情绪变化加重。

4. 疼痛的性质　根据疼痛性质可以将疼痛分为针刺痛、烧灼痛、刀割痛、绞痛、酸痛、胀痛等。

5. 疼痛的程度　根据疼痛程度不同可以分为轻度、中度、重度及极重度（详见本章第二节）。

6. 疼痛的发生规律　疼痛何时发生、何时加重往往与引起疼痛的疾病密切相关，了解疼痛的发生规律有助于疾病诊断。

7. 疼痛的诱因和缓解方法　疼痛往往可以由于某些因素加重或缓解，如活动、劳累、休息等。

8. 疼痛的伴随症状　引发疼痛的疾病往往会出现一些其他症状，如麻木、活动受限等。

9. 既往的疼痛治疗情况及效果。

二、体格检查

（一）一般检查

一般检查是对患者全身状态的概括性检查，内容包括性别、年龄、体温、呼吸、脉搏、血压、面容表情、体位姿势、步态等。仔细的一般检查有助于疼痛性疾病的诊断，例如：强迫俯卧位常见于脊柱疾病；颈部动作受限常提示颈椎或颈部肌肉疾患。

（二）特殊检查

疼痛性疾病多涉及脊柱、四肢及神经系统，因此特殊检查以脊柱、四肢及神经系统检查为重点。

1. 脊柱与四肢

（1）脊柱：检查脊柱的弯曲度、活动度、有无压痛与叩击痛。颈椎活动受限常见于颈部肌肉肌纤维炎及颈肌韧带劳损、颈椎增生性关节炎、颈椎椎间盘突出症、颈椎骨质破坏、颈椎外伤等；腰椎活动受限常见于腰肌肌纤维炎及腰肌韧带劳损、腰椎增生性关节炎、腰椎椎间盘突出症、腰椎骨质破坏、腰椎外伤等；

脊柱压痛常常提示有脊柱结核、椎间盘突出及脊柱骨折，椎旁肌肉压痛则多见于肌纤维炎或劳损；脊柱叩击痛多提示脊柱结核、椎间盘突出及脊柱骨折的病变所在位置。

(2) 四肢与关节：主要检查病变部位的形态有何异常，包括观察关节皮肤颜色，有无肿胀、肿块、畸形以及肢体运动障碍或异常运动；检查有无压痛；检查关节的运动功能。机体各主要关节正常活动范围如下：①肩关节：屈曲（上臂前举）可达90°；伸（上臂后伸）可达45°；外展（肩关节固定）可达90°；内收时肘部可达前正中线；外旋约30°；内旋约80°。②肘关节：只能做屈伸运动。握拳屈腕、屈肘时拇指可触及肩部；伸直可达180°。③腕关节：伸约40°，屈50°～60°，外展约15°，内收约30°。④髋关节：屈曲时股前部与腹壁相贴；后伸可达30°；外展约60°；内收约25°；外旋与内旋各45°。⑤膝关节：屈曲时小腿腓肠肌可与股后部相贴；伸直可达180°；膝关节在半屈位时，小腿可做小幅度旋转动作。⑥踝关节：立位时小腿与足跖部呈直角；背屈约35°；跖屈约45°；内、外翻各约35°。关节部位的炎症、痛风、骨折、脱位及肌腱或软组织损伤可以导致关节活动不能达到正常活动范围。

2. 神经系统

(1) 脑神经：脑神经共有12对，与疼痛性疾病关系较大的有动眼神经、滑车神经、展神经、三叉神经、面神经。①动眼神经：注意观察两侧眼裂大小是否相等，眼球运动是否受限；②滑车神经：注意观察眼球向下及外展运动；③展神经：注意观察眼球向外转动情况；④三叉神经：三叉神经具有运动与感觉两种功能，注意检查咀嚼时两侧肌力的差异、支配区域皮肤的触觉、痛觉、温度觉；⑤面神经：观察眼裂、鼻唇沟及口角两侧是否对称。

(2) 运动功能：运动功能检查包括随意运动、肌力、肌张力、不随意运动、共济运动的检查，将在随后相关章节具体描述。

(3) 感觉功能：检查感觉功能时，要求患者意识清晰，并且能充分合作。感觉功能检查包括三种：①浅感觉检查：包括皮肤及黏膜的痛觉、温度觉及触觉；②深感觉检查：包括关节觉、震动觉及深部触觉；③复合感觉：包括皮肤定位感觉、两点辨别觉等。感觉检查要注意两侧及上下的对比。

(4) 神经反射：反射是通过感受器、传入神经元、中枢、传出神经元和效应器等部分完成的，其中任何一部分出现病变，都可以使反射活动出现异常。反射包括浅反射、深反射、病理反射、脑膜刺激征、神经根刺激征（Lasegue 征）。与疼痛性疾病关系较密切的反射包括：Hoffmann 征，多见于颈髓病变；Lasegue 征，多见于坐骨神经痛、腰椎间盘突出症、腰骶神经根炎。

三、影像学检查

影像学检查对于疼痛性疾病的诊断很有用处，但不能替代病史采集和体格检查。并不是所有疼痛患者都需要影像学检查，有外伤史、神经系统检查阳性、怀疑有肿瘤、感染等情况的患者需要进行下列相关检查。

1. X 线平片　X 线平片具有价廉、简便、快速的优点，适用于脊柱、四肢关节、胸部、腹部有症状的患者。

2. 电子计算机 X 线体层显像（CT）　CT 适用于解剖结构复杂、周围组织影重叠的部位显像，例如关节腔病变的诊断。

3. 磁共振成像（MRI）　MRI 目前是脊椎、脊髓、骨骼肌肉病变确诊性的影像学检查方法。

4. 造影术　用于疼痛性疾病诊断的造影术包括脊髓造影、关节腔造影、椎间盘造影等，存在 MRI 检查禁忌证的患者可以采用造影术，但这些检查属于有创性检查，存在感染及神经损伤并发症，因此不作为常规方法。

5. 肌电图　适用于下运动神经元、神经根、神经丛、神经-肌肉接头及肌肉的疼痛性疾病的诊断。

6. 诱发电位　适用于诊断中枢神经病变导致的疼痛性疾病。

四、实验室检查

选择恰当的实验室检查有助于疼痛性疾病的诊断及鉴别诊断。

1. 血常规　红细胞及血红蛋白减少可见于风湿性疾病伴发的贫血。

2. 尿常规　有助于鉴别诊断泌尿系感染、结石。

3. 红细胞沉降率（ESR）　ESR升高可见于风湿性疾病、结核、恶性肿瘤等。

4. 血尿酸　血尿酸升高常见于痛风患者。

5. 抗链球菌溶血素“O”　其升高见于风湿热活动期。

6. 类风湿因子凝集试验　用于诊断类风湿性关节炎。

7. 抗核抗体　阳性多见于红斑狼疮、类风湿性关节炎、皮肌炎、系统性硬化病、干燥综合征。

8. C反应蛋白（CRP）　CRP升高可见于风湿免疫性疾病、肿瘤、炎症性疾病。

五、诊断性阻滞

疼痛性疾病病因复杂，有时通过问诊、查体及辅助检查无法明确病因，则可以采用诊断性阻滞帮助明确诊断。诊断性阻滞包括诊断性硬膜外腔/蛛网膜下腔阻滞和诊断性神经阻滞。

1. 诊断性硬膜外腔/蛛网膜下腔阻滞　该方法的作用原理是不同神经纤维对局部麻醉药敏感性不同，适用于诊断不明的下肢、下腹部、盆腔及腰背部疼痛。阻滞前给予生理盐水作为安慰剂，注射安慰剂后如果疼痛缓解称为安慰剂效应，安慰剂试验阳性并不能除外器质性病变，因为安慰剂治疗对30%～35%的疼痛性疾病患者有效。如果安慰剂无效，使用低浓度的局麻药（0.25%普鲁卡因蛛网膜下腔注射或0.5%普鲁卡因硬膜外腔注射），疼痛缓解，同时患者的感觉神经功能完整，则基本可确诊为交感神经介导的疼痛。低浓度的局麻药阻止无效，可以使用较高浓度的局麻药（0.5%普鲁卡因蛛网膜下腔注射或1%利多卡因硬膜外腔注射），疼痛缓解，皮肤针刺感丧失，则疼痛诊断为躯体性疾病。如果皮肤针刺感丧失，而疼痛仍然存在，可使用更高浓度的局麻药（≥1%普鲁卡因蛛网膜下腔注射或2%利多卡因硬膜外腔注射），若疼痛缓解，则疼痛由躯体性疾病引起。若疼痛仍不缓解，则为中枢疾病导致的疼痛。

2. 诊断性神经阻滞　作用原理与诊断性硬膜外腔/蛛网膜下腔阻滞相同，只是诊断性神经阻滞的位点取决于疼痛的部位。而诊断性神经阻滞的效果与阻滞位点定位密切相关，可以借助于超声、X线透视、CT，提高诊断性神经阻滞的敏感性。如果诊断性神经阻滞成功后疼痛不缓解，则疼痛可能由中枢性疾病引起，或者癔症造成。

第二节　疼痛的评估

疼痛是一种主观感觉，定量困难，但疼痛的评估对于提高疼痛诊断及治疗质量至关重要。如何客观评估疼痛，一直是疼痛医学工作者不断研究的课题，近年来也出现了一些新的疼痛评估量表，但由于疼痛不仅与生理、病理相关，还受情绪、心理等因素的影响，因此目前没有一种方法能完全满足临床需要，尚有待不断改进完善。

疼痛的评估是指在疼痛治疗前及治疗中利用一定的方法测定和评价患者的疼痛强度和性质。

疼痛评估的目的：①明确诊断，确定控制疼痛最有效的治疗方案；②在疼痛诊疗过程中，及时调整治疗方案。下面就目前国内外较常采用的定量方法介绍如下。

一、单元评估方法（Unidimensional Scales）

1. 口述分级评分法（Verbal Rating Scale，VRS）　包括4级评分、5级评分、6级评分、12级评分和15级评分，由一系列描述疼痛的形容词组成，最轻疼痛评为0分，每级增加1分，每一级都有相应的评分标准，便于定量分析疼痛。最常用的是5点口述分级评分法（VRS-5）。VRS-5是加拿大McGill疼痛调查表的一部分：“0”表示无痛；“1”表示轻度疼痛，可以忍受，能正常生活、睡眠；“2”表示中度疼痛，轻度影响睡眠，需要服用止痛药；“3”表示重度疼痛，影响睡眠，需要服用麻醉止痛剂；

"4"表示疼痛剧烈，影响睡眠较重，伴有其他症状；"5"表示疼痛无法忍受，严重影响睡眠，伴有其他症状。VRS易于被医务人员和患者理解，但影响因素较多，受情绪化因素影响，精确度不够。

2. 视觉模拟评分法（Visual Analogue Scale，VAS） VAS是各类疼痛评分法中最敏感的方法。VAS尺是一个100 mm的直尺，一端为0，代表无痛，一端为100，代表可以想象的最剧烈疼痛。数字越大，表示疼痛强度越大。疼痛评估时由患者在VAS尺的直线上指出最能代表其疼痛程度的位置，医生读出尺子反面相对应的数值，即为疼痛强度评分。

3. 数字评分法（Numeric Rating Scale，NRS） NRS是临床应用最广泛的单元评估方法。此法将一条直线平均分为10份，每个点用0到10共11个数字标记，"0"为无痛，"10"为剧痛，由患者给自己的疼痛打分。此法也是术后疼痛诊疗患者最容易使用的方法。临床上，1～3分为轻度疼痛，4～6分为中度疼痛，7分以上为重度疼痛。

4. Wong-Baker面部表情量表（Wong-Baker Faces Pain Rating Scale） 由六张从微笑或幸福直至痛苦流泪的不同面部表情的图像组成（图1-1），要求观察者（医生、护士或者家属）根据患者的表情评估疼痛程度，这种方法适用于交流困难，如儿童（3～5岁）、老年人、意识不清或不能用言语准确表达的患者。Wong-Baker面部表情量表可用于术后重症监护病房（intensive care unit，ICU）带气管导管患者及镇静患者的疼痛评估，其评分和VAS能够很好地对照，但对于当面部表情评分法的应用受限时，医生必须结合患者行为、生理指标等非言语信息。

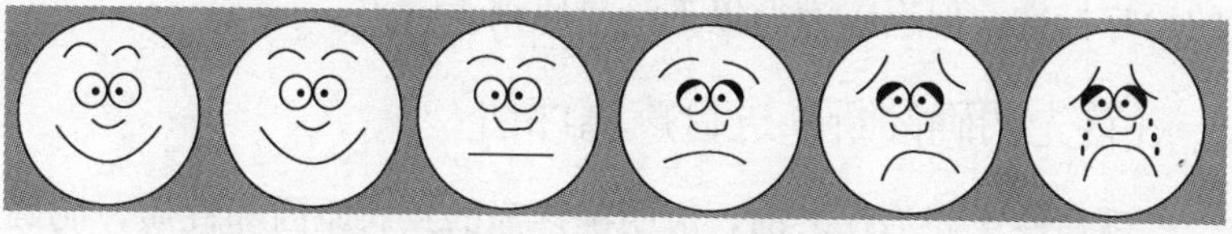
0 没有疼痛
1 有点疼痛
2 轻微疼痛
3 中度疼痛
4 重度疼痛
5 剧烈疼痛

图1-1 Wong-Baker面部表情量表

二、多元评估方法（Multidimensional Scales）

多元评估方法评估疼痛对患者生活多个方面的影响，它更偏重于疼痛的病因和情感因素，可以对疼痛患者进行较为客观的评价，并有助于疼痛病因的诊断。由于多元评估方法包括的内容较多，管理、测评、评分、解释需要更多时间，使其在临床应用受到一定限制，多用于慢性疼痛的评估及疼痛研究。

多元评估方法中应用最多的是麦-吉疼痛调查表（McGill pain questionnaire，MPQ），它除了评估疼痛的感觉及情感方面以外，还包括了疼痛的部位、强度、时间特性等，是广泛使用的临床工具和研究工具。MPQ 由描述疼痛的形容词组成，分 20 个组，每组 2～6 个词。描述疼痛的形容词以强度递增方式排列。第 1～10 组为感觉类，第 11～15 组为情感类，第 16 组为评价类，第 17～20 组为其他相关类。MPQ 的优点在于可以评估疼痛的多种因素，局限性表现在要求患者具有一定文化水平，而且 MPQ 需要受过培训的医护人员协助患者完成。

2009 年出版的改良 McGill 自评问卷，加入神经病理性疼痛特性，并简化问题内容，实用性和准确性均很高。

第三节　疼痛的治疗原则

疼痛性疾病的病因复杂，症状表现多样化，此外患者常常伴有其他合并症、抑郁症、睡眠障碍及其他心理问题，因此，需要制订个体化的全面治疗方案。虽然由于上述原因，很难界定统一的治疗标准，但也应遵循以下治疗原则：

一、首先明确诊断，进行疼痛评估

疼痛性疾病治疗之前，应明确疼痛的致病原因和性质，明确引起疼痛病变所在的器官和组织，并选择适宜的疼痛评估方法，明确疼痛强度，但应注意疼痛评估应以患者的评估结果为准，治疗前后评估方法应保持一致。

疼痛性疾病的诊断并非轻而易举，但应该对潜在性疾病积极治疗，如不能明确诊断，则应给予对症处理，缓解患者的症状，并可以帮助明确诊断，但这种治疗的效果很难预测。

二、制订个体化的多模式镇痛治疗方案

所谓“个体化”是指镇痛治疗方案的制订应考虑患者疼痛强度、镇痛要求、适应证、依从性、经济状况以及医疗保险体制等。多模式镇痛则是联合应用不同作用机制的镇痛药物，或者不同的镇痛措施，通过多种机制产生镇痛作用，使副作用降低到最少，并能获得更好的镇痛效果。治疗过程中要积极监测副作用的发生，及时给予治疗，提高患者的医疗质量。镇痛治疗方案中应包括对患者睡眠障碍、抑郁症及心理问题的治疗，应采用多学科、多元化措施治疗，以提高疗效。

（安海燕，冯　艺）

参考文献

1. Conn DA. Assessment of acute and chronic pain [J]. Anaesthesia and Intensive Care Medicine，2005，6（1）：14-15.
2. Herr K，Titler MG，Schilling ML，et al. Evidence-based assessment of acute pain in older adults：Current nursing practices and perceived barriers [J]. The Clinical Journal of Pain，2004，20：331-340.
3. 中华医学会. 临床诊疗指南：疼痛学分册. 北京：人民卫生出版社，2007.

第 2 章
手术后疼痛

随着疼痛医学的发展，手术后疼痛不再被认为是理所当然的现象，而是作为一种手术并发症，需要积极的治疗。在术后疼痛治疗过程中，麻醉科是一个重要的不可或缺的组成部分，麻醉医生应用药理学、解剖学、病理生理学、外科学等知识缓解疼痛，减轻手术应激反应，加速康复过程，减少术后并发症和死亡率，降低总体医疗费用。

第一节　术后疼痛发生机制

术后疼痛是外科疾病本身及手术创伤对机体产生的一种复杂生理反应，是多种因素综合作用的结果，因此手术后疼痛具有多样性、复杂性的特点。

一、生理性疼痛和病理性疼痛

（一）生理性疼痛

生理性疼痛属于机体的保护性机制，其基本作用是对潜在的伤害性刺激的预警，比如平时的冷、热、压力等刺激所引起的疼痛感觉。手术切割、器官牵拉可直接导致外周伤害感受器的激活，产生由外周神经有髓鞘（Aδ）纤维介导的刺痛和外周神经无髓鞘（C）纤维介导的灼痛。刺痛随刺激停止而消失。灼痛则在刺激停止后会依然存在。

（二）病理性疼痛

病理性疼痛分为炎症性痛和神经病理性痛。手术造成的局部组织损伤可以直接诱导或通过释放细胞因子［白介素（IL）-6、IL-1、肿瘤坏死因子（TNF）-α 等］、有丝分裂原和生长因子引起炎症反应，这些细胞因子具有很强的外周或中枢神经系统致痛作用，同时还可刺激环氧化酶（COX）-2 以及前列腺素 E2（PGE_2）等大量释放，促使炎症性疼痛的发生。炎症性疼痛的特点是对伤害性刺激敏感性增强和反应阈值降低的“痛觉过敏”和非痛刺激（如触摸）引起的“触诱发痛”，以及在炎症区域有“自发痛”。炎症性“痛觉过敏”包括损伤区的原发痛和损伤区周围的继发痛。神经病理性痛是神经直接受损所致，二者均可引起末梢和中枢神经的可塑性变化，即痛阈降低，有痛觉过敏的特点。

过强的生理性疼痛也可导致病理性疼痛的发生，持续发生生理性疼痛，机体会产生其他各种反应，促使炎症反应增强、内分泌功能紊乱，从而引起一系列的病理性疼痛反应。

二、外周痛觉过敏和中枢痛觉过敏

术后疼痛不同于一般的生理性疼痛，它是痛觉过敏及这种敏感化（简称敏化）向损伤周围组织异常扩散的结果。

（一）外周痛觉过敏

神经末梢受到手术创伤后发生非特异性变性，并在神经损伤一侧形成新芽，产生异常兴奋，导致外周痛觉过敏。此外，手术创伤引起外周神经细胞轴突中胞浆逆向流动，导致神经末梢释放 P 物质，以及受损组织释放炎性致痛物质，如缓激肽、组胺、白三烯、前列腺素和花生四烯酸等。这些物质直接刺激伤害性感受器，造成周围神经活化和敏感化，导致疼痛阈值降低和对低阈值的反应增强，因此，即使日常不会引起疼痛的弱小刺激也会激活外周 Aδ 纤维和 C 纤维而产生疼痛，此现象称为触诱发痛或异常痛觉。

（二）中枢痛觉过敏

进入脊髓的大量神经冲动使脊髓背角神经元释放兴奋性氨基

酸（EAA），EAA 激活脊髓背角的离子型和代谢型 EAA 受体。离子型受体 EAA 受体包括 N-甲基-D-天门冬氨酸（NMDA）受体和非 NMDA 受体，非 NMDA 受体是指 AMPA 受体和 Kainate（KA）受体；代谢型 EAA 受体与腺苷酸环化酶相偶联。EAA 受体的激活提高了神经元的兴奋性，使细胞内信息传递系统发生改变，从而产生中枢痛觉过敏如脊髓伤害感受性神经元的代谢激活和兴奋性增加，感受野扩大和对无害性刺激处理的改变，并且导致中枢神经系统结构和功能的改变。

术后外周痛觉过敏和中枢痛觉过敏增加了机体对有害刺激的应答，并且降低了损伤部位及周围组织的痛觉阈值。因此，除外科手术对神经末梢的机械性损伤引起疼痛外，组织损伤后周围神经和中枢神经系统敏感化是引起术后疼痛的主要原因。

第二节　术后疼痛表现

术后疼痛可以根据疼痛程度分为轻度疼痛、中度疼痛、剧烈疼痛；根据病程分为急性疼痛和慢性疼痛。但随着对术后疼痛病理生理认识的深入，人们认识到术后急性疼痛不仅仅是一种症状，它对病人的影响是多方面的，直接影响病人的预后。

一、术后疼痛对呼吸功能的影响

手术后患者常常发生不同程度的呼吸功能障碍，而术后疼痛是导致呼吸功能障碍的主要原因之一，其他影响因素包括手术创伤、胸腹壁顺应性下降、膈肌功能障碍、腹内压增加等，这些因素导致患者肺顺应性及通气功能下降，咳嗽、排痰能力降低，可以促使患者发生术后肺不张。术后疼痛导致醛固酮分泌增多，引起机体水钠潴留，进而使患者通气/血流比例失常。这些改变导致患者缺氧和二氧化碳蓄积，早期可刺激每分通气量代偿性增加，但长时间可能导致呼吸功能衰竭。可见，术后疼痛延缓患者呼吸功能恢复，特别对于复杂性大手术、高危患者，术后疼痛使肺的功能残气量明显减少（约为术前 25%～50%）。其中一部分患者由于肺不张导致肺实变、肺炎等严重的呼吸系统并发症。因此，术后疼痛对原有肺部疾病，胸、腹部手术，肥胖，高龄的病人影响尤为明显。

二、术后疼痛对心血管系统的影响

术后疼痛对心血管的影响主要是由于术后疼痛可以引起患者体内的内源性活性物质释放，包括：①交感神经末梢和肾上腺髓质释放儿茶酚胺；②肾上腺皮质释放醛固酮和皮质醇；③下丘脑释放抗利尿激素；④激活肾素-血管紧张素系统。这些激素直接作用于心肌和血管，同时促使水钠潴留而进一步增加心血管系统的负担。因此，导致术后病人血压升高、心律失常等不良反应。心脏做功和氧消耗增加，对有心血管危险因素的患者，由于氧供和氧耗的失衡，导致心肌缺血和心肌梗死的机会增多。此外，患者由于恐惧疼痛而卧床不动，容易发生静脉血淤积和血小板聚集，增加了发生下肢深静脉血栓栓塞的危险性。

三、术后疼痛对神经内分泌的影响

手术损伤组织发生炎症反应，释放前列腺素、缓激肽等活性物质，使机体对有害刺激的反应阈降低，经 Aδ 纤维和 C 纤维向脊髓后角的传入冲动增加。有害刺激可引起脊髓节段和高于相应节段的反应（节段上反应）。术后疼痛作为有害刺激可以启动神经内分泌反应，引起体内多种激素的释放，产生相应的病理生理改变。术后疼痛引起多种分解代谢类激素释放增加，如肾上腺素、皮质醇、生长激素、胰高血糖素、甲状腺激素等水平的升高，结果导致血糖增高、水钠潴留，脂肪和蛋白质分解代谢增强，病人发生负氮平衡，影响病人康复。另一方面，应激反应导致促进合成代谢的激素如雄性激素和胰岛素水平降低。

术后疼痛引起醛固酮、皮质醇和抗利尿激素的释放增加，使机体潴钠、排钾，患者容易出现电解质紊乱，并且外周和肺血管外体液增加，在某些心脏储备功能差的患者，甚至可以引起充血性心力衰竭。

此外，术后疼痛导致内源性儿茶酚胺分泌增加，使外周伤害感受性末梢更为敏感，使患者处于“疼痛—儿茶酚胺释放—疼痛加重”的不良循环中。

四、术后疼痛对胃肠道和泌尿系统的影响

术后疼痛使交感神经兴奋性增加，反射性抑制内脏平滑肌与胃肠道功能，平滑肌张力降低，而括约肌张力增高，常引起术后恶心、呕吐、腹胀、绞痛，延长胃肠道功能恢复的时间。此外，术后疼痛导致膀胱平滑肌张力下降，排尿困难，引起尿潴留，增加泌尿系感染等并发症的发生率。

五、术后疼痛对凝血机制的影响

术后疼痛是一种应激反应，它引起Ⅷ因子、凝血酶原、纤维蛋白原和血小板黏附性增加，同时纤溶功能降低，使得机体处于一种高凝状态。此效应与儿茶酚胺的微血管效应叠加，使卧床的病人容易产生深静脉血栓。这对于合并心、脑血管病的患者尤为不利，增加心肌梗死和脑血栓的发生率。

六、术后疼痛对机体免疫功能的影响

术后疼痛作为应激反应可以抑制机体的细胞免疫功能，导致淋巴细胞减少、白细胞增多、中性粒细胞趋向性减弱、单核细胞活性降低和单核巨噬细胞系统抑制。同时患者的体液免疫功能也受到抑制，产生特异性抗体的能力降低。此外，手术应激引起免疫抑制性激素和血清 IL-1 活性增高，而免疫增强性激素、淋巴细胞、CD3、CD4 则明显降低。这些是导致术后患者对病原体的抵抗力减弱，术后感染等并发症的发生率增加的关键因素之一。

术后疼痛等应激反应使体内杀伤性 T 细胞的功能减弱，数量减少。此外，应激引起的内源性儿茶酚胺、糖皮质激素和前列

腺素的增加都可能改变机体的免疫状态，这对于肿瘤患者有重要意义，它可能导致术后残余肿瘤细胞的扩散。

七、术后疼痛对精神状态的影响

术后疼痛引起患者恐惧、紧张、易怒、失眠、焦虑等心理和精神状态的变化，甚至会引起谵妄。患者注意力过于集中，情绪过度紧张，烦躁等又会加重疼痛。这将减慢患者术后的康复过程，甚至可产生较为严重的并发症。

八、术后慢性疼痛

术后慢性疼痛是指手术伤口愈合后仍然持续存在的疼痛，如术后神经痛、患肢痛等。其发生率远比一般人想象的要高，尤其是开胸手术、乳腺癌根治术、开腹胆囊切除术、肾切除、腹股沟疝修补术发病率较高。各种原因引发的中枢神经神经敏化是发生慢性疼痛的主要机制。术中神经损伤、化疗、术后镇痛效果不佳、抑郁等是发生术后慢性疼痛的危险因素，其中术后镇痛效果不佳是重要危险因素之一。

因此，镇痛治疗不仅要做到超前，而且应该持续整个术后康复期，这对降低中枢和外周敏化，以及降低慢性疼痛发生率有着重要意义。

第三节　术后疼痛评估

术后疼痛可以分为术后即刻疼痛和手术创伤本身愈合后发生的疼痛，前者属于急性疼痛，后者为慢性疼痛，我们在此所讲述的术后疼痛是指前者。临床工作中我们常常发现患者手术组织损伤程度相同，而疼痛表现却差异很大。这是因为术后疼痛不仅与组织损伤和伤害感受有关，患者先前的疼痛经验、文化程度和情绪状态也决定着疼痛的强度。术后疼痛强度评估多采用单元评估方法，即口述分级评分法（VRS）、视觉模拟评分法（VAS）、数字评分法（NRS）。语言描述疼痛对于术后的患者并不太方便，而且术后疼痛的程度在术后过程中将快速变化，特别是在手术后的 24～72 小时，用简单的测量方法反复评估疼痛，是调整镇痛治疗方案的最好方法，因此最常用 VAS、NRS 来评估术后疼痛。目前国外许多医院将疼痛以“第五生命体征”记录在生命体征表上，这样有利于不同科室医务人员的交流，也可用于评估患者疼痛变化的趋势。

术后疼痛也具有特殊性，它会因咳嗽、翻身、行走等加重，因此需要给予个性化疼痛评估。手术后疼痛评估应该包括静息状态和活动状态两方面评分。我们也可以采用以下评分法，即手术后疼痛评分（Prince-Henry 法）：0 分表示咳嗽时无疼痛；1 分表示咳嗽时有疼痛，安静时无痛；2 分表示深呼吸时感觉疼痛，安静时无痛；3 分表示静息状态下即有疼痛，但较轻，可以忍受；4 分表示静息状态下即有剧烈疼痛，难以忍受。镇痛治疗的副作用也要测量，以便优化镇痛。

第四节　常见手术术后参考镇痛方法

术后疼痛与手术创伤和伤害感受直接相关，因此不同手术后疼痛程度、疼痛治疗亦各不相同，下面将分别讲述常见手术术后镇痛方法。

一、开胸手术术后镇痛

（一）疼痛强度

开胸手术包括胸外科手术和心外科手术。胸外科手术类型包括侧开胸手术、胸腔镜手术、纵隔镜手术等。胸外科手术后疼痛主要由手术切口和胸腔引流管引起的胸壁锐痛、侧卧位造成的同侧肩部牵涉痛组成。侧开胸手术是临床上常见的手术类型，由于手术切口长、肋间隙的撑开、切断肋骨等原因，使得开胸手术后疼痛 NRS 评分达到 8～10 分，属于重度和剧烈疼痛。心外科手术多采用胸骨劈开术，咳嗽和运动时疼痛加重，但由于术中应用大剂量阿片类药物，术后疼痛出现较晚，疼痛NRS评分达到7～9分，属于重度疼痛。

（二）疼痛特点、持续时间

开胸手术后疼痛强度大，持续至少48～72 h，而食管手术后患者胸腔引流管一般保留到术后7天，因此术后疼痛持续时间长。开胸手术后切口疼痛可以引起限制性通气功能障碍及阻塞性通气功能障碍，它导致的浅快呼吸，引起肺活量（VC）和功能残气量（FRC）降低，影响气体交换。有效的术后镇痛可以促进咳嗽，增加呼吸深度，利于痰液排出，促进肺功能的恢复。因此，胸外科手术后镇痛要求高，需及早咳嗽，主动排痰。术后镇痛是胸外科手术预后的独立影响因素之一。开胸手术后由于损伤的肋间神经形成神经瘤及修复过程中肋间神经的纤维化导致慢性疼痛发生率高（45%～67%）。

（三）镇痛方法的选择

胸外科手术后镇痛方法包括硬膜外神经阻滞镇痛、静脉镇痛、肋间神经阻滞（药物阻滞、肋间神经冷冻）、椎旁神经阻滞、胸膜内镇痛以及口服药物。开胸手术后镇痛的首选方法为硬膜外镇痛复合非甾体抗炎药（NSAIDs），存在硬膜外阻滞绝对禁忌证（患者拒绝、穿刺部位感染和创伤、凝血功能障碍、中枢神经系统疾患）时，可以选用经肋间神经阻滞复合静脉镇痛等其他方法。心外科手术后镇痛方法包括硬膜外神经阻滞镇痛、静脉镇痛以及口服药物，由于术中应用肝素，因此硬膜外镇痛的应用受到限制，多采用静脉阿片镇痛复合口服曲马多（曲马朵）或NSAIDs。

此外，我们要遵循多模式镇痛的原则，使副作用降低到最少，同时尽量做到超前镇痛，阻止中枢敏化，获得更好的镇痛效果。

1. 硬膜外镇痛　胸段硬膜外镇痛具有镇痛确切、降低应激反应（心血管、呼吸、内分泌、凝血）、明显降低术后室上性心律失常的发生率、改善冠脉循环、降低术后慢性疼痛发生率、加速伤口愈合、促进胃肠功能恢复、降低肺部感染发生率、改善最大通气量的优点。

硬膜外镇痛也具有局限性，其对硬膜外穿刺操作技术要求较高，术后需要严密观察，防止出现呼吸抑制，具有一定操作禁忌证。

(1) 硬膜外镇痛穿刺点选择：一般按照胸部手术切口对应的脊神经分布来选择穿刺的椎间隙，但老年人可能会遇到穿刺困难。

(2) 硬膜外镇痛药物选择：研究表明，硬膜外局麻药与阿片类镇痛药联合应用具有协同作用，局麻药的应用使得阿片类药物更容易进入蛛网膜下腔，改变脊髓 μ 受体的构象，使其易于与阿片类药物结合。因此，硬膜外镇痛选择局麻药与阿片类药物合用，降低副作用发生率，达到理想的镇痛效果。

作者建议选择电子镇痛泵的持续输注＋患者自控（PCA）镇痛模式，阿片类药物可选择吗啡 0.05 mg/ml，或者芬太尼 2～4 μg/ml，或者舒芬太尼 0.4～0.8 μg/ml；局麻药可选用 0.1%～0.15%罗哌卡因或者布比卡因。镇痛泵设置：首次负荷剂量为 3～5 ml，持续输注速度 3～4 ml/h，PCA 为 3～4 ml，间隔时间为 10～15 min，一般镇痛时间为 48～72 h。

(3) 复合 NSAIDs：术毕如无禁忌给予氟比洛芬酯 1 mg/kg，之后 50 mg 静脉注射（iv），1 日 2 次（bid）；或氯诺昔康 8 mg iv，bid，或帕瑞昔布 40 mg iv，bid。

2. 静脉镇痛　硬膜外穿刺困难或有硬膜外镇痛禁忌证的患者可选用静脉镇痛。由于静脉阿片类药物个体差异较大，需要及时随访，调整药物剂量才能达到满意镇痛效果，否则对重度疼痛镇痛效果欠佳。静脉镇痛静息效果良好，但在翻身、咳嗽、深吸气时常有痛感，因此作者建议选择电子镇痛泵的持续输注＋PCA 模式，常用药物为强效中枢镇痛药（主要有吗啡、芬太尼、舒芬太尼或曲马多）和 NSAIDs（酮咯酸、氯诺昔康、氟比洛芬酯），其中氟比洛芬酯可以与阿片类药物混合配制，其他 NSAIDs 只能单独注射。

阿片类药物静脉镇痛副作用发生率较高，并且全身作用明显，可能出现嗜睡、呼吸抑制等，需要术后严密观察。建议与术毕肋间神经阻滞联合应用，可提高镇痛效果并降低阿片类用药量。

作者推荐的药物选择：心、胸外科手术术毕如无禁忌给予氟比洛芬酯 1 mg/kg，镇痛泵药物配制中阿片类药物选择吗啡 1 mg/ml，或者芬太尼 10 μg/ml，或者舒芬太尼 1 μg/ml，药物容量为 100～200 ml。如无禁忌，泵中可以加入氟比洛芬酯 100～200 mg。镇痛泵设置：持续输注速度 1～3 ml/h，PCA 为 1.5～3.0 ml，间隔时间为 8～15 min，一般镇痛时间为 72 h。

3. 肋间神经阻滞　适合全身情况差、合并慢性阻塞性肺病、存在硬膜外穿刺禁忌的患者，常与静脉镇痛合用。

阻滞方法：通常在腋前线或切口部位后面，肋骨下缘，经皮注射 0.25%～0.3%罗哌卡因或布比卡因 3～5 ml，由于局麻药只在注射肋间隙扩散，因此需要多个肋间隙注射，单次注药镇痛效果持续 5～12 h，必要时可以重复注射。

肋间神经阻滞镇痛持续时间短，需要复合其他镇痛方法，如静脉 PCA，或口服药。并发症包括气胸、局麻药入血引起的中毒反应。曾有个案报道，肋间神经阻滞发生全脊麻，推测原因可能是局麻药用量大，沿肋间神经逆行扩散进入蛛网膜下腔所致。

4. 椎旁神经阻滞　椎旁神经阻滞是指将局麻药注射到椎体两侧、出椎间孔的脊神经根附近，达到阻滞椎旁脊神经的目的。

(1) 穿刺方法：椎旁神经阻滞可以经皮穿刺或者在关胸前直视下穿刺，后者效果更为确切。术前只能经皮穿刺，确定阻滞部位棘突后常规消毒铺治疗巾，在胸椎棘突尖端旁开 1.5～2.0 cm 处用局麻药作一皮丘。局麻药可阻滞到椎板外侧上部。用带有刻度的 12 cm 长 7＃ 穿刺针垂直刺入皮肤，直至针尖触及椎板外侧，然后将针退至皮下，向外移 0.5 cm 或向外斜 50°～100°再次沿椎板外侧缘进针直至针尖超过椎板外侧缘，刺至椎体横突上、下缘之间的肋-横突韧带。如感觉针尖刺入此韧带，即在针尾连接吸有 2 ml 生理盐水的注射器并试推注生理盐水有阻力感。此时左手缓慢进针，右手持续推注射器芯。一旦穿刺针尖刺透肋-横突韧带，进入椎旁区域右手即刻感觉阻力消失。回吸无血或脑脊液（Cerebrospinal fluid，CSF）即可放置导管备用。

（2）椎旁神经阻滞的优点：椎旁神经阻滞使用的麻醉药直接作用于单侧肋间神经、背支和交感链，产生一侧胸壁麻醉的效果，能较好地抑制单侧开胸术后疼痛刺激的传入，调控机体内分泌功能，有利于减轻机体的应激反应；同时胸椎旁神经阻滞操作安全、简单。最近发表的评论和随机的多元分析指出椎旁神经阻滞与硬膜外阻滞都可以很好地缓解胸外科手术后的疼痛。

（3）椎旁神经阻滞的禁忌证：既往有开胸手术史、胸膜固定术史的患者不适于椎旁神经阻滞。颅高压、脓胸为相对禁忌证。

（4）椎旁神经阻滞的并发症：椎旁神经阻滞可以引起神经损伤、刺破胸膜、气胸等并发症。

（5）椎旁神经阻滞的药物选择：作者推荐的药物选择：首次负荷剂量为 0.375％罗哌卡因 20～30 ml，镇痛泵中选择 0.2％罗哌卡因，PCA8.0 ml，间隔 30 min。

5. 口服药物　胸科手术除食管、贲门手术外，对胃肠功能影响较小，术后 6 小时即可进食，所以可采用口服给药的镇痛方式。主要药物有缓释中、强效镇痛药，如缓释硫酸吗啡［美施康定，10～30 mg 间隔 12 h（q12h）］、缓释羟考酮（奥施康定 5～20 mg q12h）、缓释曲马多（奇曼丁 100 mg bid），同时联合应用非甾体类抗炎药［布洛芬（芬必得）、对乙酰氨基酚、双氯芬酸］、选择型 COX-2 抑制剂（塞来昔布 200 mg bid）等。也可以选择复合制剂氨酚羟考酮 1～2 片 1 日 3 次（tid）。首次应用阿片类药物的患者，应同时服用甲氧氯普胺（胃复安 ）10 mg，tid，预防恶心、呕吐。

（四）术后镇痛管理要点

1. 做好序贯治疗计划　序贯治疗（sequential therapy）是指

同一种药物剂型的转换，即同一种药物的给药途径在疗程中从静脉改为口服，但前提是口服制剂有较高的生物利用度（>50%）及有效性，并且患者的胃肠道功能良好，能够吸收及耐受口服药物。开胸术后由于引流管可能要留置比较长的时间，因此疼痛持续时间也会较长。在停用镇痛泵后患者可能因镇痛作用的消失会出现明显的疼痛，应及时加用口服药物，药物选择参见上文镇痛方法中的“5. 口服药物”部分。这种治疗方法的优势是在不影响患者疗效的基础上，可降低医疗费用，并可减轻患者注射部位疼痛的痛苦，使患者活动更方便。

2. 镇痛期间呼吸、循环的管理　胸段硬膜外给予低浓度局麻药联合阿片类药物大多数情况下对呼吸、循环无明显的影响，另外有效的镇痛还能够加速呼吸功能的恢复，降低心血管事件的并发症。但由于是在中胸段给予局麻药和阿片类药物，一定要严密监护呼吸、循环的变化。引起血压下降的药物有两类：一类为硬膜外局麻药，其对交感神经阻滞引起有效循环血量不足，特别是术中失血较多患者；另一类是椎管内吗啡，其对外周和脑血管扩张可引起体位性低血压。术前禁食、某些手术术中和术后限制入量（如全肺切除）可增加术后发生低血压的几率，应适当增加液体入量，必要时给予少量血管活性药物。

由于吗啡水溶性较强，经硬膜外吸收缓慢，通过脑脊液到大脑中枢，因此硬膜外吗啡可引起延迟性呼吸抑制，最迟可发生在给药后 10～12 h。呼吸抑制发生的主要机制是过量的阿片类药物抑制了低氧和二氧化碳蓄积对延髓呼吸中枢的刺激作用。临床表现为呼吸频率的降低、每分通气量下降和氧饱和度降低。静脉 PCA 时，引起呼吸抑制的危险因素包括：使用背景连续输注，同时合用镇静催眠药，患者肝、肾、肺功能受损，合并睡眠呼吸暂停综合征以及肥胖等。因此呼吸频率及幅度的监测至少要进行到术后 24 h。

2009 年美国麻醉医师协会（ASA）有关椎管内应用阿片类药物后呼吸抑制的监测指南中指出硬膜外注射高剂量阿片类药物

时，呼吸抑制的发生率明显增加，因此推荐选择最低有效剂量。联合应用非口服途径阿片类药物或催眠药时应加强监测。硬膜外麻醉的病人自控镇痛应用亲脂性阿片类药物时，应在整个过程中监测呼吸状况，首次输注应至少监测 20 min，接下来应每小时监测一次，持续 12 h，从 12 h 到 24 h，应每隔 2 h 监测一次，24 h 后应每隔 4 h 监测一次，在连续输注中断或病人自控镇痛后，监测的频率应根据病人的整体临床情况和协同用药情况而定。硬膜外自控镇痛应用亲水性阿片类药物时，监测方法同前，但至少要监测 48 h。监测内容包括通气情况（呼吸频率、呼吸深度）、氧合情况（血氧饱和度）和病人的意识水平。

3. 食管、贲门手术、冠脉搭桥术后、合并肝肾功能障碍、充血性心力衰竭的患者需慎用 NSAIDs。

4. 其他副作用的防治

(1) 恶心、呕吐：术后镇痛恶心、呕吐发生率可达 30%，阿片类药物、曲马多、NSAIDs、年轻女性恶心、呕吐的发生率可增加。恶心、呕吐的程度与手术术式、术中麻醉药、焦虑、疼痛等许多因素有关。

恶心、呕吐的治疗分为两个方面：①降低恶心、呕吐风险：采用丙泊酚诱导维持麻醉；术中补充足够氧和液体；尽量减少挥发性麻醉剂的使用；尽量减少术中、术后阿片类药物用量；尽量少用新斯的明。中、高危患者建议常规使用预防镇吐治疗。②药物治疗：由于引起呕吐的原因是多方面的，因此采取复合应用不同镇吐机制的药物可取得更好的治疗和预防效果。主要药物有 5-羟色胺（$5\text{-}HT_3$）拮抗剂，如昂丹司琼 4～8 mg iv，或托烷司琼 5 mg iv，或格雷西龙 0.35～1 mg iv；地塞米松 5～10 mg iv；氟哌利多 0.625～1.25 mg iv。三联镇吐治疗是指上述三种药物联合应用，其中氟哌利多不应超过 1 mg。另外还需要注意的是血容量不足、低血压也可引起恶心、呕吐，因此在给予镇吐治疗前应该保证血容量和血压在正常范围。若镇痛效果好，可适当减少背景输注剂量。

(2) 瘙痒：皮肤瘙痒主要由阿片类药物引起，部位多集中在前胸部、上肢、面部。皮肤表面外观正常，无红疹。

瘙痒的治疗包括：①改变给药模式：如果患者采用的是连续输注复合 PCA 的给药模式，可停用连续输注，改为单次给药即 PCA 模式。②药物治疗：如果患者瘙痒严重，或改变给药模式后仍不能有效缓解症状时可用药物治疗。常用药物为小剂量纳洛酮静脉推注，0.02～0.04 mg/次，间隔时间 2～3 min，直至瘙痒缓解。或丙泊酚 10 mg/次静脉推注，但维持时间较短。每 1 mg 吗啡中加 15 μg 氟哌利多可有效减少瘙痒的发生。组胺拮抗剂有时也可奏效。③若上述方式仍不能缓解瘙痒时，需改用其他镇痛药物。

(3) 头晕、嗜睡：头晕、嗜睡主要为阿片类药物的中枢镇静作用，贫血和低血压可加重头晕症状。

头晕、嗜睡的治疗：及时纠正贫血和因血容量不足引起的低血压。在保证镇痛效果的同时减低背景输注量。合用非阿片类镇痛药，如 NSAIDs，在协同镇痛的同时，降低阿片类的用量，从而降低相应副作用。

二、骨关节手术术后镇痛

（一）疼痛强度

骨关节手术后疼痛 NRS 评分根据手术类型不同可以达到 6～10 分，属于中、重度和剧烈疼痛。

（二）疼痛特点、持续时间

骨关节手术后疼痛持续时间长，可以达到 3～10 天。手术创伤、止血带引起的缺血再灌注损伤导致的局部炎症反应重，可产生大量炎性细胞因子，进一步加重疼痛。关节置换术后第三天即需要进行关节功能锻炼，因此需要较长时间、完善的镇痛治疗。

（三）镇痛方法

骨关节手术多采用神经阻滞麻醉，下肢手术后镇痛首选硬膜外镇痛复合 NSAIDs，存在硬膜外绝对禁忌证（患者拒绝、穿刺部位感染和创伤、凝血功能障碍、中枢神经系统疾患）时，可以选用下肢连续神经阻滞镇痛或单次下肢神经阻滞联合静脉镇痛等方法。上肢骨关节手术后镇痛的首选方法为连续臂丛神经阻滞复合 NSAIDs；存在操作禁忌时，多采用静脉镇痛复合口服曲马多或 NSAIDs。

此外，我们也要遵循多模式镇痛的原则，使副作用降低到最少，同时尽量做到超前镇痛，阻止中枢敏化，获得更好的镇痛效果。

1. 硬膜外镇痛　下肢骨关节手术后严重的并发症之一是深静脉血栓（DVT），可以继发为危及生命的肺栓塞。DVT 的相关危险因素包括高龄、肥胖、长期制动、使用止血带、血栓栓塞史、糖尿病、高血压等。手术后 DVT 的主要病理生理机制包括下肢静脉淤血、手术部位及全身炎症反应引起的高凝状态。由于大多数下肢关节手术均可在椎管内麻醉下完成，因此硬膜外管可继续留置用于术后镇痛，硬膜外镇痛可以降低膝关节手术的应激反应、改善高凝状态，降低 DVT，而且镇痛效果确切，是下肢关节手术最常用的镇痛方法之一。

但有硬膜外麻醉禁忌证的患者均不适宜应用此方法，如凝血功能障碍、穿刺部位感染、中枢神经系统疾患、脊柱严重畸形、患者拒绝等。术后使用低分子肝素抗凝治疗的患者，一定要密切观察硬膜外血肿的体征。

（1）硬膜外镇痛穿刺点选择：下肢骨关节手术一般选择 $L_{2\sim3}$、$L_{1\sim2}$ 椎间隙进行穿刺。

（2）硬膜外镇痛药物选择：作者建议选择电子镇痛泵的持续输注＋患者自控（PCA）镇痛模式。阿片类药物可选择吗啡 0.05～0.08 mg/ml，或者芬太尼 2～4 μg/ml，或者舒芬太尼 0.4～0.8 μg/ml；局麻药为 0.15%罗哌卡因或者 0.15%布比卡因。镇痛泵设置：首次负荷剂量为 3～5 ml，吗啡镇痛泵的首次负荷为吗啡 1～2 mg，持续输注速度 2～4 ml/h，PCA 为 2～4 ml，间隔时间为 10～15 min，一般镇痛时间为 72 h，之后改用口服药镇痛。

2. 连续神经阻滞镇痛　神经阻滞导管置入技术使连续神经阻滞镇痛成为可能，术后镇痛效果满意，并且减少术后阿片类镇痛药的使用，降低相应并发症的发生。由于绝大多数的骨科手术患者术后常规应用低分子肝素，很多临床医生对同时应用硬膜外镇痛心存顾虑，另外低分子肝素有明确的抗血栓作用，使硬膜外阻滞改善高凝状态的优势不再凸显，所以神经（丛）阻滞的应用更为广泛和易于接受。

(1) 连续臂丛神经阻滞镇痛：使用神经刺激器或超声辅助，采用肌间沟径路或者腋路导管置入，一般置入 5 cm。适用于上肢手术的镇痛。作者推荐选择持续输注＋PCA 模式，药物可以选择 0.15%～0.2%罗哌卡因或者布比卡因，持续输注速度 2～4 ml/h，PCA 为 5 ml，间隔时间为 30 min，一般镇痛时间为 72 h。

(2) 连续股神经阻滞镇痛：使用神经刺激仪或超声引导下置入导管，一般置入 5 cm。适用于膝关节手术镇痛。作者推荐选择持续输注＋PCA 模式，药物选择 0.15%～0.2%罗哌卡因或者布比卡因。首次负荷剂量为 0.375%～0.5%罗哌卡因或布比卡因 20 ml，持续输注速度 5 ml/h，PCA 为 5～8 ml。间隔时间 20～30 min，镇痛时间为 72 h～1 周。

(3) 连续腰丛阻滞：适应于髋关节和膝关节手术镇痛。利用神经刺激仪或超声定位技术确定腰丛位置，导管应放置在神经鞘内或紧靠神经丛的位置，深度为 8～15 cm（距离皮肤）为宜。药物推荐使用 0.2%罗哌卡因，持续输注速度 5 ml/h，PCA 为 5～8 ml，间隔时间为 30～60 min，一般镇痛时间为 72 h～1 周。

(4) 神经阻滞镇痛并发症：神经阻滞镇痛存在神经损伤、局部血肿、局麻药中毒等并发症。

(5) 复合 NSAIDs：术毕如无禁忌给予氟比洛芬酯 1 mg/kg，之后 50 mg iv，bid；或氯诺昔康 8 mg iv，bid，或帕瑞昔布 40 mg iv，bid。

3. 单次髂筋膜阻滞镇痛适用于股骨颈骨折术前、术后镇痛、髋关节置换术后镇痛及膝关节手术的辅助镇痛。操作方法：腹股沟韧带中外 1/3 处下方 2 cm 处垂直进针，穿透浅筋膜和髂筋膜时有突破感，出现第二次突破时，回收无血液，注入 0.25%～0.5%罗哌卡因或布比卡因 20 ml，此方法常与静脉镇痛泵联合应用。

4. 静脉镇痛　神经阻滞穿刺困难或存在神经阻滞禁忌证的患者可选用静脉镇痛。静脉镇痛起效快，使用方便。由于大部分骨关节患者术后疼痛强度为中、重度，阿片类药物个体差异较大，需要及时调整剂量才能达到满意镇痛效果，否则对重度疼痛镇痛效果欠佳。常用药物为阿片类药（主要有吗啡、芬太尼、舒芬太尼或曲马多）和 NSAIDs（酮咯酸、氯诺昔康、氟比洛芬酯）。

作者推荐选择持续输注＋PCA 模式，术毕如无禁忌给予氟比洛芬酯 1 mg/kg，镇痛泵药物配制选择吗啡为 1 mg/ml，或者芬太尼 10 μg/ml，或者舒芬太尼 1 μg/ml，药物容量为 100～200 ml。如无禁忌泵中可以加入氟比洛芬酯 100～200 mg。镇痛泵设置：持续输注速度 1～2 ml/h，PCA 为 1.5～2.5 ml，间隔时间为 8～15 min，一般镇痛时间为 72 h，之后根据疼痛情况改为口服药镇痛。

5. 关节腔内药物镇痛　适用于关节镜手术后镇痛，也可用于膝关节置换术的辅助镇痛，镇痛时间为 4～6 h，主要药物为局麻药和（或）吗啡。可以选择 0.25%～0.5%罗哌卡因或布比卡因 15～20 ml，吗啡 3～5 mg。

6. 口服药物　骨关节手术对胃肠功能影响较小，术后 6 h 即可进食，所以可采用口服给药的镇痛方式。主要药物有阿片类（羟考酮缓释片 10～20 mg，q12h 或硫酸吗啡缓释片 30 mg，q12h），联合应用 NSAIDs［布洛芬（芬必得）、双氯芬酸（扶他捷）］，或选择型 COX-2 抑制剂（塞来昔布 200 mg，bid）等。也可应用复合制剂，如氨酚羟考酮 2 片 tid。

（四）镇痛管理重点

1. 骨关节手术术后疼痛强度大，特别是术后第一夜，另外术后局部和全身炎症反应剧烈，单纯一种镇痛药物或镇痛方式有时很难达到满意的镇痛效果，且副作用大，必须采用多模式镇痛。

2. 膝关节置换术后，特别是双膝关节置换，失血可能较多，患者大多为高龄患者，术后贫血和低血容量性低血压比较常见。另外，因疼痛强度大，阿片类药物用量较大，使术后恶心、呕吐发生率进一步增加。当出现恶心、呕吐时首先应确定是否存在低血容量性低血压，补充血容量后需加强镇吐治疗。建议常规应用预防性镇吐措施。常用药物有 5-HT_3 受体拮抗剂，如昂丹司琼 4～8 mg、地塞米松 5～10 mg、氟哌利多 1 mg，必要时可三种药物联合应用。

3. 脊柱手术患者因术后需要尽快观察下肢神经功能，因此不宜采用椎管内镇痛。对于术中出血较多，围术期应用大剂量激素的患者，应用非选择性 NSAIDs 需谨慎，因为可增加应激性溃疡的发生率。

4. 实验研究证实，COX-2 参与了骨及韧带的修复，NSAIDs 可能会延迟骨折愈合，因此不宜大量、长期应用于骨折患者的镇痛。

5. 序贯镇痛　骨关节手术后疼痛持续可达到 3～10 天，特别是关节置换术后患者由于需要功能锻炼，疼痛持续时间更长，可达 6 周。因此，镇痛泵停用后患者会出现明显的疼痛，应及时给予序贯镇痛，加用口服药物。我们推荐镇痛泵停用当日起复合给予泰勒宁（含盐酸羟考酮 5 mg＋对乙酰氨基酚 325 mg）1～2 片，tid，或缓释曲马多 100 mg，bid，同时加用塞来昔布 200 mg qd～bid。

6. 比较大的骨科手术术后都要进行抗凝治疗，目前临床多选择低剂量低分子肝素，因此当硬膜外镇痛时须按时观察硬膜外血肿征象，如剧烈腰痛、下肢感觉和运动不恢复或恢复后再次出现障碍。并且要严格按照指南指导的时间进行硬膜外操作：最后一次给予预防剂量低分子肝素 10～12 h 后才能进行有创硬膜外操作，包括穿刺置管和拔除硬膜外导管；最后一次给予治疗剂量低分子肝素 24 h 后才能进行有创硬膜外操作。

7. 其他副作用的处理

(1) 下肢麻木：下肢麻木主要为低浓度局麻药作用于神经引起的感觉异常。多为单侧肢体麻木感，有时伴有感觉功能减退，运动功能可保持正常。

治疗方法：降低持续输注剂量或者将持续泵入模式改为间断 PCA 模式，并观察下肢感觉功能恢复情况。大部分患者会在几个小时后恢复。若同时合并运动功能明显障碍，应停用镇痛泵，改用其他镇痛方法，如口服、静脉注射等。

(2) 尿潴留：尿潴留的总体发生率为 23%～30%。一般与硬膜外应用阿片类药物和腰骶段的神经阻滞相关，应用吗啡时尿潴留发生率较高。

治疗：尽早下地活动，针灸、热敷等物理治疗，必要时导尿。

(3) 低血压、瘙痒、头晕、嗜睡、呼吸抑制等的处理方法详见开胸手术术后镇痛。

三、开颅手术术后镇痛

(一) 疼痛强度

开颅手术后疼痛没有其他手术严重，但确实存在疼痛，平均 NRS 评分为 3～5 分，属于轻、中度疼痛。

(二) 疼痛特点、持续时间

开颅手术后疼痛由手术切口造成的头部软组织损伤、颅骨切开等引起，一般持续 3～7 天。

(三) 镇痛方法

对于颅脑手术患者，术后维持意识清醒和保护性反射存在是十分重要的。这类病人对镇静镇痛药的耐量往往小于其他手术患者。对于意识不完全清醒的患者首选胃肠外 NSAIDs 镇痛治疗，意识清醒患者可以选用静脉镇痛，但要密切观察患者意识变化。

1. 局部神经阻滞　采用0.25%～0.5%罗哌卡因或布比卡因阻滞支配手术切口区的神经，如枕大神经、枕小神经、眶上神经等可提供10～12h的术后镇痛。

2. 静脉镇痛　常用药物为阿片类药（主要有芬太尼、舒芬太尼或曲马多）和 NSAIDs（酮咯酸、氯诺昔康、氟比洛芬酯）。

意识清醒患者可以选择持续输注＋PCA 模式，术毕如无禁忌给予氟比洛芬酯 1 mg/kg，镇痛泵药物配制选择芬太尼 10 μg/ml，或者舒芬太尼 1 μg/ml，药物容量为 100～200 ml。镇痛泵设置：持续输注速度 0.5～1.5 ml/h，PCA 为 1.5～2.5 ml，间隔时间为 10～15 min，一般镇痛时间为 48～72 h。

意识不清醒患者可以选择术毕单次给予氟比洛芬酯 1 mg/kg，此后，氟比洛芬酯 50 mg，bid，持续 3 天。

3. 口服药物　开颅手术对胃肠功能影响较小，意识清醒，术后6小时即可进食，所以可采用口服给药的镇痛方式。可选用 NSAIDs（芬必得、扶他捷）、选择型 COX-2 抑制剂（塞来昔布）等，中度以上的疼痛可以加用氨酚羟考酮，1～2 片 tid，或缓释曲马多 50～100 mg bid。

4. 肌内注射　注射本身可产生疼痛，且注射后药物吸收波动大，需要 30～60 min 达到峰值作用。可能出现镇痛不完全或过度镇痛，副作用发生率高。肌内注射不宜长时间应用。主要药物为阿片类（吗啡、哌替啶、芬太尼、曲马多）。

（四）镇痛管理重点

神经外科的许多临床症状与镇痛治疗的副作用相似，因此对镇痛副作用的鉴别诊断及防治显得格外重要。

1. 恶心、呕吐　开颅术后镇痛可以发生恶心、呕吐，但需与颅脑疾病本身引起的恶心、呕吐相鉴别。

2. 低血压　阿片类药物可引起低血压，特别是术中失血较多患者易于发生。

3. 呼吸抑制　开颅手术患者术后镇痛要特别注意观察有无呼吸抑制，并要与颅脑疾病本身症状相鉴别。意识不清醒的病人术后慎用阿片类药物。

四、耳鼻喉手术术后镇痛

（一）疼痛强度

耳鼻喉手术后疼痛与手术类型相关，创面较小的颌面部手术，如腮腺瘤切除，平均 NRS 评分为 1～3 分，属于轻度疼痛；颌面部恶性肿瘤切除术，则创面加大，平均 NRS 评分为 4～6 分，属于轻、中度疼痛；扁桃体切除术及悬雍垂切除术可有中到重度耳痛和吞咽痛，平均 NRS 评分为 4～8 分；鼻内镜手术平均 NRS 评分为 2～4 分，属于轻、中度疼痛；乳突手术创面小，疼痛轻微。

（二）疼痛特点、持续时间

一部分耳鼻喉手术直接在呼吸道上操作，易干扰呼吸和发生误吸。因此耳鼻喉科手术后的镇痛治疗，应考虑手术部位的特殊性，维持保护性反射。防止误吸及气道阻塞十分重要。

耳鼻喉手术后疼痛的高峰多发生在术毕 24～48 h，一般持续 3 天至 1 周。

（三）镇痛方法

轻、中度疼痛患者，首选 NSAIDs 治疗。中、重度疼痛患者，首选 NSAIDs＋小剂量强效中枢性镇痛药。

1. 静脉镇痛　NSAIDs 能减少前列腺素等炎性介质的生成，增加内源性阿片肽的释放，镇痛同时不会抑制呼吸，因此适用于耳鼻喉手术后镇痛，一般无禁忌证的轻、中度疼痛可以单独使用 NSAIDs，为减少对凝血的影响，最好选择氟比洛芬酯或选择性 COX-2 抑制剂。方法：术毕单次给予氟比洛芬酯 1 mg/kg，此后，氟比洛芬酯 50 mg，bid，持续 3 天。3 天之后可以改为口服塞来昔布（西乐葆），200 mg，qd 或 bid。对于术后没有常规静脉通路的患者，可以直接自术前口服塞来昔布 200 mg bid 持续 3～5 天。

曲马多无呼吸抑制，比较适用于鼻、咽部中、重度疼痛手术后镇痛，但较易发生恶心、呕吐，需常规加用止吐药。

2. 肌内注射　肌内注射只推荐作为疼痛加重时的补救措施，不建议长期使用。主要药物为阿片类（吗啡、哌替啶、芬太尼、曲马多）和帕瑞昔布。

（四）镇痛管理重点

恶心、呕吐的防治：内耳手术涉及前庭易引起术后恶心、呕吐。易于与镇痛引起的恶心、呕吐相混淆。另外鼻部手术后伤口包扎填塞、创面渗血可引起鼻塞、呼吸困难，当联合应用阿片类、曲马多等药物时，会加重恶心、呕吐，需格外谨慎。建议常规应用预防镇吐治疗。

五、开腹手术术后镇痛

（一）疼痛强度

上腹部疼痛较下腹部疼痛强度大。胃、结直肠手术后疼痛NRS评分为7～8分，属于重度疼痛；肝、胰手术后疼痛NRS评分为7～9分，也属于重度疼痛。脐下切口手术后平均疼痛评分为5～8分。

（二）疼痛特点、持续时间

开腹手术切口对腹部肌肉损伤越大，术后疼痛越剧烈。腹部术后疼痛一方面由躯体性感觉神经的传递引发锐痛，定位明确，另一方面来自内脏神经丛的牵拉、损伤，这种疼痛定位不明确，表现为钝痛。

上腹部手术患者，术后疼痛可使肺活量（VC）减少40%，功能残气量（FRC）降低50%～75%。此外，由于膈神经中枢调节功能异常，可导致反射性膈肌功能障碍，同样也会影响呼吸功能。

开腹手术后疼痛可以持续3～7天。

（三）镇痛方法

由于胸段硬膜外镇痛具有镇痛确切、降低应激（心血管、呼吸、内分泌、凝血）、加速伤口愈合、促进胃肠功能恢复、降低肺部感染、减轻 VC 和 FRC 的降低程度等优点，开腹手术后镇痛首选硬膜外镇痛。存在绝对禁忌证（患者拒绝、穿刺部位感染和创伤、凝血功能障碍、中枢神经系统疾患）时，可以选用静脉镇痛等方法。

此外，我们要遵循多模式镇痛的原则，使副作用降低到最少，同时尽量做到超前镇痛，阻止中枢敏化，获得更好的镇痛效果。

1. 硬膜外镇痛

（1）硬膜外镇痛穿刺点选择：一般按照手术切口中点对应的脊神经节段来选择穿刺椎间隙，老年人可能会遇到穿刺困难。

（2）硬膜外镇痛药物选择：作者建议选择电子镇痛泵的持续输注＋患者自控（PCA）镇痛模式，药物选择：芬太尼 2 μg/ml，或者舒芬太尼 0.4～0.8 μg/ml；0.12%～0.15%罗哌卡因或者 0.12%布比卡因。镇痛泵设置：持续输注速度 3～4 ml/h，PCA 为 3～4 ml，间隔时间为 15 min，一般镇痛时间为 48～72 h。

（3）复合 NSAIDs：术毕如无禁忌给予氟比洛芬酯 1 mg/kg，请注意胃肠切除手术慎长时间、大量应用。

2. 静脉镇痛　硬膜外穿刺困难或存在硬膜外穿刺禁忌证的患者可选用静脉镇痛。由于大部分开腹患者术后疼痛强度为中、重度，阿片类药物个体差异较大，需要及时调整剂量才能达到满意镇痛效果，否则对重度疼痛镇痛效果欠佳。

作者推荐选择持续输注＋PCA 模式，术毕如无禁忌给予氟比洛芬酯 100 mg，曲马多无呼吸抑制和对肠动力的抑制较轻，比较适合腹部手术后镇痛，可单独使用或与阿片类合用。镇痛药物配制为曲马多 5 mg/ml 或芬太尼 10 μg/ml，或者舒芬太尼 1 μg/ml，药物容量为 100～200 ml。如无禁忌芬太尼或舒芬太尼泵中可以加入氟比洛芬酯 100～200 ml。曲马多静脉泵设置：持续输注速度 0.5～1 ml/h，PCA 为 0.5 ml，间隔时间为 15 min，每天用量＜400 mg，一般镇痛时间为 48～72 h。芬太尼或舒芬太尼镇痛泵设置：持续输注速度0.5～2ml/h，PCA为1.5～2.5ml，间隔时间为8～15min，一般镇痛时间为48～72h。

3. 腹横肌平面阻滞　适用于下腹部手术的单次镇痛或者与静脉镇痛联合应用。支配正中腹壁的神经走行于腹内斜肌与腹横肌之间的神经筋膜层，通过超声引导在此筋膜层注射局麻药可以阻滞前腹壁神经、提供长达10小时左右的良好腹壁镇痛。推荐使用0.375%罗哌卡因或布比卡因20ml。

4. 肌内注射　肌内注射可能出现镇痛不完全或过度镇痛，副作用发生率高。肌内注射不宜长时间应用，只能作为补救。主要药物为阿片类（吗啡、哌替啶、芬太尼、曲马多）。

（四）镇痛管理要点

1. 尽可能使用不影响胃肠动力的镇痛方法　胃肠道手术后疼痛使交感神经兴奋，抑制胃肠功能，平滑肌张力降低，而括约肌张力增高使得术后易发生胃肠绞痛、腹胀、恶心、呕吐。而且术后不能很快进食，限制了口服镇痛药物的应用。静脉给予阿片类药物对内脏持续性钝痛及伤口锐痛均有效，但恶心、呕吐等副作用明显，而阿片类药物硬膜外用量仅是静脉用量的1/10左右，副作用明显减少，且胸段硬膜外镇痛中的局麻药可以阻断伤害性刺激的传入，阻滞交感神经，使迷走神经相对兴奋，从而促进肠蠕动，改善肠功能。因此，胃肠道手术后镇痛方法首选硬膜外镇痛。值得注意的是只有胸段硬膜外阻滞才有改善胃肠动力的作用，腰骶段的作用不明显。

2. 副作用的处理

（1）恶心、呕吐：开腹手术后镇痛恶心、呕吐发生率高，建议常规使用预防镇吐治疗。

恶心、呕吐的治疗包括：①5-HT_3拮抗剂，如昂丹司琼4～8mg iv，或托烷司琼5mg iv，或格雷西龙0.35～1mg iv；②地塞米松5～10mg iv；③氟哌利多0.625～1.25mg iv。三联镇吐治疗是指上述三种药物联合应用，其中氟哌利多不应超过1mg。

（2）低血压、瘙痒、头晕、嗜睡、呼吸抑制处理同胸科手术术后镇痛。

六、妇科手术术后镇痛

（一）疼痛强度

子宫切除术、附件切除术后疼痛平均 NRS 评分为 5～7 分，属于中、重度疼痛；会阴区手术后疼痛 VAS 评分为 6～8 分，也属于中、重度疼痛；恶性肿瘤需行子宫附件切除及淋巴结清扫，手术创伤大，术后疼痛评分为 7～9 分。

（二）疼痛特点、持续时间

单纯子宫切除术、附件切除术、会阴区手术一般静息疼痛高峰在术后 12～24 h，24 h 后静息痛会明显减弱，即患者不活动时可无明显的疼痛。对于创伤较大，切口扩大至上腹部的手术，如卵巢癌根治淋巴结清扫术等，静息痛会持续 36～48 h。

（三）镇痛方法

由于大多数妇科手术均可在椎管内麻醉下完成，因此硬膜外镇痛是妇科手术最常用的镇痛方法之一。

1. 硬膜外镇痛

（1）硬膜外镇痛药物选择：若单点腰-硬联合麻醉后，由于穿刺点（$L_{2\sim3}$）远离切口神经支配区（$T_{10\sim12}$），阿片类药物宜选择水溶性吗啡，若是脂溶性较高的芬太尼则应适当加大剂量。可选择一次性镇痛泵，镇痛泵设置：吗啡为 0.05 mg/ml，或者芬太尼 4～6 μg/ml，或者舒芬太尼 0.4～0.6 μg/ml；0.12%罗哌卡因或者 0.12%布比卡因。持续输注速度 2 ml/h，负荷量吗啡 1～1.5 mg，或芬太尼 10～20 μg，一般镇痛时间为 48 h。

（2）如果是恶性肿瘤，手术切口在脐上时，建议采用双点穿刺腰-硬联合麻醉，硬膜外穿刺点选择手术切口中点对应的脊神经节段相应的椎间隙。

（3）术毕如无禁忌给予氟比洛芬酯 1 mg/kg，之后 50 mg bid iv，或术后联合应用 COX-2 抑制剂［塞来昔布 200 mg bid 口服（po），或帕瑞昔布 20～40 mg，bid iv 或肌内注射（im）］可提高镇痛满意度，大约减少30%阿片类药物用量。

2. 静脉镇痛　作者推荐选择持续输注＋PCA模式，术毕如无禁忌给予氟比洛芬酯1 mg/kg，镇痛泵药物配制选择芬太尼10 μg/ml，或者舒芬太尼1 μg/ml，药物容量为100～200 ml。如无禁忌泵中可以加入氟比洛芬酯100～200 mg。镇痛泵设置：持续输注速度0.5～1.5 ml/h，PCA为1.5～2.5 ml，间隔时间为8～15 min，一般镇痛时间为48 h。

3. 口服药物　单纯子宫、附件切除或经阴道手术患者，对胃肠功能影响较小，术后6小时即可进食，应用NSAIDs联合切口局部浸润可达到满意的镇痛效果，无下肢麻木、尿潴留等硬膜外镇痛副作用。

4. 肌内注射　肌内注射可能出现镇痛不完全或过度镇痛，副作用发生率高。肌内注射不宜长时间应用。主要药物为阿片类(吗啡、哌替啶、芬太尼、曲马多)。

（四）镇痛管理重点

妇科手术后疼痛属于中重度疼痛，通过个体化的镇痛治疗，往往可以取得满意的镇痛效果，但由于种种原因，容易发生恶心、呕吐、下肢麻木、尿潴留等副作用，影响康复，因此，镇痛副作用的防治是妇科术后镇痛管理的重点。

1. 恶心、呕吐　术后恶心、呕吐是妇科手术后最常见的副作用，发生率可高达40%～80%，是影响治疗满意度、增加治疗负担的主要原因，也是患者术后最担心的问题之一，有时甚至比术后疼痛更不能忍受。原因主要包括以下几点：①妇科手术多涉及盆腔脏器，盆腔脏器又主要由交感神经和副交感神经支配，而副交感神经对牵拉刺激敏感，容易引起恶心、呕吐；②术后镇痛所用阿片类药物可以直接作用于催吐中枢；③与中老年女性激素水平下降，处于绝经期，情绪不稳定也有一定关系。

治疗方法：减少阿片类药物用量，避免使用致吐作用强的药物，如曲马多，预防性使用止吐药物，可以缓解或基本消除恶心、呕吐。

2. 下肢麻木　下肢麻木主要为低浓度局麻药作用于神经引起的感觉异常。多为单侧肢体麻感，有时伴有感觉功能减退，运动功能可保持正常。

治疗方法：降低持续输注剂量或者将持续泵入模式改为间断PCA模式，并观察下肢感觉功能恢复情况。大部分患者会在几个小时后恢复。若同时合并运动功能明显障碍，应停用镇痛泵，改用其他镇痛方法，如口服、静脉注射等

3. 尿潴留　尿潴留的总体发生率为23%。一般与硬膜外应用局麻药和阿片类药物相关，其中吗啡的尿潴留发生率较高。由于妇科手术患者常规留置导尿管，所以这一问题显得不那么突出。

治疗：尽早下地活动，针灸、热敷等物理治疗，必要时导尿。

4. 瘙痒、头晕、嗜睡、呼吸抑制　处理同胸科手术术后镇痛。

七、产科手术术后镇痛

（一）疼痛强度

剖宫产术后疼痛 VAS 评分为5～7分，属于中、重度疼痛。

（二）疼痛特点、持续时间

剖宫产手术一般静息疼痛高峰在术后12～24 h，24 h后静息痛会明显减弱，即患者不活动时可无明显的疼痛。

（三）镇痛方法

剖宫产术后镇痛药要考虑到镇痛对婴儿的影响，因为母乳喂养可将母体内的药物带入婴儿体内，因此首选硬膜外镇痛，存在绝对禁忌证（患者拒绝、穿刺部位感染和创伤、凝血功能障碍、中枢神经系统疾患）时，可以给予静脉或口服镇痛治疗。

1. 硬膜外镇痛

（1）硬膜外镇痛穿刺点选择：一般选择 $L_{2\sim3}$、$L_{1\sim2}$ 椎间隙进行穿刺。

（2）硬膜外镇痛药物选择：作者建议选择持续输注镇痛模式，

可选用单纯机械式一次性输注泵，药物选择：吗啡 0.05 mg/ml，或者芬太尼 4 μg/ml，或者舒芬太尼 0.4 μg/ml；0.12%～0.15%罗哌卡因或者 0.12%～0.15%布比卡因。镇痛泵设置：负荷剂量吗啡 1 mg，或舒芬太尼 3～5 μg，或芬太尼 20～30 μg，持续输注速度 2 ml/h，一般镇痛时间为 24～48 h。

2. 口服药物　剖宫产手术患者，术后 6 h 即可进食，对于有椎管内麻醉镇痛禁忌证的患者，可选用口服镇痛药。推荐口服经乳汁分泌最少的 NSAIDs 双氯芬酸钾（扶他捷），首次 50 mg，之后 25 mg，tid，或对乙酰氨基酚。最新 NSAIDs 应用指南中认为对于母乳喂养的产妇，布洛芬和萘普生同样是安全的。

（四）镇痛管理重点

1. 产妇术后要进行母乳喂养，因此，术后镇痛不仅要满足镇痛要求，同时要保证母子安全。由于脂溶性阿片类药如芬太尼、舒芬太尼可以被分泌入乳汁，虽不是禁忌，但不推荐作为常规产科静脉镇痛用药。水溶性阿片类药物吗啡经硬膜外注射后也可少量分泌入乳汁，但研究证明，吗啡术后镇痛剂量远达不到新生儿的有效血药浓度，对新生儿不会造成明显影响。

2. 剖宫产后镇痛所使用的药物大多对母乳营养或婴儿健康没有或几乎没有影响，但开放静脉本身对于需要随时走动、照顾婴儿的母亲来说多有不便。全麻术后或椎管内麻醉后不愿接受椎管内连续镇痛的产妇可选用局部伤口浸润阻滞联合口服双氯芬酸、腹横肌平面阻滞或硬膜外 1～2 mg 吗啡单次注射，术后 24 h 内可达到满意镇痛。

3. 下肢麻木　孕晚期孕妇脊柱前凸程度增加、腹内压增高、胎头压迫以及剖宫产挤压胎头时容易引起压迫性神经损伤，这要与低浓度局麻药作用于神经引起的感觉异常相鉴别。由局麻药引起的下肢麻木在停药后可以缓解。

4. 恶心、呕吐、尿潴留、瘙痒、头晕、嗜睡、呼吸抑制　处理同妇科术后镇痛。

八、腔镜微创手术后镇痛

（一）疼痛强度

腹腔镜手术创伤明显减轻，术后疼痛强度也有大幅度的下降，VAS评分为3～5分，属于轻、中度疼痛，少数患者达到重度疼痛。胸腔镜手术由于其具有创伤小、恢复快等优点，近年来得到了迅猛发展，虽然手术切口小，但由于胸壁引流管对肋间神经的挤压损伤，术后仍会有较强烈的疼痛，平均NRS在6～8分，研究显示有98%的患者在恢复室均需要镇痛治疗。除胸腔镜手术外，大多数的微创手术疼痛属于轻、中度，因此常常被忽略，实际上仍有近一半的患者需要镇痛治疗。

（二）疼痛特点、持续时间

腹腔镜手术中由于气腹对膈肌和腹膜的刺激在术后第一个24 h内会出现中度甚至重度疼痛，特别是术后6～12 h，之后逐渐减轻，24 h后基本无明显静息疼痛。胸腔镜术后疼痛可持续至引流管拔除。

（三）镇痛方法

腹腔镜手术首选NSAIDs镇痛治疗，口服或静脉均可。胸腔镜术后应常规静脉持续或患者自控镇痛，药物主要以NSAIDs复合阿片类药物或曲马多，联合单次肋间神经阻滞可明显提高镇痛满意度。

1. 局部浸润　术毕采用0.25%～0.5%罗哌卡因2～4 ml进行切口浸润。

2. 静脉镇痛　作者推荐腹腔镜术毕如无禁忌给予氟比洛芬酯1 mg/kg，之后50 mg，bid；或帕瑞昔布40 mg bid。一般镇痛时间为24 h。

胸腔镜建议应用阿片类药物复合NSAIDs联合镇痛48～72 h，之后根据疼痛情况加用口服药。

3. 口服药物　腹腔镜术后可选择非甾体类抗炎药（缓释布洛芬、对乙酰氨基酚、双氯芬酸等）或选择型COX-2抑制剂

（塞来昔布）等。胸腔镜术后可选用缓释曲马多或氨酚羟考酮。

（四）镇痛管理重点

腔镜手术后疼痛虽比开腹手术减轻很多，往往被忽视，实际上手术后第一夜大多数患者都经历影响睡眠的疼痛，值得引起重视并积极处理。

（安海燕，冯　艺）

参考文献

1. Guay J. The benefit of adding epidural analgesia to general anesthesia：a meta-analysis [J]. Br J Anaesth，2006，20：290-299.
2. Davies RG，Myles PS，Graham JM. A comparison of the analgesic efficacy and side effect of paravertebral vs epidural block after thoracothomy-a systematic review and meta-analysis of randomize trials [J]. Br J Anaesth，2006，96：418-426.
3. Kehlet H. A multi-modal approach to control postoperative pathophysiology and rehabilitation. Br J Anaesth，1997，78：606-617.
4. Gramke HF，Petry JJ，Durieux ME，et al. Sublingual piroxicam for postoperative analgesia preoperative versus postoperative administration：a randomized，double-blind study [J]. Anesth Analg，2006，102 (3)：755-758.
5. Morin AM，Kratz CD，Eberhart LH，et al. Postoperative analgesia and functional recovery after total-knee replacement comparison of a continuous posterior lumbar plexus block，a continuous femoral nerve block，and the combination of continuous femoral and sciatic nerve block [J]. Reg Anesth

Pain Med，2005，30（5）：434-445.
6. 曾广晖，冯艺，王建六等. 术前氟比洛芬酯用于妇科腹腔镜术后镇痛的临床观察. 中国妇产科临床杂志，2008，9（2）：141-145.

第3章 门诊手术后疼痛

门诊手术又称日间手术或非住院手术，同住院手术相比，有以下优势：门诊手术能缩短手术等候时间，患者可尽早接受手术治疗；不必考虑住院床位，患者可灵活选择手术时间；能缩短患者与家庭的分离时间；减少了住院接触性感染和并发症；最大效率地使用手术室和恢复室；治疗费用较住院患者大大减少。因此，近二十年来，随着外科微创技术的迅速发展，国际上日间手术量有了巨大的增长，尤其在北美近年来门诊手术量已达择期手术的60%以上。这其中也包含了麻醉工作者通过新技术和新药物的应用在预防和治疗中所做出的努力，从而减少了术中、术后不良反应的发生，确保了患者的安全，增加了患者和术者的满意度。

在我国，日间手术近十余年已逐渐被公众接受，手术的种类及麻醉的数量也均有较大增长。门诊病人手术数量和手术复杂程度的不断增加，使门诊手术麻醉医生也面临更多新的挑战。原则上日间手术的病种应选择创伤小、对生理影响少、术后不会发生严重并发症的手术，患者病情不十分复杂，ASA分级多为Ⅰ级和Ⅱ级，手术时间短。

一、门诊手术术后疼痛特点

（一）流行病学

通常人们认为门诊手术术后疼痛较住院患者轻微，但Beauregard等早在1998年就报道了89名日间手术的患者，有

40%以上的病人离院前有中到重度疼痛。另有对10 008名日间手术患者的连续观察研究显示在术后恢复室、外科门诊及离院回家后分别有5.3%、1.3%和5.3%的患者忍受重度疼痛。最近一项研究显示尽管应用了多模式镇痛，仍有26%、21%、13%、10%的患者分别于术后当天，第1、2、3天经历中到重度疼痛，这些结果表明随着门诊手术数量和复杂程度的不断增加，尽管新的镇痛药和给药途径不断发展，仍有很多门诊手术患者术后经历中到重度疼痛（VAS评分≥4分），仍有较高的中、重度疼痛发生率。

术后疼痛增加了患者的不适、降低了其满意度、延长了患者在医院或恢复室的滞留时间，影响患者正常活动的恢复，还可以影响睡眠，从而引起术后疲劳，增加术后慢性疼痛综合征的发生率，在老年患者还可能促进术后谵妄发生。严重的术后疼痛造成极端不适和痛苦，也是非预期住院的主要原因。因此充分的术后镇痛是门诊手术成功的先决条件。疼痛问题会随着门诊手术复杂性增加而增多，应引起门诊麻醉医生的高度重视。

（二）影响疼痛的相关危险因素

对麻醉医生而言正确预测术后疼痛强度有着极其重要的意义，以下因素可以帮助我们预测疼痛的发生：

1. 男性较女性术后疼痛的强度大。

2. 体质指数（BMI）大的患者术后重度疼痛的发生率更高，可能原因是术中镇痛药剂量相对不足，麻醉医生应该注意对此类患者术中应适当增加镇痛药物用量。

3. 术前焦虑评分高的患者术后疼痛发生率高；年轻患者较老年患者术后疼痛明显。

4. ASA分级Ⅰ级较Ⅱ级或Ⅲ级患者重度疼痛发生率高。

5. 时间长的外科手术可能由于组织创伤大、致伤害性介质释放增加，重度疼痛发生率增高。

6. 手术种类是决定术后疼痛严重程度的最重要的因素。但因疼痛的影响因素较多，难以准确预测各种手术术后疼痛强度。一些研究显示某些类型的手术（如矫形外科、泌尿外科、整形外科、神经外科以及五官科的手术等）是重度疼痛的预报器。骨组织损伤较软组织损伤的疼痛可能更重，因骨膜的痛觉感受器疼痛阈值低，因此骨科手术如肩部手术或金属内固定取出等，术后重度疼痛发生率高。眼科手术术后疼痛轻微。睾丸切除、包皮环切、疝修补术、大隐静脉剥脱、吸脂、隆胸、神经减压、腹腔镜结扎等手术术后中、重度疼痛发生率相对较高（>20%），对这些手术患者麻醉医师可应用更有效的多模式的镇痛方法（如局部麻醉、NSAIDs、阿片类药、心理支持和教育）来达到减轻术后疼痛的目的。

二、镇痛治疗原则

（一）门诊病人麻醉后恢复可分三个阶段

1. 恢复早期　麻醉结束至病人从麻醉中苏醒。这一阶段是麻醉后并发症的高发期，患者需平卧并严密监护。

2. 恢复中期　清醒后至达到出院标准。

3. 恢复晚期　出院后至完全恢复。

（二）患者离院时应达到相应的离院标准

其具体要求为：

1. 意识和定向能力恢复正常。
2. 下肢的感觉、运动功能、本体觉和反射以及排便功能恢复正常，尤其是应用硬膜外麻醉和蛛网膜下腔麻醉的患者。
3. 呼吸、循环稳定。
4. 无手术和麻醉相关并发症。
5. 无出血、渗血。
6. 坐立或走动无眩晕，且无恶心、呕吐。
7. 使用止血带或石膏固定远端肢体无肿胀、感觉正常、血运良好。
8. 膀胱镜检查后尿液清澈。
9. 切勿自驾车或最好能有人护送。

（三）镇痛目标

门诊手术理想的术后镇痛应该是镇痛效果可靠、安全可行、副作用最小且费用最低，能促进患者尽快离院和康复，不增加非预期住院率且离院后易于患者在家中实施镇痛。

麻醉医师在手术开始前就应着手制订镇痛计划，以确保患者顺利度过麻醉手术后的过渡阶段（即麻醉后恢复室及门诊手术室的恢复阶段）。患者离院后镇痛治疗给药途径应方便简单，便于实施，应考虑镇痛实施的可行性，用药应遵循疼痛治疗三阶梯原则。对门诊病人在家庭环境中通过容易实施的简单方法提供有效的镇痛是门诊手术麻醉医生面临的主要挑战之一。

镇痛技术应当允许“正常”活动，应当可以额外补充镇痛剂，以解决任何疼痛性活动。如果使用的镇痛剂无效，应当给予补救性镇痛药物，使用针对特定手术类型的预制家庭镇痛剂和紧急药物有助于减轻运动时疼痛并改善睡眠。

（四）患者的宣教

成功的术后镇痛还依赖于患者的知识和需求。一项关于术后疼痛的公众问卷调查显示几乎 50％的患者准备忍受术后疼痛而非积极寻求治疗。研究显示术后镇痛不足的一个重要原因是患者出院回家后服用镇痛药的依从性难以掌控。所以病人的教育是理想的门诊手术后疼痛治疗所必需的。应告知患者缓解术后疼痛的必要性以及治疗疼痛的各种有效方法。应确保他们所发生的任何疼痛都能得到适当的、迅速的治疗。对于医生、护士、医学生术后疼痛预防和适当治疗的继续教育更是必要的。

应当告诉患者镇痛的需求和镇痛的各种方法，这些信息应当口头或书面告诉患者，在家中严重疼痛的患者并不总是遵医嘱用药，甚至可能混用他们自己的镇痛剂。因此，必须给予明确的指导。

三、常用镇痛方法

传统围术期镇痛以阿片类镇痛剂为主，然而，门诊手术期间大剂量阿片类药物的使用可能增加术后并发症（如呼吸抑制、镇静、术后恶心呕吐、皮肤瘙痒、排便困难及肠梗阻）。术后并发症会使患者离院时间延长，增加非预期的住院率。术中应用大剂量的或持续泵注短效阿片类镇痛剂（如阿芬太尼或瑞芬太尼）可能会因快速清除和产生急性耐受使术后疼痛增加。所以麻醉医生在门诊环境下工作，应注意增加围术期非阿片类镇痛剂作为辅助用药的使用，以减少镇痛药的不良反应。应“平衡”各种镇痛技术，包括应用较小剂量的阿片类镇痛药联合应用非阿片类镇痛药，如局部麻醉药和非甾体抗炎药（NSAIDs），这已成为门诊手术术中及术后越来越普遍使用的方法。

急性疼痛是由多种生物化学和解剖学径路活化所介导的综合过程，因此术后镇痛应针对不同径路选择多模式镇痛，即使用多种镇痛方法和药物，从而增强镇痛效果并最大限度地减少副作用。若使用单一模式，难以获得充分的镇痛而不抑制正常生理功能，如运动和胃肠道功能，或可产生与大剂量药物有关的其他不良反应（例如镇静或恶心），从而延长患者在医院滞留时间或增加非预期住院率。

多模式镇痛指多种药物治疗和非药物治疗的联合应用：药物治疗包括使用局部或区域麻醉、非甾体类抗炎药或阿片类药物等方法实施镇痛，而非药物治疗则包括音乐疗法、神经电刺激、心理疗法等。

（一）药物治疗

1. 局部阻滞

包括局部浸润、周围神经阻滞、椎管内麻醉等。

局部麻醉通常用于门诊手术，是监测下麻醉及全身麻醉的辅助方式，因为它们不仅能提供术中或术后镇痛，还能减少术中麻醉药和镇痛药的用量，并减少术后阿片类药物的需求。术后早期阶段由局麻药所提供的残留感觉阻滞能促进术后恢复过程，使患者能更早下床活动并离院回家。应用局部麻醉技术还可以降低术后恶心、呕吐发生率，从而减少门诊患者延迟出院的发生率，同时也减少了难治性呕吐综合征相关的非预期的住院。

切皮前实施局部浸润或神经阻滞会防止由伤害性感受传入而引起的中枢神经系统兴奋性的改变，通过防止中枢敏化的建立而治疗术后疼痛，即所谓“超前镇痛”。超前镇痛的概念似乎是合乎逻辑的，但目前其临床相关性值得进一步证实。一些研究者得出结论，就外科术后镇痛而言，预先给予中枢或外周的局麻药、NSAIDs、阿片类镇痛药等所产生的超前镇痛同术后给予同样治疗相比，并无有力证据证明更能减轻疼痛，只不过预先给药可以在术中提供更好的镇痛作用。

(1) 局部浸润麻醉：如儿童扁桃腺切除手术，切口前扁桃腺周围局部浸润布比卡因，术后持续疼痛以及吞咽痛的减轻可以持续至术后 5 天。在经腹腔镜输卵管结扎术中，输卵管系膜的局部浸润可显著降低痉挛及疼痛的发生。利多卡因气雾剂局部镇痛可以有效地降低成人腹股沟疝修补术后的疼痛，同时减少阿片类镇痛药的需求。而缝合伤口前 0.25%布比卡因伤口滴注可以阻滞髂腹股沟/髂腹下神经而明显减轻儿童疝修补术后疼痛。另外，利多卡因凝胶或软膏局部用于门诊包皮环切术后同周围神经阻滞或阿片类药物一样可有效地减轻术后疼痛。

关节镜手术后关节腔内应用局部麻醉药是另一项简单有效的技术。关节腔内可单独应用局麻药或局麻药与 NSAIDs、吗啡等药物联合使用，均可提供良好的镇痛效果。

常用药物及浓度见表 3-1。

表 3-1 常用局麻药浓度、剂量与用法

局麻药	用法	浓度（%）	一次最大剂量（mg）	起效时间（min）	作用时效（min）
普鲁卡因					
	局部浸润	0.25～1.0	1000		
	神经阻滞	1.5～2.0	600～800		
	蛛网膜下腔阻滞	3.0～5.0	100～150	1～5	45～90
	硬膜外腔阻滞	3.0～4.0	600～800		

续表

局麻药	用法	浓度（%）	一次最大剂量（mg）	起效时间（min）	作用时效（min）
丁卡因					
	眼表面麻醉	0.5～1.0		1～3	60
	鼻、咽、气管表面麻醉	1.0～2.0	40～60	1～3	60
	神经阻滞	0.2～0.3	50～75	15	120～180
	蛛网膜下腔阻滞	0.33	7～10	15	90～120
	硬膜外腔阻滞	0.2～0.3	75～100	15～20	90～180
利多卡因					
	局部浸润	0.25～0.5	300～500	1.0	90～120
	表面麻醉	2.0～4.0	200	2～5	60
	神经阻滞	1.0～1.5	400	10～20	120～240
	蛛网膜下腔阻滞	2.0～4.0	40～100	2～5	90
	硬膜外腔阻滞	1.5～2.0	150～400	8～12	90～120
甲哌卡因					
	局部浸润	0.5～1.0	300～500		90～120
	神经阻滞	1.0～1.5	300～400	10～20	180～300
	硬膜外腔阻滞	1.0～2.0	150～400	5～15	60～180
布比卡因					
	局部浸润	0.25～0.5	150		120～240
	神经阻滞	0.25～0.5	200	15～30	360～720
	蛛网膜下腔阻滞	0.5	15～20		75～200
	硬膜外腔阻滞	0.25～0.75	37.5～225	10～20	180～300

续表

局麻药	用法	浓度（%）	一次最大剂量（mg）	起效时间（min）	作用时效（min）
依替卡因					
	神经阻滞	0.5～1.0	300	10～20	360～720
	硬膜外腔阻滞	1.0～1.5	150～300	5～15	170
丙胺卡因					
	神经阻滞	1.0～2.0	400	10～20	120～180
	硬膜外腔阻滞	1.0～3.0	150～600	5～15	
罗哌卡因					
	神经阻滞	0.5～1.0	200	2～4	240～400
	蛛网膜下腔阻滞	0.75～1.0	10～15	2	180～210
	硬膜外腔阻滞	0.5～1.0	100～150	5～15	

（2）周围神经阻滞：

优点：镇痛效果好，减少恶心、呕吐发生率，还减少了术后护理工作量；镇痛时间相对较长，单次注射长效局麻药行神经阻滞最长可提供12～18h的术后镇痛，如行周围神经阻滞导管置入持续泵注镇痛药，则可提供更长时间的镇痛。辅助用于全身麻醉术后镇痛，较全身应用镇痛药减少了副作用，降低整体费用。

缺点：起效慢、有一定失败率，也是限制其应用的主要因素。近年来神经刺激仪及超声的应用，大大提高了周围神经阻滞的成功率，使其临床应用日益广泛。

虽然这些周围神经阻滞在外科手术开始前会增加术前准备时间，但同全麻或椎管内麻醉相比在术后恢复阶段会带来更多优点。临床常用的周围神经阻滞技术见表3-2。

药物选择：周围神经阻滞常用局麻药中，利多卡因起效快，但作用时间短，可用于术后疼痛轻微的短小手术。长效局麻药中，罗哌卡因和布比卡因最为常用，但罗哌卡因对运动神经阻滞较轻且全身毒性作用更小，临床应用日趋广泛。

表 3-2 门诊常用局部麻醉技术

常用技术	适用手术
周围神经阻滞	
髂腹股沟、髂腹下神经阻滞	疝修补术
宫颈旁阻滞	宫颈扩张/刮除术，锥形活检
阴茎阻滞	包皮环切术
腓神经、股神经、胫神经阻滞	足部手术
股神经、闭孔神经、股外侧皮神经、坐骨神经阻滞	腿部手术（大隐静脉、关节镜等）
臂丛、腋神经、尺神经、正中神经、桡神经阻滞	上肢、手部手术
肩胛上神经阻滞	肩关节镜
球周、球后神经阻滞	眼科手术
下颌、上颌神经阻滞	口腔外科
组织浸润、伤口浸润	
	整形手术（睑成形术，鼻中隔、鼻窦手术）
	肿物切除、活组织检查（乳腺，脂肪瘤）
	疝修补术，输精管吻合术
	腹腔镜手术胆囊切除术，输卵管结扎术
（或关节腔内用药）	关节镜手术（膝或肩关节镜）
局部麻醉	
局麻药混合液	皮肤损伤
利多卡因气雾剂	支气管检查，内镜检查，疝修补
利多卡因凝胶或膏	包皮环切，口腔手术
可卡因凝胶	鼻或鼻窦手术

（3）椎管内麻醉镇痛：在我国，患者离院回家后没有国外发达国家广覆盖的社区医疗服务保障，无法进行严格的术后随访，

难以及时发现并处理手术或麻醉的相关并发症（甚至严重并发症），实用性目前受到一定限制。

在有些医疗服务发达国家，镇痛泵使用较为普遍，患者在家可以使用伤口局部、神经丛或椎管内麻醉药物的持续泵注，加上患者参与的自控镇痛，能更充分实现个体化镇痛并减少全身用药量，延长镇痛时间，提高术后恢复的质量，减少全身用药相关的并发症。但在我国目前还难以完善，还有待于进一步发展。

2. 全身用药

给药途径：全身作用的药物可通过多种给药途径实现，如口服、肌内注射、静脉注射、经黏膜给药、经皮给药、皮下给药或舌下含化等。患者（尤其全身麻醉或进食受限制的患者）在麻醉后恢复室或门诊手术室恢复期间，因有医护人员监测，且多保留有静脉通路，可通过静脉（或肌内注射）用药镇痛，以求快速缓解疼痛。出院回家后的镇痛，口服是最简单、实用、经济的给药途径。

全麻因可造成意识障碍及恶心、呕吐，会引起误吸，故不适于术后即刻口服给药，而局麻患者在观察到局部阻滞消退时应即刻应用口服药。

药物选择：所用镇痛药的强度应与疼痛以及外科手术创伤的严重程度相适应，遵循疼痛治疗三阶梯原则。

第一阶梯：用于轻度疼痛，VAS 评分＜4 分，非阿片类药单独或联合使用［如与对乙酰氨基酚、NSAIDs 或环氧化酶-2（COX-2）抑制剂等合用］。

第二阶梯：用于中度疼痛，4 分≤VAS 评分＜7 分，弱中枢镇痛药（如可待因、曲马多等）单独或复合第一阶梯镇痛药。

第三阶梯：用于重度疼痛，VAS 评分≥7 分，强阿片类药（如吗啡、羟考酮等）单独或复合第一阶梯药物。

（1）对乙酰氨基酚（扑热息痛）：在所有非阿片类镇痛药中，对乙酰氨基酚是门诊手术后最有益的也是应用最广的药物。主要用于轻、中度疼痛，成人一次剂量 500～1000 mg，一天最大量 4000 mg；在中、重度疼痛时与其他药物联合使用，可减少其他药物的用量，降低副作用的发生。在儿童除口服外，还可以肛门给药。最小有效剂量为 10 mg/kg，研究发现较大剂量（35 mg/kg）直肠给药与酮咯酸 1 mg/kg iv 在减轻扁桃腺切除手术后疼痛效果相同，且较应用 NSAIDs 药物术后出血少。对乙酰氨基酚安全、副作用小，但长时间、大剂量或酗酒者大量使用时可造成肝毒性甚至肝衰竭。临床上还经常将其与其他 NSAIDs 类或弱阿片类药物制成复合制剂使用。

（2）NSAIDs：非甾体类抗炎药因其众所周知的解热、镇痛、抗炎等特性长期用于非外科疼痛综合征的治疗，通过抑制环氧化酶阻断了前列腺素的合成，从而减少了急性炎症反应时中介物的生成，降低了外科创伤时的炎症反应，减少了外周伤害性刺激。同时，NSAIDs 诱导的脊髓前列腺素合成的抑制也减轻了中枢对于疼痛刺激的反应。

NSAIDs 没有阿片类药物相关的副作用，如嗜睡、呼吸抑制、肠蠕动减慢等。与局部麻醉技术联合应用能减少术后阿片类药用量，有助于术后恢复期呼吸功能改善，促进患者尽早离院，尽快康复。阿司匹林（乙酰水杨酸）是最早应用于临床的非甾体类抗炎药，其应用较广，但也有一些副作用，如对胃黏膜侵蚀作用致胃肠道出血，对血小板功能也可造成不可逆的影响，单次剂量的阿司匹林即可发生抗血小板功能，其他 NSAIDs（如布洛芬、萘普生等）也有相同的抗血小板作用，但作用时间短暂。

为减轻传统 NSAIDs 药物伴随的出血、胃肠道及肾功能损害等副作用，更多选择性 COX-2 抑制剂作为围术期镇痛的辅助用药在临床得以应用（表 3-3）。文献报道耳鼻喉科手术前塞来昔布 200 mg 口服与扑热息痛（对乙酰氨基酚）2 g 口服具有同等的镇痛效应。

门诊手术患者离院前的疼痛治疗中可以选择 NSAIDs 药物胃肠外剂型（如氟比洛芬酯、双氯芬酸、酮咯酸分别 1 mg/kg iv）。COX-2 抑制剂帕瑞昔布镇痛作用强（40 mg 静脉注射镇痛疗效优于 4 mg 吗啡），作用维持时间长（6～12 h），副作用相对较小，是麻醉恢复室及门诊手术室离院前较好的镇痛选择。

(3) 阿片类药物：阿片类药物在中、重度术后疼痛中一直是重要的组成部分。出院前恢复过程中镇痛多应用静脉给药方式，可使用吗啡或芬太尼至患者疼痛缓解，并注意观察处理相关副作用，达出院标准后出院。如应用多模式镇痛方法治疗后，门诊手术患者出院后仍有重度疼痛，可口服阿片类药物，如氨酚羟考酮(羟考酮和对乙酰氨基酚复合剂)、羟考酮控释片或吗啡控释片。疼痛较重不易缓解或持续时间较长者，应及时回医院复诊或住院治疗，以防手术麻醉并发症的发生。

表 3-3 门诊手术术后镇痛常用药物及用法

药物	给药途径	单次剂量（mg）	作用时间（h）
对乙酰氨基酚	po	500～1000	4～6
非甾体类抗炎药			
酮咯酸	po/im/iv	15～30	6～8
双氯芬酸	po/im/iv	50～100	8
布洛芬	po	300～800	4～6
吲哚美辛	po/pr/im	25～50	8
萘普生	po	250～500	6～8
COX-2 抑制剂			
塞来昔布	po	100～200	4～8
帕瑞昔布	im/iv	20～40	6～12
弱阿片类			
曲马多	im/iv/po	50～100	3～6
氨酚待因片	po	15～30	6～8
强阿片类			
氨酚羟考酮	po	5～10	6～8
羟考酮控释片	po	5～10	12
吗啡控释片	po	10	12
吗啡	im/iv	1.5～10	4～6
芬太尼	iv	0.025～0.1	2～4

注：po，口服；im，肌内注射；iv，静脉注射；pr，灌肠。

(4) 其他镇痛药：

氯胺酮：曾广泛用于麻醉诱导和麻醉维持，但因其副作用较多（见表 3-4），20 世纪 80 年代后在麻醉临床应用中逐渐“失宠”，然而近年来所谓的“小剂量”（0.1～0.2 mg/kg）的应用被越来越多的临床医生和患者接受，其副作用发生率明显减少，与丙泊酚联合应用较阿片类药物与丙泊酚合用呼吸抑制少，术后认知功能恢复快，术后有类阿片类药物的镇痛作用。

氟马西尼：苯二氮䓬类拮抗剂，术后与吗啡合用可减少术后镇痛时吗啡的用量，其作用机制尚不清楚，可能通过内源性阿片类物质释放或 γ-氨基丁酸受体发挥镇痛作用。

β-阻滞剂：文献报道腹腔镜胆囊切除术术中输注艾司洛尔 5～15 μg/（kg·min）较常规麻醉芬太尼用量减少、恶心、呕吐发生率降低、出院时间缩短。

另有 α_2-受体激动剂、加巴喷丁均证实有镇痛作用，可减少术后阿片类药物用量。

（二）非药物治疗

经皮电刺激神经疗法、经皮穴位电刺激神经疗法、经皮针灸电刺激神经疗法等均可用于急慢性术后疼痛辅助治疗，减少镇痛药物的消耗，以减少副作用的发生。其他如心理疗法、人工催眠等在术后镇痛中也有一定的辅助作用。

四、镇痛相关副作用的预防

多模式镇痛减少了单一药物的用量，是预防术后镇痛副作用的最好方式。

尽管目前科学进步以及新的镇痛方法已得到证实，但仍有很多门诊患者未得到充分的术后镇痛治疗，调查显示术后有中到重度疼痛的患者，并非都按治疗方案服药，主要原因一是术前教育不足，二是患者担心镇痛药物的副作用，或因已发生的副作用，致患者宁可忍受疼痛。表 3-4 列举了不同镇痛药物相关的副作用。

1. 恶心、呕吐　是术后影响患者镇痛治疗顺应性的主要原因。全麻后恶心呕吐（PONV）的发生率为20％～30％，出院后PONV为35％。女性、有晕动病史、使用阿片类镇痛药、腹腔镜手术、斜视矫正和流产等使PONV发生率增加。恶心、呕吐是阿片类镇痛药常见的副作用，全麻后应用更是难以区分导致恶心、呕吐的原因。预防性使用地塞米松（5～10 mg）或与氟哌利多合用可减少呕吐发生，5-HT_3受体拮抗剂常用于预防和治疗恶心、呕吐。术后出院前发生的恶心、呕吐单次静注丙泊酚20 mg也可有效治疗。

2. 嗜睡、呼吸抑制和心血管抑制　是阿片类药物严重的副作用。术后使用阿片类药物镇痛时，应注意剂量，避免过量时所发生的呼吸抑制、循环抑制以及镇静过度，可联合不同作用机制的非阿片类药物或技术。

不同药物相关副作用见表3-4，门诊手术患者术后镇痛应联合多种方法和药物，采用多模式镇痛，尽量减少相关副作用的发生。

表3-4　镇痛药物副作用

药　物	副作用
阿片类镇痛药	呼吸和心血管抑制
	恶心、呕吐、便秘、肠梗阻
	排尿困难、尿潴留
	皮肤瘙痒、皮疹
	镇静、头晕
	药物耐受和依赖
局部麻醉药	残留的运动无力
	周围神经刺激
	心律失常
	过敏反应
	类交感效应（血管收缩所致）

续表

药 物	副作用
非甾体类抗炎药	手术部位出血
	胃肠道出血
	肾功能障碍
	过敏反应和支气管痉挛
	高血压
	足部水肿
对乙酰氨基酚	胃肠道不适
	出汗
	肝毒性
	粒细胞缺乏症
氯胺酮	高血压
	复视和眼球震颤
	头晕
	心律失常
	恶心、呕吐
	精神障碍
非药物治疗	皮肤刺激、红斑，皮肤不适

（张 红，冯 艺）

参考文献

1. Pratamaporn Chanthong, M. D, Amir Abrishami, M. D. Jean Wong, F. R. C. P. C. , et al. Systematic Review of Questionnaires Measuring Patient Satisfaction in Ambulatory Anesthesia. Anesthesiology, 2009, 110: 1061-1067.
2. Beauregard L, Pomp A, Choiniere M. Severity and impact of pain after day-surgery. Can J Anaesth, 1998, 45: 304-311.

3. Hans-Fritz Gramke, Janneke M. Rijke, et al. The Prevalence of Postoperative Pain in a Cross-sectional Group of Patients After Day-case Surgery in a University Hospital. Clin J Pain, 2007, 23：543-548.
4. Eriksson H, Tenhunen A, Korttila K. Balanced analgesia improves recovery and outcome after outpatient tubal ligation. Acta Anaesthesiol Scand, 1996, 40：151-155.
5. Pavlin DJ, Chen C, Penaloza DA, et al. Pain as a factor complicating recovery and discharge after ambulatory surgery. Anesth Analg, 2002, 95：627-634.
6. Reuben SS, Ekman EF. The effect of initiating a preventive multimodal analgesic regimen on long-term patient outcomes for outpatient anterior cruciate ligament reconstruction surgery. Anesth Analg, 2007, 105：228-232.
7. Li S, Coloma M, White PF, et al. Comparison of the costs and recovery profiles of three anesthetic techniques for ambulatory anorectal surgery. Anesthesiology, 2000, 93：1225-1230.
8. Williams BA, Kentor ML, Vogt MT, et al. Economics of nerve block pain management after anterior cruciate ligament reconstruction：potential hospital cost savings via associated postanaesthesia care unit bypass and same-day discharge. Anesthesiology, 2004, 100：697-706.
9. Liu SS, Strodbeck WM, Richman JM, et al. A comparison of regional versus general anesthesia for ambulatory anesthesia：a meta-analysis of randomized controlled trials. Anesth Analg, 2005, 101：1634-1642.
10. Sites BD, Beach ML, Spence BC, et al. Ultrasound guidance improves the success rate of a perivascular axillary brachial plexus block. Acta Anaesthesiol Scand, 2006, 50：678-684.
11. Guignard B, Bossard AE, Coste C, et al. Acute opioid tolerance：

intraoperative remifentanil increases postoperative pain and morphine requirement. Anesthesiology，2000，93：409-17.

12. BM，Le LT，Meyer RS，et al. Ambulatory continuous femoral nerve blocks decrease time to discharge readiness after tricompartment total knee arthroplasty：a randomized，triple-masked，placebo-controlled study. Anesthesiology，2008，108：703-713.
13. Menigaux C，Fletcher D，Dupont X，et al. The benefits of intraoperative small-dose ketamine on postoperative pain after anterior cruciate ligament repair. Anesth Analg，2000，90：129-35.
14. White PF，Sacan O，Tufanogullari B. Effect of short-term postoperative celecoxib administration on patient outcome after outpatient laparoscopic surgery. Can J Anaesth，2007，54：342-348.
15. Reuben SS，Ekman EF，Charron D. Evaluating the analgesic efficacy of administering celecoxib as a component of multimodal analgesia for outpatient anterior cruciate ligament reconstruction surgery. Anesth Analg，2007，105：222-227.
16. Hang Z，Sugawara T，Miura S，et al. Intrathecal landiolol inhibits nociception and spinal c-Fos expression in the mouse formalin test. Can J Anaesth，2007，54：201-207.
17. Hayashida K，Parker R，Eisenach JC. Oral gabapentin activates spinal cholinergic circuits to reduce hypersensitivity after peripheral nerve injury and interacts synergistically with oral donepezil. Anesthesiology，2007，106：1213-1219.

第 4 章
ICU 患者镇痛

镇痛治疗是 ICU 治疗的重要组成部分，它常与镇静治疗同时进行。

一、ICU 患者疼痛的原因和临床表现

ICU 的病人除了本身病情危重外，其所处的环境会加重应激，常见的引起 ICU 患者疼痛的原因有：

1. 自身严重疾病的影响　病人因为病重而难以自理，各种有创诊治操作和自身伤病均可造成疼痛。

2. 环境因素　病人被约束于床上、灯光长明、昼夜不分、各种噪声（机器声、报警声、呼喊声等）、睡眠剥夺、邻床病人的抢救或去世等。

3. 隐匿性疼痛　气管插管及其他各种插管，长时间卧床也是疼痛的来源。

4. 对未来命运的忧虑　对疾病预后的担心，死亡的恐惧，对家人的思念与担心等可加重疼痛感受。

这一切都使得病人感觉到极度的“无助”和“恐惧”，构成对病人的恶性刺激，增加病人的痛苦，甚至使病人因为这种“无助与恐惧”而躁动挣扎，危及生命安全。所以，ICU 中的镇痛治疗非常重要，已经成为常规治疗的一部分。

ICU 患者由于病种多、病情复杂，疼痛的特点也多变。

（一）疼痛的部位

ICU 中患者的原发病不同，疼痛的部位也有很大差异。

1. 手术部位的伤口疼痛还是最常见的主诉。

2. 对于机械通气的患者，不耐受气管插管的现象也很常见，尤其是年轻患者。

3. 经过长时间手术，平卧位患者清醒后常有腰部不适，侧卧位患者有上肢、肩背部不适等主诉。

4. 血管外科的病人若动脉支配区域血运差也会引起疼痛。

5. 长期卧床若导致压疮，也会成为疼痛的主诉。

6. 各种穿刺部位的疼痛，往往集中在穿刺过程中。

7. 对于有心绞痛等心脏疾患的患者，回到ICU后也会有胸前区闷痛等疼痛的主诉，此时要高度关注心脏的情况。

（二）疼痛的性质

ICU中的疼痛根据疼痛的原因不同、部位的差异，疼痛的性质也是多样的。手术伤口多为牵拉痛、刺痛和烧灼样痛，对于胸腹手术的患者，咳嗽时可能会加重这种疼痛。若伤口化脓，则疼痛会变为持续跳痛。气管插管的不适，为持续的隐痛。有创操作引起的刺痛多为暂时性的。冠心病的心前区闷痛在ICU中也比较常见。

（三）疼痛的强度

ICU患者的疼痛以轻、中度疼痛多见，重度疼痛的患者应立即给予镇痛治疗。对于机械通气的患者，气管插管引起的疼痛刺激和不适感往往很强烈，镇痛治疗会较好地减轻不适。对于痛阈较低的患者，伤口的疼痛会很强烈，若不进行疼痛治疗可能会带来一系列的问题。

二、ICU患者疼痛、镇静评估

这里将介绍ICU中疼痛和镇静的评估方法。

（一）疼痛强度的评估

疼痛评估应包括疼痛的部位、特点、加重及减轻因素和强度，目前较可靠有效的评估指标是病人的自我描述。医生通过各种评分方法来对疼痛程度和治疗反应评估，应该定期进行、完整记录。常用评分方法有：

- 语言评分法（verbal rating scale，VRS）
- 视觉模拟法（visual analogue scale，VAS）
- 数字评分法（numeric rating scale，NRS）
- 面部表情评分法（faces pain scale，FPS）

以上评分中 VAS 和 NRS 评分依赖于病人和医护人员之间的交流能力。ICU 患者的疼痛评估和普通病房的疼痛评估有一定的区别，病人往往处于较深镇静或肌松状态，不能主观表达疼痛的强度。还有就是对于气管插管的病人，因为无法用语言交流，其疼痛的主诉往往很难让医生和护士了解，在此情况下，病人的疼痛相关行为（运动、面部表情和姿势）与生理指标（心率、血压和呼吸频率）的变化也可反映疼痛的程度，需要医护人员主动地观察病人的生命体征变化，病人的动作、表情等信息，来帮助进行疼痛的诊断。比如，当患者意识清楚，不停挪动身体，有表达的欲望，手指指向某处，血压心律的突然上升等，这些都有可能提示患者存在疼痛。这些非特异性的指标同时也容易被曲解或受观察者的主观影响。

（二）镇静评估

镇静程度的评估也和镇痛效果评估一样重要，正确及时的镇静评估将有利于调整镇静药物及其剂量以达到预期目标。目前临床常用的镇静评分系统有 Ramsay 评分、Riker 镇静躁动评分（SAS），以及肌肉活动评分法（MAAS）等主观性镇静评分，还有脑电双频指数（BIS）等客观性镇静评估方法。

1. 镇静和躁动的主观评估

（1）Ramsay 评分：是临床上使用最为广泛的镇静评分标准，分为六级，分别反映三个层次的清醒状态和三个层次的睡眠状态（表 4-1）。Ramsay 评分被认为是可靠的镇静评分标准，但缺乏特征性的指标来区分不同的镇静水平。

表 4-1 Ramsay 评分

分数 状态	描述
1	病人焦虑、躁动不安
2	病人配合，有定向力，安静
3	病人对指令有反应
4	嗜睡，对轻叩眉间或大声听觉刺激反应敏捷
5	嗜睡，对轻叩眉间或大声听觉刺激反应迟钝
6	嗜睡，无任何反应

（2）Riker 镇静-躁动评分（sedation-agitation scale，SAS）：SAS 根据病人七项不同的行为对其意识和躁动程度进行评分（表 4-2）。

表 4-2 Riker 镇静-躁动评分（SAS）

分值	描述	定义
7	危险躁动	拉拽气管内插管，试图拔除各种导管，翻越床栏，攻击医护人员，在床上辗转挣扎
6	非常躁动	需要保护性束缚并反复语言提示劝阻，咬气管插管
5	躁动	焦虑或身体躁动，经言语提示劝阻可安静
4	安静合作	安静，容易唤醒，服从指令
3	镇静	嗜睡，语言刺激或轻轻摇动可唤醒并能服从简单指令，但又迅即入睡
2	非常镇静	对躯体刺激有反应，不能交流及服从指令，有自主运动
1	不能唤醒	对恶性刺激无或仅有轻微反应，不能交流及服从指令

恶性刺激：指吸痰或用力按压眼眶、胸骨或甲床 5 秒钟。

（3）肌肉活动评分法（motor activity assessment scale，MAAS）：自 SAS 演化而来，通过七项指标来描述病人对刺激的行为反应（表 4-3），对危重病人也有很好的可靠性和安全性。

表 4-3 肌肉运动评分法（MAAS）

分值	定义	描　述
6	危险躁动	无外界刺激就有活动，不配合，拉扯气管插管及各种导管，在床上翻来覆去，攻击医务人员，试图翻越床栏，不能按要求安静下来
5	躁动	无外界刺激就有活动，试图坐起或将肢体伸出床沿。不能始终服从指令（如能按要求躺下，但很快又坐起来或将肢体伸出床沿）
4	烦躁但能配合	无外界刺激就有活动，摆弄床单或插管，不能盖好被子，能服从指令
3	安静、配合	无外界刺激就有活动，有目的地整理床单或衣服，能服从指令
2	触摸、叫姓名有反应	可睁眼，抬眉，向刺激方向转头，触摸或大声叫名字时有肢体运动
1	仅对恶性刺激有反应	可睁眼，抬眉，向刺激方向转头，恶性刺激时有肢体运动
0	无反应	恶性刺激时无运动

恶性刺激：指吸痰或用力按压眼眶、胸骨或甲床 5 秒钟。

ICU 病人的镇静强调的是适度，理想的镇静水平应是既能保证病人安静入睡又容易被唤醒。应在镇静治疗开始时就明确所需的镇静水平，定时、系统地进行评估和记录，并随时调整镇静用药以达到并维持所需镇静水平。

2. 镇静的客观评估　客观性评估是镇静评估的重要组成部分。但现有的客观性镇静评估方法的临床可靠性尚有待进一步验证。目前报道的方法有脑电双频指数（bispectral index，BIS）、心率变异系数及食管下段收缩性，还有脑意识专注指数 I 22、脑镇静放松指数 I 35 等。

三、镇痛方法选择原则

在进行 ICU 镇痛镇静治疗之前，应尽量明确引起病人产生疼痛及焦虑、躁动等症状的原因，尽可能采用各种非药物手段

（包括环境、心理、物理疗法等）祛除或减轻一切可能的影响因素，在此基础之上，开始镇痛与镇静治疗。

（一）镇痛与镇静治疗的目的和意义

1. 消除或减轻病人的疼痛及躯体不适感，减少不良刺激及交感神经系统的过度兴奋。

2. 帮助和改善病人睡眠，诱导遗忘，减少或消除病人对其在ICU治疗期间病痛的记忆。

3. 减轻或消除病人焦虑、躁动甚至谵妄，防止病人的无意识行为（挣扎等）干扰治疗，保护病人的生命安全。

4. 降低病人的代谢速率，减少其氧耗、氧需，使得机体组织氧耗的需求变化尽可能适应受到损害的氧输送状态，并减轻各器官的代谢负担。

有少数报道还指出，对非常危重的病人，诱导并较长时间维持一种低代谢的“休眠”状态，可减少各种应激和炎性损伤，减轻器官损害。

镇痛与镇静治疗并不等同，对于同时存在疼痛因素的病人，应首先实施有效的镇痛治疗。镇静治疗则是在先已去除疼痛因素的基础之上帮助病人克服焦虑，诱导睡眠和遗忘的进一步治疗。

（二）ICU中镇痛、镇静治疗的特点

1. 需要镇痛、镇静的时间长，深度要求必须尽可能保留自主呼吸与基本的生理防御反射和感觉运动功能，甚至需要定时唤醒以评估其神智、感觉与运动功能。

2. 由于多器官功能障碍且往往合并多种治疗手段和药物，必须考虑彼此间的相互影响。

3. ICU病人具有镇痛、镇静药物的累积剂量大，药代/药效动力学不稳定，需要经常判断镇痛、镇静程度并随时调整药物种类与剂量等诸多特点。

（三）重点监测的内容

在实施镇痛、镇静治疗过程中应对病人进行严密监测，以达到最好的个体化治疗效果，最小的毒副作用和最佳的效价比。

1. 呼吸功能

（1）镇痛、镇静治疗对呼吸功能的影响：多种镇痛、镇静药物都可产生呼吸抑制。

①阿片类镇痛药引起的呼吸抑制由延髓 μ-2 受体介导产生，通常表现为呼吸频率减慢，潮气量不变。阿片类镇痛药的组胺释放作用可能使敏感病人发生支气管痉挛，故有支气管哮喘病史的病人宜避免应用阿片类镇痛药。

②苯二氮䓬类药物可产生剂量依赖性呼吸抑制作用，通常表现为潮气量降低、呼吸频率增加。低剂量的苯二氮䓬类即可掩盖机体对缺氧所产生的通气反应，低氧血症未得到纠正，特别是未建立人工气道通路的病人需慎用。

③丙泊酚引起的呼吸抑制表现为潮气量降低和呼吸频率增加，负荷剂量可能导致呼吸暂停，通常与速度及剂量直接相关，给予负荷剂量时应缓慢静脉推注，并酌情从小剂量开始，逐渐增加剂量达到治疗目的。

④硬膜外镇痛最严重的副作用是呼吸抑制，通常与阿片类药物有关。一些阿片类药物如吗啡具有亲水性的特点，其在中枢神经系统特别是脑脊液内的滞留时间延长，可能引起药物向头侧扩散，从而导致延迟性呼吸抑制。此并发症难以预测，可导致二氧化碳潴留并造成严重后果，应加强呼吸功能监测。

深度镇静还可导致病人咳嗽和排痰能力减弱，影响呼吸功能恢复和气道分泌物清除，增加肺部感染机会。不适当的长期过度镇静治疗可导致气管插管拔管延迟，ICU 住院时间延长，病人治疗费用增高。

（2）镇痛镇静治疗期间呼吸功能监测

①强调呼吸运动的监测：密切观察病人的呼吸频率、幅度、节律、呼吸周期比和呼吸形式。常规监测脉搏氧饱和度，酌情监测呼气末二氧化碳，定时监测动脉血氧分压和二氧化碳分压，对机械通气病人定期监测自主呼吸潮气量、分钟通气量等。第 0.1 秒口腔闭合压（$P_{0.1}$）反映病人呼吸中枢的兴奋性，必要时亦应

进行监测。

②镇痛、镇静不足时，病人可能出现呼吸浅促、潮气量减少、氧饱和度降低等；镇痛、镇静过深时，病人可能表现为呼吸频率减慢、幅度减小、缺氧和（或）二氧化碳蓄积等。应结合镇痛、镇静状态评估，及时调整治疗方案，避免发生不良事件。无创通气病人尤其应该引起注意。

③加强护理及呼吸治疗，预防肺部并发症。

④ICU 病人长期镇痛、镇静治疗期间，应尽可能实施每日唤醒计划。观察病人神智，在病人清醒期间鼓励其肢体运动与咳痰。在病人接受镇痛镇静治疗的过程中，应加强护理，缩短翻身、拍背的间隔时间，酌情给予背部叩击治疗和肺部理疗，结合体位引流，促进呼吸道分泌物排出，必要时可应用纤维支气管镜协助治疗。

2. 循环功能

（1）镇痛、镇静治疗对循环功能的影响：镇痛、镇静治疗对循环功能的影响主要表现为血压变化。

①阿片类镇痛药：血流动力学不稳定、低血容量或交感神经张力升高的病人使用阿片类药物更易引发低血压。在血容量正常的病人中，阿片类药物介导的低血压是由于交感神经受到抑制，迷走神经介导的心动过缓和组胺释放的综合结果。芬太尼对循环的抑制较吗啡轻，血流动力学不稳定、低血容量的病人宜选择芬太尼镇痛。

②苯二氮䓬类镇静剂（特别是咪达唑仑和地西泮）：在给予负荷剂量时可发生低血压，血流动力学不稳定尤其是低血容量的病人更易出现，因此，负荷剂量给药速度不宜过快。

③丙泊酚：所致的低血压与全身血管阻力降低和轻度心肌抑制有关，老年人表现更显著，注射速度和药物剂量是导致低血压的重要因素。

④α_2 受体激动剂：α_2 受体激动剂具有抗交感神经作用，可导致心动过缓和（或）低血压。

⑤氟哌利多：具有 α-肾上腺素能受体拮抗作用并直接松弛平滑肌，静注后出现与剂量、浓度和给药速度相关的动脉收缩压降低和代偿性心率增快。氟哌啶醇可引起剂量相关的 QT 间期延长，增加室性心律失常的危险，有心脏病史的病人更易出现。

⑥硬膜外镇痛引起的低血压与交感神经阻滞有关，液体复苏治疗或适量的血管活性药可迅速纠正低血压。

（2）镇痛、镇静治疗期间循环功能监测：严密监测血压（有创血压或无创血压）、中心静脉压、心率和心电节律，尤其给予负荷剂量时，应根据病人的血流动力学变化调整给药速度，并适当进行液体复苏治疗，力求维持血流动力学平稳，必要时应给予血管活性药物。接受氟哌啶醇治疗时定期复查标准导联心电图。

镇痛、镇静不足时，病人可表现为血压高、心率快，此时不要盲目给予药物降低血压或减慢心率，应结合临床综合评估，充分镇痛，适当镇静，并酌情采取进一步的治疗措施。切忌未予镇痛、镇静基础治疗即直接应用肌松药物。

3. 神经肌肉功能

（1）镇痛、镇静治疗对神经肌肉功能的影响

①阿片类镇痛药：可以加强镇静药物的作用，干扰对重症病人的病情观察，并在一些病人中引起幻觉、加重烦躁。芬太尼快速静脉注射可引起胸、腹壁肌肉强直。哌替啶大剂量使用时，可导致神经兴奋症状（如欣快、谵妄、震颤、抽搐）。

②苯二氮䓬类镇静剂：可能引起躁动甚至谵妄等反常兴奋反应。

③丁酰苯类药物：易引起锥体外系反应，此种副作用与氟哌啶醇的一种活性代谢产物有关，多见于少年儿童，氟哌啶醇较氟哌利多常见，苯二氮䓬类药物能有效控制锥体外系症状。

④丙泊酚：可减少脑血流，降低颅内压（ICP），降低脑氧代谢率（$CMRO_2$）。氟哌利多亦能使脑血管收缩，脑血流减少，颅内压降低，但不降低脑代谢率。此两种镇静剂对颅内压升高病人有利，对脑缺血病人需加强监测，慎重应用。

长时间镇痛、镇静治疗可影响神经功能的观察和评估，应坚持每日唤醒以评估神经肌肉系统功能。

（2）神经肌肉阻滞治疗对神经肌肉功能的影响：ICU 病人出现骨骼肌无力的原因是多方面的，与神经肌肉阻滞治疗相关的不良反应大概分为两类，一类是神经肌肉阻滞延长，与神经肌肉阻滞剂或其代谢产物的蓄积相关，停药后神经肌肉功能恢复时间可增加 50%～100%。另一类是急性四肢软瘫性肌病综合征（AQMS），表现为急性轻瘫、肌肉坏死致磷酸肌酸激酶升高和肌电图异常三联症。初始是神经功能障碍，数天或数周后发展为肌肉萎缩和坏死。AQMS 与长时间神经肌肉阻滞有关，应强调每日停药观察。其他相关因素中以皮质激素最引人注意，有报道同时接受皮质激素和神经肌肉阻滞治疗的病人 AQMS 发生率高达 30%，因此，对同时接受神经肌肉阻滞和皮质激素治疗的病人，应尽一切努力及早停止使用神经肌肉阻滞剂。

长时间制动、长时间神经肌肉阻滞治疗使病人关节和肌肉活动减少，并增加深静脉血栓（DVT）形成的危险，应给予积极的物理治疗预防深静脉血栓形成并保护关节和肌肉的运动功能。

4. 消化功能

（1）阿片类镇痛药可抑制肠道蠕动导致便秘，并引起恶心、呕吐、肠绞痛及 Oddi 括约肌痉挛。酌情应用刺激性泻药可减少便秘，止吐剂尤其是氟哌利多能有效预防恶心、呕吐。

（2）肝功能损害可减慢苯二氮䓬类药物及其活性代谢产物的清除，肝酶抑制剂也会改变大多数苯二氮䓬类药物代谢，肝功能障碍或使用肝酶抑制剂的病人应及时调节剂量。

（3）胃肠黏膜损伤是非甾体抗炎药最常见的不良反应，可表现为腹胀、消化不良、恶心、呕吐、腹泻和消化道溃疡，严重者可致穿孔或出血。预防措施包括：对有高危因素的病人宜慎用或不用；选择不良反应较小的药物或剂型；预防性使用 H_2 受体拮抗剂和前列腺素 E 制剂。非甾体抗炎药还具有可逆性肝损害作用，特别是对肝功能衰竭或营养不良造成的谷胱甘肽储备枯竭的病人易产生肝毒性。

5. 代谢功能

(1) 大剂量吗啡可兴奋交感神经中枢，促进儿茶酚胺释放，增加肝糖原分解，使血糖升高；应加强血糖监测和调控。

(2) 丙泊酚以脂肪乳剂为载体，长时间或大剂量应用时应监测血甘油三酯水平，并根据丙泊酚用量相应减少营养支持中的脂肪乳剂供给量。

(3) 丙泊酚输注综合征是由于线粒体呼吸链功能衰竭而导致脂肪酸氧化障碍，发生在长时间大剂量应用丙泊酚的病人[>5 mg/（kg·h)]，表现为进展性心力衰竭、心动过速、横纹肌溶解、代谢性酸中毒、高钾血症。唯一有效的治疗措施是立即停药并进行血液净化治疗，同时加强对症支持。

6. 肾脏功能

(1) 吗啡等阿片类镇痛药可引起尿潴留。

(2) 劳拉西泮（氯羟安定）的溶剂丙二醇具有一定的毒性作用，大剂量长时间输注时可能引起急性肾小管坏死、乳酸酸中毒及高渗透性状态。

(3) 非甾体抗炎药可引发肾功能损害，尤其低血容量或低灌注病人、高龄、既往有肾功能障碍的病人用药更应慎重。

7. 凝血功能　非甾体抗炎药可抑制血小板凝聚导致出血时间延长，大剂量可引起低凝血酶原血症，可考虑补充维生素 K 以防治。

8. 免疫功能　研究发现，长期使用阿片样物质或阿片样物质依赖成瘾病人中免疫功能普遍低下，疼痛作为一种应激本身对机体免疫功能有抑制作用。在进行疼痛治疗时，镇痛药物能够缓解疼痛所致的免疫抑制，同时镇痛药物本身可导致免疫抑制，如何调节好疼痛、镇痛药物、免疫三者之间的关系尚需深入研究。

四、常用镇痛、镇静方法

ICU 镇痛治疗包括两方面：即药物治疗和非药物治疗。药物治疗主要包括阿片类镇痛药、非阿片类中枢性镇痛药、非甾体抗炎药及局麻药。非药物治疗主要包括心理治疗、物理治疗。

（一）镇痛药物治疗

1. 阿片类镇痛药　理想的阿片类药物应具有以下优点：起效快，易调控，用量少，较少的代谢产物蓄积及费用低廉。临床中应用的阿片类药物多为相对选择 μ 受体激动药。所有阿片受体激动药的镇痛作用机制相同，但某些方面，如组织胺释放、用药后峰值效应时间、作用持续时间等存在较大的差异，所以在临床工作中，应根据病人特点、药理学特性及副作用考虑选择药物。阿片类药物的副作用主要是引起呼吸抑制、血压下降和胃肠蠕动减弱；在老年人尤其明显。阿片类药诱导的意识抑制可干扰对重症病人的病情观察，在一些病人还可引起幻觉、加重烦躁。

①吗啡：治疗剂量的吗啡对血容量正常病人的心血管系统一般无明显影响，但对低血容量病人则容易发生低血压，在肝、肾功能不全时其活性代谢产物可造成延时镇静及副作用加重。用量用法：对于成人，皮下注射一次 5～15 mg、一日 15～40 mg，极量为一次 20 mg、一日 60 mg；静脉注射 5～10 mg；用作静脉全麻按体重不得超过 1 mg/kg，不够时加用作用时效短的本类镇痛药，以免术后发生苏醒迟延、血压下降和长时间呼吸抑制。

②芬太尼：具有强效镇痛效应，其镇痛效价是吗啡的 100～180 倍，静脉注射后起效快，作用时间短，对循环的抑制较吗啡轻。但重复用药后可导致明显的蓄积和延时效应。快速静脉注射芬太尼可引起胸壁、腹壁肌肉僵硬而影响通气。用量用法：对于成人，肌注 0.05～0.1 mg，必要时可于 1～2 小时后重复给药。

③哌替啶（杜冷丁）：镇痛效价约为吗啡的 1/10，大剂量使用时，可导致神经兴奋症状（如欣快、谵妄、震颤、抽搐），肾功能障碍者发生率高，可能与其代谢产物去甲哌替啶大量蓄积有关。哌替啶禁忌和单胺氧化酶抑制剂合用，两药联合使用，可出现严重副反应。所以在 ICU 不推荐重复使用哌替啶。用量用法：对于成人，皮下注射或肌注一次 25～100 mg、一日 100～

400 mg；极量为一次 150 mg、一日 600 mg，两次给药间隔不宜小于 4 小时。

2. 阿片类镇痛药物的给药方式　阿片类药间断肌内注射是一种传统的术后镇痛方法，但临床上需反复注射给药、病人的退缩心理以及药物起效所需时间长短不一等综合因素使镇痛效果不尽如人意。这种方法从根本上说不可能消除病人的药效和药代动力学的个体差异，尤其在血流动力学不稳定的病人不推荐使用肌内注射。持续静脉用药常比肌内用药量少，对血流动力学影响相对稳定，更符合一些短效镇痛药的药效学和药代动力学的特点，但需根据镇痛效果的评估不断调整用药剂量，以达到满意镇痛的目的。

3. 非阿片类中枢性镇痛药　近年来合成的镇痛药曲马多属于非阿片类中枢性镇痛药。曲马多可与阿片受体结合，但亲和力很弱，对 μ 受体的亲和力相当于吗啡的 1/6000，对 κ 受体和 δ 受体的亲和力则仅为对 μ 受体的 1/25。临床上此药的镇痛强度约为吗啡的 1/10。治疗剂量不抑制呼吸，大剂量则可使呼吸频率减慢，但程度较吗啡轻，可用于老年人。主要用于术后轻度和中度的急性疼痛治疗。曲马多的给药方式很多，可以静脉注射、肌内注射、皮下注射、口服及肛门给药，剂量为一次 50～100 mg，一日 2～3 次，每天的总剂量不应超过 400 mg。

4. 非甾体抗炎药（NSAIDs）　NSAIDs 的作用机制是通过非选择性、竞争性抑制前列腺素合成过程中的关键酶——环氧化酶（COX）达到解热、镇痛消炎效果。代表药物有布洛芬、氟比洛芬酯、帕瑞昔布、对乙酰氨基酚。对乙酰氨基酚具有解热和镇痛作用，但无消炎作用。

对乙酰氨基酚可用于治疗轻度至中度疼痛，它和阿片类联合使用时有协同作用，可减少阿片类药物的用量。该药可用于缓解长期卧床的轻度疼痛和不适。该药对肝功能衰竭或营养不良造成的谷胱甘肽储备枯竭的病人易产生肝毒性，应予以警惕。对于那些有明显饮酒史或营养不良的病人使用对乙酰氨基酚剂量应小于

2 g/d，其他情况小于 4 g/d。对于一般成人，具体剂量为每次口服 0.25～0.5 mg，每日 3～4 次，每日最多不超过 2 g，疗程不超过 10 天。

NSAIDs 用于急性疼痛治疗已有多年历史。虽然有不同的新型 NSAIDs 问世，但其镇痛效果和不良反应并无明显改善。其主要不良反应，包括胃肠道出血、血小板抑制后继发出血和肾功能不全。在低血容量或低灌注病人、老年人和既往有肾功能不全的病人，更易引发肾功能损害。

5. 局麻药物　局麻药物主要用于术后硬膜外镇痛，其优点是药物剂量小、镇痛时间长及镇痛效果好。目前常用药物为布比卡因和罗哌卡因。

布比卡因的镇痛时间比利多卡因长 2～3 倍，比丁卡因长 25％。但其高浓度会导致肌肉无力、麻痹，从而延迟运动恢复。降低布比卡因的浓度可大大降低这些并发症。布比卡因一次应用的安全用量为 2 mg/kg，加肾上腺素后用量可增加到 3 mg/kg，每日总剂量不应超过 8 mg/kg，对于年老体弱者应酌减。浓度：局部浸润麻醉为 0.125％，神经阻滞时 0.25％～0.5％，硬膜外阻滞时 0.25％～0.75％，蛛网膜下腔阻滞时 0.5％～0.75％。

罗哌卡因的心脏和神经系统的安全性比布比卡因高，小剂量时，对痛觉神经纤维具有选择性，对痛觉神经纤维的阻断优于运动神经纤维。

大量资料证实，局麻药加阿片类药物用于硬膜外镇痛，不但降低了局麻药的浓度及剂量，镇痛效果也得到增强，同时镇痛时间延长。但应注意吗啡和芬太尼在脑脊液中的长时间停留可能导致延迟性呼吸抑制。除此之外，临床上还应关注硬膜外镇痛带来的恶心、呕吐、皮肤瘙痒、血压下降及可能发生的神经并发症。合理选择药物、适时调整剂量及加强监测，是降低并发症的保证。

（二）非药物治疗

非药物治疗包括心理治疗、物理治疗等手段。研究证实，疼痛既包括生理因素，又包括心理因素。在疼痛治疗中，应首先尽量设法去除疼痛诱因，并积极采用非药物治疗；非药物治疗能降低病人疼痛的评分及其所需镇痛药的剂量。

（三）镇静治疗

镇静药物的应用可减轻应激反应，辅助治疗病人的紧张焦虑及躁动，提高病人对机械通气、各种 ICU 日常诊疗操作的耐受能力，使病人获得良好睡眠等。保持病人安全和舒适是 ICU 综合治疗的基础。

理想的镇静药应具备以下特点：起效快，剂量-效应可预测；半衰期短，无蓄积；对呼吸循环抑制最小；代谢方式不依赖肝肾功能；抗焦虑与遗忘作用同样可预测；停药后能迅速恢复；价格低廉等。但目前尚无药物能符合以上所有要求。目前 ICU 最常用的镇静药物为苯二氮䓬类和丙泊酚（propofol）。

1. 苯二氮䓬类药物　苯二氮䓬类是较理想的镇静、催眠药物。它通过与中枢神经系统内 GABA 受体的相互作用，产生剂量相关的催眠、抗焦虑和顺行性遗忘作用；其本身无镇痛作用，但与阿片类镇痛药有协同作用，可明显减少阿片类药物的用量。苯二氮䓬类药物的作用存在较大的个体差异。老年病人、肝肾功能受损者药物清除减慢，肝酶抑制剂亦影响药物的代谢。故用药尚需按个体化原则进行调整。苯二氮䓬类药物负荷剂量可引起血压下降，尤其是血流动力学不稳定的病人；反复或长时间使用苯二氮䓬类药物可致药物蓄积或诱导耐药的产生；该类药物有可能引起反常的精神作用。用药过程中应经常评估病人的镇静水平以防镇静延长。

ICU 常用的苯二氮䓬类药为咪达唑仑（midazolam）、劳拉西泮（lorazepam）及地西泮（diazepam）。

①咪达唑仑：是苯二氮䓬类中相对水溶性最强的药物。其作用强度是地西泮的 2～3 倍，其血浆清除率高于地西泮和劳拉西泮，故其起效快，持续时间短，清醒相对较快，适用于治疗急性躁动病人。但注射过快或剂量过大时可引起呼吸抑制、血压下降，低血容量病人尤著，持续缓慢静脉输注可有效减少其副作

用。咪达唑仑长时间用药后会有蓄积和镇静效果的延长，在肾衰病人尤为明显；部分病人还可产生耐受现象。丙泊酚、西咪替丁、红霉素和其他细胞色素 P450 酶抑制剂可明显减慢咪达唑仑的代谢速率。

②劳拉西泮：是 ICU 病人长期镇静治疗的首选药物。由于其起效较慢，半衰期长，故不适于治疗急性躁动。劳拉西泮的优点是对血压、心率和外周阻力无明显影响，对呼吸无抑制作用。缺点是易于在体内蓄积，苏醒慢；其溶剂丙二醇长期大剂量输注可能导致急性肾小管坏死、代谢性酸中毒及高渗透压状态。

③地西泮：具有抗焦虑和抗惊厥作用，作用与剂量相关，依给药途径而异。大剂量可引起一定的呼吸抑制和血压下降。静脉注射可引起注射部位疼痛。地西泮单次给药有起效快、苏醒快的特点，可用于急性躁动病人的治疗。但其代谢产物去甲西泮和奥沙西泮均有类似地西泮的药理活性，且半衰期长。因此反复用药可致蓄积而使镇静作用延长。

苯二氮䓬类药物有其相应的竞争性拮抗剂——氟马西尼(flumazenil)，但应慎重使用，需注意两者的药效学和药动学差异，以免因拮抗后再度镇静而危及生命。

2. 丙泊酚　丙泊酚是一种广泛使用的静脉镇静药物；特点是起效快，作用时间短，撤药后迅速清醒，且镇静深度呈剂量依赖性，镇静深度容易控制。丙泊酚亦可产生遗忘作用和抗惊厥作用。

丙泊酚单次注射时可出现暂时性呼吸抑制和血压下降、心动过缓，对血压的影响与剂量相关，尤见于心脏储备功能差、低血容量的病人。丙泊酚使用时可出现外周静脉注射痛。因此临床多采用持续缓慢静脉输注方式。另外，部分病人长期使用后可能出现诱导耐药。

肝肾功能不全对丙泊酚的药代动力学参数影响不明显。丙泊酚的溶剂为乳化脂肪，提供热卡 0.9 Kcal/ml，长期或大量应用可能导致高甘油三酯血症；2%丙泊酚可降低高甘油三酯血症的发生率，因此更适宜于 ICU 病人应用。老年人丙泊酚用量应减少。因乳化脂肪易被污染，故配制和输注时应注意无菌操作，单次药物输注时间不宜超过 12 小时。

丙泊酚具有减少脑血流、降低颅内压（ICP）、降低脑氧代谢率（$CMRO_2$）的作用。用于颅脑损伤病人的镇静可减轻 ICP 的升高。而且丙泊酚半衰期短，停药后清醒快，利于进行神经系统评估。此外，丙泊酚还有直接扩张支气管平滑肌的作用。

3. 镇静药物的给药方式　镇静药的给药方式应以持续静脉输注为主，首先应给予负荷剂量以尽快达到镇静目标。经肠道（口服、胃管、空肠造瘘管等）、肌内注射则多用于辅助改善病人的睡眠。间断静脉注射一般用于负荷剂量的给予，以及短时间镇静且无需频繁用药的病人。

● 短期（≤3 天）镇静，丙泊酚与咪达唑仑产生的临床镇静效果相似。而丙泊酚停药后清醒快，拔管时间明显早于咪达唑仑；但未能缩短病人在 ICU 的停留时间。劳拉西泮起效慢，清除时间长，易发生过度镇静。因此，ICU 病人短期镇静宜主要选用丙泊酚与咪达唑仑。

● 长期（>3 天）镇静，丙泊酚与咪达唑仑相比，丙泊酚苏醒更快、拔管更早。在诱导期丙泊酚较易出现低血压，而咪达唑仑易发生呼吸抑制，用药期间咪达唑仑可产生更多的遗忘。劳拉西泮长期应用的苏醒时间更有可预测性，且镇静满意率较高。因此劳拉西泮更适合在长期镇静时使用。

表 4-4　常用镇静药物的负荷剂量与维持剂量参考

药物名称	负荷剂量	维持剂量
咪达唑仑	0.03～0.3 mg/kg	0.04～0.2 mg/（kg·h）
劳拉西泮	0.02～0.06 mg/kg	0.01～0.1 mg/（kg·h）
地西泮	0.02～0.1 mg/kg	
丙泊酚	1～3 mg/kg	0.5～4 mg/（kg·h）

为避免药物蓄积和药效延长，可在镇静过程中实施每日唤醒

计划，即每日定时中断镇静药物输注（宜在白天进行），以评估病人的精神与神经功能状态，该方案可减少用药量，减少机械通气时间和 ICU 停留时间。但病人清醒期须严密监测和护理，以防止病人自行拔除气管插管或其他装置。

大剂量使用镇静药治疗超过一周，可产生药物依赖性和戒断症状。苯二氮䓬类药物的戒断症状表现为：躁动、睡眠障碍、肌肉痉挛、肌阵挛、注意力不集中、经常打哈欠、焦虑、震颤、恶心、呕吐、出汗、流涕、声光敏感性增加、感觉异常、谵妄和癫痫发作。因此，为防止戒断症状，停药不应快速中断，而应有计划地逐渐减量。

4. α_2 受体激动剂　α_2 受体激动剂有很强的镇静、抗焦虑作用，且同时具有镇痛作用，可减少阿片类药物的用量，其亦具有抗交感神经作用，可导致心动过缓和（或）低血压。α_2 肾上腺素能受体遍及全身，包括中枢神经系统。效应器包括血管平滑肌、特别是被交感神经支配的组织。突触前 α_2 受体激活可以减少去甲肾上腺素的释放，突触后 α_2 受体激活可以使神经细胞膜超极化。受体被去甲肾上腺素激活后，扮演了反馈环路中抑制剂的角色，起到了减少去甲肾上腺素进一步释放的作用。

右美托咪定（Precedex，Dexmedetomidine）由于其 α_2 受体的高选择性，是目前唯一兼具良好镇静与镇痛作用的药物，同时它没有明显心血管抑制及停药后反跳。其半衰期较短，可单独应用，也可与阿片类或苯二氮䓬类药物合用。目前国内 ICU 中已开始尝试应用该药物，而在部分发达国家的 ICU 中右美托咪定也已作为一线用药。它可以通过静脉持续泵入，对于 ICU 中气管插管机械通气的病人有很好的镇痛镇静效果；对于 ICU 中没有机械通气的病人同样有很好的抗焦虑作用。应用了右美托咪定的病人，其吗啡用量可以明显降低；可以保持呼吸节律与幅度的平稳。其分布半衰期仅有 6 分钟；药代动力学方面，剂量在 0.2～0.7 μg/（kg・h）范围内为线性；蛋白结合率为 94%，基本上都在肝脏代谢，95%从肾脏、4%从粪便进行排泄；消除半衰期约为 2 小时，男女没有差异；肾功能不影响其药代动力学，肝功能不好时应减量。对于有心脏传导阻滞和心室功能不全的病人应该慎用。

（张振宇，冯　艺）

参考文献

1. Curtis N. Sessler. Patient-Focused Sedation and Analgesia in the ICU. Chest，2008，133：552-565.
2. Joseph Mirenda and Gregory Broyles. Propofol as Used for Sedation in the ICU. Chest，1995，108：539-548.
3. 右旋美托咪啶在 ICU 镇静镇痛中的应用. 2008 年第七次华东六省一市麻醉学学术会议暨浙江省麻醉学术年会论文汇编（上册）.
4. ICU 病人镇痛镇静治疗指南. 2006 年版. 中华医学会重症医学分会.
5. 安友仲. ICU 危重病人的镇痛与镇静. 医学新知杂志，2007.

第 5 章 分娩镇痛

第一节　分娩疼痛发生机制及表现

分娩疼痛源于规律宫缩造成的宫颈和子宫下段的持续扩张以及对骨盆和会阴部组织的牵拉和压迫。分娩疼痛在第一产程和第二产程的发生机制及表现形式也不尽相同。第一产程的产痛源于子宫收缩和宫颈扩张，疼痛呈钝性疼痛，定位不明确，属于内脏痛。产痛在潜伏期通常是 T_{10}～T_{11} 支配区域，但是当产程进入活跃期后，则为 T_{10}～L_1 的支配区域。内脏传入神经负责产痛的传导，通过交感神经首先到达子宫和宫颈神经丛，通过下腹部和主动脉丛进入脊髓 T_{10}～L_1 神经根。产痛在第一产程最初表现为下腹痛，随着产程进展，宫颈扩张和宫缩加强，频率加快，产痛呈进行性加重，疼痛范围可扩大至腰骶部、臀部及大腿。第一产程末会阴部疼痛的出现预示着第二产程的来临，此时的疼痛主要是由于阴道和会阴扩张所致，同时胎头对骨盆和会阴的压迫也会加重疼痛。由于会阴部的感觉由阴部神经 S_2～S_4 支配，所以第二产程疼痛涉及 T_{10}～S_4 神经支配区域。第二产程的产痛多为锐性疼痛，定位明确，兼有内脏痛和躯体痛。根据我们的经验及文献报道，分娩疼痛多为中、重度疼痛，而且随产程的进展进行性加重，VAS 评分可达到 6～10 分。一般情况下，初产妇、应用药物催产、有痛经史、胎位异常及急产的产妇疼痛程度更为剧烈。

第二节 常用镇痛方法

有多种技术和方法可用于减轻分娩时的疼痛，包括非药物镇痛、药物镇痛、阴部神经阻滞和区域神经阻滞。

一、非药物镇痛

包括心理准备和情绪支持、身体抚触及按摩、热敷、冷敷、水疗、变换体位、经皮电刺激、针灸及催眠。在分娩过程中，曾经接受过产前教育和相关训练的产妇，由于对分娩过程必然会经历的产痛有了一定了解，表现会更加从容而合作。Lamaze 法是目前最流行的非药物镇痛技术之一，即训练产妇在每次宫缩开始前深呼吸，继而在宫缩间期浅快呼吸。临产妇在产房中要努力将注意力从疼痛转移集中到另一件事情上。非药物镇痛方式的镇痛效果在不同患者中差异很大，尽管如此，良好的心理状态仍是自然分娩中至关重要的因素。

二、全身性药物镇痛

阿片类药物、非甾体类抗炎药、巴比妥类药物、酚噻嗪类药物、苯二氮䓬类药物及氯胺酮均可用于分娩镇痛。氧化亚氮及挥发性卤族麻醉药也可用于分娩镇痛。

1. 阿片类药物　几乎所有的阿片类药物都可以透过胎盘屏障而影响胎儿。阿片类药物对胎儿影响的程度和意义依据不同的药物、剂量、给药到胎儿娩出的时间和胎儿成熟程度而不同。哌替啶是最常用的阿片类药物，可以静脉注射 10～25 mg 或肌内注射 25～50 mg，总量可达到 100 mg。静脉注射后 10～20 分钟，肌内注射后 1～3 小时，对产妇和胎儿的呼吸抑制最为明显。所以，如果胎儿可能在 4 小时内娩出，则不要应用哌替啶。静脉输注芬太尼 25～100 μg/h，3～10 分钟镇痛起效，初始剂量可维持 60 分钟，随着剂量的追加，镇痛持续时间更长，但是对于母体可能存在延迟性呼吸抑制作用。据报道低剂量芬太尼极少或没有新生儿呼吸抑制作用，对 Apgar 评分也没有影响。异丙嗪 25～50 mg 肌内注射可单独使用或与哌替啶合用，可以减少阿片类药物的用量，减少恶心，同时不会增加呼吸抑制的发生。

2. 非甾体类抗炎药　可有效缓解疼痛，但是应用这类药物有抑制子宫收缩，促进胎儿动脉导管闭锁的担忧。

3. 苯二氮䓬类药物　存在潜在的造成持续胎儿抑制的副作用，故在分娩期间不予使用。

4. 氯胺酮　小剂量静脉注射氯胺酮（10～15 mg）具有良好的镇痛作用，但是当剂量大于 1 mg/kg 时，胎儿 Apgar 评分会降低，表现抑制状态。当剂量大于 1 mg/kg 时，可能造成高张性子宫收缩。

三、阴部神经阻滞

产妇未接受其他镇痛治疗或镇痛治疗效果不满意时，可以在第二产程以 1%利多卡因 10 ml 或 2%氯普鲁卡因 10 ml 进行阴部神经阻滞。阴部神经阻滞时，患者取截石位，经阴道在两侧坐骨棘下穿刺，进针 1～1.5 cm 穿过骶棘韧带，仔细回抽无血后，注入局麻药。阴部神经阻滞可能的并发症包括药物误入静脉、腹膜后血肿以及腰大肌后或臀肌下脓肿。

四、区域神经阻滞技术

临床大量研究结果证实椎管内镇痛，包括硬膜外镇痛、蛛网膜下腔阻滞镇痛及联合镇痛是最常用的，也是最为有效的分娩镇痛技术。这些方式在提供完善的镇痛的同时，可以使产妇在分娩中保持清醒和合作。

（一）硬膜外阻滞镇痛

分娩镇痛在第一产程要求阻滞 T_{10}～L_1 感觉神经，在第二产程要求神经阻滞在 T_{10}～S_4 感觉平面。持续腰部硬膜外镇痛是目前最为常用和有效的技术。因为该方法能够解除第一产程的产痛，对随后的阴道分娩也起镇痛作用，必要时还可用于剖宫产的麻醉。

1. 适应证

● 经产科医生评估，可进行自然分娩的产妇，自身有镇痛要求。

2. 禁忌证

（1）绝对禁忌证：

● 产妇拒绝或不能合作

● 对局麻药过敏

● 穿刺部位局部感染

● 败血症或浓度血症

● 严重的凝血功能障碍

● 无法纠正的低血容量

（2）相对禁忌证：

● 轻度凝血功能障碍

● 产妇合并严重的心脏病

● 神经系统疾病

● 胎儿宫内窘迫

3. 镇痛前准备

（1）首先麻醉医生需要了解产妇的既往病史和现病史。相关的病史项目包括：年龄、产次、孕期情况和任何疑难情况。对于需要进行镇痛的患者，应尽早进行麻醉前评估。包括母亲的健康状况、麻醉相关的产科病史、气道评估和腰部脊柱状况的检查。在了解完相关病史后，麻醉医生需告知产妇和家属分娩镇痛对整个分娩过程的影响、可能出现的并发症和意外。解释并回答产妇和家属的疑虑和问题。进行良好的沟通后，签署知情同意书。

（2）在实施椎管内神经阻滞镇痛之前，要做好产妇的生命体征监测（心电图、无创袖带测压、脉搏氧饱和度、呼吸频率）、宫缩和胎心监测。

（3）18＃套管针开放外周静脉适当补液扩容，可以输注乳酸林格液 500～1000 ml。

（4）鼻导管吸氧。增加产妇和胎儿的氧储备。

（5）准备好抢救药物和设备。在任何情况下，只要进行相关的麻醉操作、应用麻醉药物，抢救药物和设备（简易呼吸器、喉镜、气管导管）都必须随手可及。可以在产房内放置抢救车，将需要的药品和设备置于车内。如果条件允许，可在产房内放置备用的麻醉机。

4. 镇痛时机　以往比较保守的观点认为，胎儿无宫内窘迫、产妇宫缩好而且规律，每 3～4 分钟一次，每次宫缩持续 1 分钟左右；宫口开至 3～4 cm，胎头入盆时即可进行硬膜外分娩镇痛。目前认为对于那些已经进入产程、宫缩良好，疼痛明显，有镇痛要求的产妇，即便宫口未开至 3～4 cm，也可以实施硬膜外分娩镇痛。研究同样证实及早实施镇痛，产妇能更好地配合麻醉医生进行操作。但需要注意的是，给予药物后应密切观察产妇宫缩和胎心的变化。

5. 镇痛药物的选择

（1）硬膜外单独应用阿片类药物（见表 5-1）

表 5-1　常用局麻药浓度、剂量与用法

药　物	鞘　内
吗啡	0.25～0.5 mg
哌替啶	10～15 mg
芬太尼	12.5～25 μg
舒芬太尼	3～10 μg

（2）联合应用局麻药与阿片类药物：硬膜外分娩镇痛常联合应用低浓度局麻药与阿片类药物，因为这两类药物有协同作用，联合应用可使两种药物的用量减少，降低了毒副作用的发生。我们目前应用较多的是低浓度长效局麻药，如 0.0625%～0.125% 布比卡因或罗哌卡因。由于罗哌卡因具有感觉、运动分离阻滞的特点，且心脏毒性较低，目前应用更为广泛。阿片类药物可选用

芬太尼 2 μg/ml。

6. 镇痛模式的选择　根据患者对局麻药的反应，可选择持续输注、持续输注复合 PCA 或患者自控镇痛。目前最为常用的镇痛模式为持续输注复合患者自控镇痛。首剂给予 5～10 ml 药物后，以 4～6 ml/h 持续输注，PCA3～5 ml，间隔时间 10～15 分钟。进入第二产程后，可将镇痛模式改为患者自控镇痛，PCA4～6 ml，间隔时间 15 分钟。最新研究结果表明一次给予大容量（>5 ml）低浓度局麻药镇痛效果更为明确。低浓度的布比卡因或罗哌卡因均可提供良好的镇痛效果而无明显的运动神经阻滞。

7. 镇痛中管理的要点　①做好完善的准备工作（吸氧、母婴监测）；②轻柔穿刺；③硬膜外间隙给药前反复回吸，观察有无血液和脑脊液，以免药物误入血管或蛛网膜下腔；④硬膜外间隙给予试验剂量局麻药后，测定并记录感觉阻滞平面。据此决定追加药物的剂量。同时应仔细观察有无局麻药毒性反应和全脊麻现象；⑤给予首剂负荷量后，观察产妇生命体征和宫缩状况的变化，及时与产科医生沟通，调整催产药物的应用，维持宫缩的强度和频度；⑥根据患者对局麻药的反应，及时调整镇痛模式；⑦对于正常分娩的患者，可进食少量清亮液体。对于可能中转剖宫产的患者，则应该禁食。

8. 对母婴可能的影响　硬膜外镇痛技术有效地降低了产痛对产妇的生理和心理的影响。有效的硬膜外镇痛可将产痛的 VAS 评分由 8～10 分降至 2～3 分，从而降低了疼痛带来的紧张、焦虑和应激。由于分娩镇痛阻滞了 T_{10}～L_1 感觉神经，使相应区域血管扩张，可以增加胎盘血供。硬膜外分娩镇痛技术本身不会对胎儿造成不良影响。但是由于胎儿的血供和氧供均依赖于母体。所以应用硬膜外分娩镇痛后母体出现血压下降等生理反应时，应及时纠正，以免对胎儿造成影响。

9. 对产程的影响　尽管有文献报道应用硬膜外分娩镇痛技术对产程进展不会或仅有轻微影响。但是根据我们的经验，在第一产程进行硬膜外分娩镇痛初期，确实可使宫缩强度降低，间隔时间延长，此时需及时通知产科医生或助产士，调整催产素的用量，调节宫缩强度和频度。由于镇痛完善，产妇可以恢复平静的情绪，可使宫颈扩张进展得更加顺利。应用硬膜外镇痛技术不会影响第一产程，但会使第二产程略有延长。并不增加总体剖宫产率。

10. 并发症及其处理

（1）低血压：低血压是硬膜外阻滞镇痛中最常见的并发症，最初是由于交感神经张力低下所致，随后由于下腔静脉受压，体位异常而加剧。应积极纠正产妇的低血压，因为血压过低会引起胎盘血供减少。出现低血压时，嘱产妇左侧卧位、静脉补液、吸氧，必要时可以静脉给予麻黄碱 5～15 mg 或去氧肾上腺素 25～50 μg。

（2）意外的血管内注射：局麻药误入血管内，可能引起局麻药中毒。早期为神经系统毒性反应，患者常诉口唇麻木、口苦、口内金属感、耳鸣，进而出现抽搐和惊厥和心血管虚脱等心脏毒性反应。实施镇痛前，应常规吸氧、开放外周静脉，虽然应用苯二氮䓬类药物可预防局麻药毒性反应，但在分娩镇痛前不推荐作为常规用药。注射局麻药前反复回吸观察有无血液对防止发生局麻药毒性反应是至关重要的。一旦患者出现惊厥发作，保持气道开放和充分氧供十分重要，面罩加压给氧。此时可以考虑静注琥珀酰胆碱并压迫环状软骨进行紧急气管插管。长效局麻药布比卡因误入血管内造成的心血管毒性反应十分严重，可表现为室颤，而且复苏十分困难，胺碘酮在逆转布比卡因室性心动过速方面显示了独特的优势。

（3）意外的鞘内注射：穿刺针穿破硬膜将局麻药注入蛛网膜下腔可导致脊麻。患者在给药后 2～3 分钟即会出现明显的运动阻滞，阻滞平面过广。此时应及时将产妇置于仰卧子宫左倾位，应用麻黄碱 5～15 mg 或去氧肾上腺素 25～50 μg 静脉注射，同时补液扩容。如果感觉阻滞平面超过 T_4，影响患者通气，或者患者出现意识丧失，则应紧急气管插管进行人工通气。如果患者出现心跳呼吸骤停，则需按照心肺复苏处理。由于所用药物浓度较低，试验剂量并不会产生全脊麻。

(4) 硬脊膜穿破后头痛（PDPH）：产妇被意外穿破硬脊膜常会出现头痛，PDPH 是因为颅内压降低代偿性脑血管扩张所致。卧床休息、补液、口服镇痛药、硬膜外腔注射生理盐水对于轻度头痛患者有效。对于中、重度头痛患者，可抽取自体静脉血 15～20 ml，注入硬膜外腔。

第三节　分娩镇痛期间的母婴监测

在实施分娩镇痛期间，对孕妇和胎儿的监测十分重要。这是因为无论采取何种镇痛方式，对产妇的生理状况都会有一定的影响，而产妇生理状态的变化又直接影响胎儿的生理状态。进行完善而有效的监测可以及早发现问题，并做出及时的处理。对于母婴的预后都有着十分重要的意义。

一、产妇监测

对于接受分娩镇痛的产妇，要进行常规生命体征监测，包括无创血压、心电图检测、呼吸频率、脉搏氧饱和度。因为实施椎管内镇痛时，尽管应用的局麻药浓度很低，但还是要注意可能会因为由于相对容量不足造成的低血压。不管是鞘内或其他方式应用阿片类药物，都有可能会造成呼吸抑制，主要表现在呼吸频率降低，需予以关注，并及时处理。特别需要指出的是当实施椎管内镇痛时，若局麻药误入血管或蛛网膜下腔造成局麻药中毒或高位脊髓麻醉，除了上述监测数据会有明显的异常，患者还会有非常明确而清晰的主诉。所以实施镇痛的麻醉医生要时刻关注相关信息并及时测定麻醉平面。除此以外，还需对产妇进行宫缩强度和频率监测，这是因为椎管内镇痛初期给予实验量低浓度局麻药时，会对患者宫缩强度和频率有一定的影响，一般会使宫缩强度下降，宫缩间隔时间延长。具体的影响程度因人而异，存在很大的个体差异。此时进行宫缩监测的意义在于及时调整缩宫素的用量，使宫缩的强度和频率处于适当的范围。

二、胎儿监测

胎儿的各项生理指标直接受母体的影响。接受分娩镇痛的产妇，应常规进行胎心监护，并由有经验的助产士或产科医生进行分析评价，必要的时候进行相应的处理。

第四节 其他镇痛方法

一、氧化亚氮（N_2O）吸入

国内外文献均报道吸入浓度为50%的N_2O可以缓解产痛，可作为不愿意接受椎管内镇痛或存在椎管内阻滞禁忌证产妇的替代分娩镇痛方式。而且该方法对产妇/新生儿均无不良影响。由于吸入N_2O在母体血内的峰值与镇痛效果正相关，所以对于应用该方式镇痛的产妇，助产士或者麻醉医生应告知患者在每次宫缩启动前就应开始吸入，以保证镇痛效果。需要指出的是吸入N_2O对环境还是存在一定影响的。

二、经皮电刺激器（transcutaneous electric nerve stimulation，TENS）

经皮电刺激可用于分娩镇痛，尽管其镇痛机制仍不十分确切。一般情况下，是将刺激电极放置于产妇的腰背部，由产妇自己控制，使刺激器发射不同强度和频率的低压电流减轻产痛。应用TENS对产妇、胎儿没有任何影响。有文献报道单独应用TENS进行分娩镇痛，尽管大多数产妇表示愿意在今后的分娩过程中继续应用TENS，但是实验组与对照组产痛评分仅有细微差

别，国内外文献均推荐可将 TENS 作为硬膜外镇痛的补充手段，在产程全程均可应用。

（刘怡昭，冯　艺）

参考文献

1. Practice guidelines for obstetric anesthesia-an update report by the American Society of Anesthesiologists task force on obstetric anesthesia. Anesthesiology，2007，106：843-863.
2. Bucklin BA，Hawkins JL，Anderson JR，et al. Obstetric anesthesia workforce survey；twenty years update，Anesthesiology，2005，103：645-653.
3. Eltzschig HK，Lieberman ES，Camann WR. Regional anesthesia and analgesia for labor and delivery. N Engl J Med，2003，348：319-332.
4. Halpern SH，Carvalho B. Patient-controlled epidural analgesia for labor. Anesth Analg，2009，Mar，108（3）：921-928.
5. Marucci M，CInnella G，Perchiazzi G，et al. Patient-requested neuraxial analgesia for labor：impact on rates of cesarean and instrumental vaginal delivery. Anesthesiology，2007，May，106（5）：23-26.
6. Rosen MA. Nitrous oxide for rclicf of labor pain：a systemic review. Am J Obstet Gynecol，2002，May，186：S110-126.
7. Dowswell T，Bedwell C，Lavender T，et al. Transcutaneous electrical nerve stimulation for pain relief in labour. Corhrane Database Syst Rev，2009，Apr，15：（2）：cd007214.
8. 岳云，吴新民，罗爱伦译. 摩根临床麻醉学. 北京：人民卫生出版社，2007.

第 6 章 无痛性介入诊疗

随着医学以及相关应用技术（如光学）的发展，大量的手术和检查采用介入的无创方式，减轻了病人的痛苦。而麻醉药物、监测设备和麻醉管理技术的进步，又使这些介入检查治疗能够在门诊实施成为可能，从而大大降低了医疗费用和患者负担。但是，介入检查使患者就诊时间缩短，并不意味就诊流程的缩减和医疗质量的下降，同时随着社会发展，对介入检查的医疗质量提出了更高的要求，多数患者希望无痛苦、无记忆的同时尽可能早些离开医院，这就对麻醉医生的管理提出了较高的要求。要求在安全高效的镇静镇痛或是全身麻醉的同时，患者尽快从麻醉状态中恢复，因此麻醉前的评估、围检查期间的管理常规和技巧非常重要。临床常见的门诊无痛性介入检查和治疗包括无痛胃肠镜、无痛人流、人工生殖无痛取卵、无痛拔牙、无痛气管镜等，本章将对这些主要项目的麻醉管理特点进行分别介绍。

第一节 无痛胃肠镜

随着人口老龄化以及胃肠镜检查在癌症普查中重要性的逐渐增加，内镜检查的数量在近些年来明显增加，而麻醉镇静可以消除患者的紧张和不适，为内镜医生和患者创造舒适的检查条件，提高检查的成功率。近些年来，麻醉镇痛在无痛内镜检查中的应用更是得到了长足的发展。

一、无痛胃肠镜的疼痛特点与风险

（一）检查前焦虑

许多准备实施胃肠镜检查的患者存在相当程度的焦虑和恐慌，来源于对内镜操作不适的恐惧和对消化疾病检查结果的严重程度的担心。其他一些因素，如检查顺序的调整、由于脱水导致的静脉开放困难、陌生的医务人员、被告知或是听说的内镜检查的相关风险和并发症、检查前生命体征监测，都会导致已经相当紧张的患者更为恐慌。

（二）胃肠镜操作不适

清醒患者在接受上消化道内镜检查与操作时，尤其在进镜时会有不同程度的咽部不适、恶心、呕吐、咳嗽。而肠镜检查时由于需要肠腔充气，患者会有疼痛感，在肠镜经过肠腔弯曲段如脾区或肝区段时，由于肠牵拉扩张，疼痛感会加剧，甚至有些患者无法耐受而选择中止检查。

（三）胃肠镜检查的风险

胃肠内镜是一种安全的检查，操作相关并发症发生率约为0.1%（上消化道内镜）或0.2%（结肠镜），如出血、穿孔、感染。诊断性胃镜检查的并发症极少，治疗性胃镜如经皮内镜胃造瘘术（percutaneous endoscopic gastrostomy，PEG）、内镜逆行胰胆管造影（endoscopic retrograde cholangiopancreatography，ERCP）、消化道出血治疗，常伴有较高的并发症发病率和死亡率。英国2004年报告，136 000例上消化道内镜中，上述三种治疗性胃镜的30天死亡率分别为6%、2%和5%，但是很难将其原因区分为内镜相关或是患者本身伴随疾病。PEG通常用于慢性神经系统疾病、卒中相关的吞咽困难、头颈部恶性肿瘤病人长期的营养不良的治疗，患者常伴有严重的心血管并发症、恶性肿瘤、营养不良，由于吞咽困难或机械性梗阻，以及需要仰卧位下检查，误吸的风险较高。消化道出血治疗常急诊实施，饱胃患者存在误吸的风险。食管扩张术穿孔率为2%，死亡率为1%。吞咽困难患者，尤其是伴有失弛缓者，食管内会有一定程度的食物或分泌物残留，存在误吸的风险。

内镜检查期间，由于应激反应激活，皮质激素和儿茶酚胺水平升高，会出现心动过速和收缩压升高。心肺并发症约占所有报告并发症的 50%，主要包括心律失常、误吸、过度镇静、通气不足、迷走刺激和气道梗阻，一项回顾性研究发现心肺并发症发生率 5.4/1000，并发症包括从短暂低氧血症到严重心肺并发症以及死亡。近一半的内镜检查会导致低氧的发生，胃镜检查期间低氧血症的风险高于肠镜，主要原因在于胃镜检查需要较深的镇静深度、胃镜对呼吸道的占据以及胃镜期间喉痉挛的风险较高。临床意义上的低氧血症并不常见，即使出现通常较为短暂。低氧血症的预测因素包括基础氧饱和度低于 95%、预先存在的肺疾病、短期内多次内镜检查、急诊内镜、患者 ASA 分级Ⅲ级或Ⅳ级。操作相关的低氧饱和度因素包括术者无经验、检查时间长、内镜停留于咽喉部，上述情境中实施镇静会导致低氧血症加重。有学者统计，内镜检查期间心律失常的发生率在 4%～72%，最常见的是窦性心动过速、窦性心动过缓和室上性心律失常，严重的室性心律失常极为少见。心律失常的生理机制包括低氧血症、肠扩张和牵拉对迷走神经的刺激、胃镜刺激导致的交感释放。ST 段改变见于 4%～42%的患者，常见于心动过速的患者。

心血管并发症的风险与患者的身体状况和所实施内镜检查类型相关。老年患者，以及患有心血管、肺、肾、肝、代谢和神经系统疾病、恶性肥胖的患者属高危，这些患者可能需要加强监测。已经使用镇静剂或抗焦虑药物、阿片的患者，过度镇静的危险可能增加。检查相关的危险因素包括急诊内镜和治疗性内镜，如止血、息肉切除、激光治疗、支架置入或内镜逆行胰胆管造影(ERCP)。围检查期间对患者作适当的监测，可使发生并发症的风险最小化，并有助于发现早期异常征象。

二、无痛胃肠镜的检查前评估与指导

所有患者应该在检查前30天内进行麻醉前评估，确认患者能否承受内镜检查及麻醉镇静，签署知情同意书，进行指导，并在检查当天进行简单的再评估以及时发现新出现的问题。如果预计实施清醒镇静，需要告知患者可能仍会存在不适感。

（一）检查前麻醉风险评估及体检

1. 评估的内容包括患者的既往病史，如严重的心肺疾病、癫痫或严重的神经系统疾病、喘鸣史、打鼾或睡眠呼吸暂停史、既往内镜或麻醉镇静不良反应史、精神疾病史、过敏史，当前疾病与用药情况，饮酒或药瘾情况，是否怀孕，体重，实验室检查结果。

2. 根据ASA标准对患者合并的器官系统疾病状况进行分级，需要记录重要器官系统的异常，尤其是心血管系统和呼吸系统。

3. 心肺体检，记录心率、血压、吸空气下氧饱和度，听诊是否有喘鸣音、哮鸣音、心脏杂音、心律失常。严重心血管疾病的患者可能无法耐受检查期间心率、血压和氧饱和度的波动。

4. 对患者进行气道评估，并进行Mallampati评分。检查是否存在口咽、面部或颈部解剖结构异常，如面部畸形、悬雍垂不可视、短颈、弓形腭、小下颌、下颌突出、口小等。

5. 睡眠呼吸暂停综合征常常未被诊断，虽然多数患者体形呈典型肥胖，但确实存在一些体形正常的患者。患者有打鼾病史，有时陪同者会证实存在睡眠期间窒息事件的发生，其他征象包括白天嗜睡，或是整夜睡眠后感觉未获得休息，患者夜间会出现周期性苏醒，感到呼吸困难或心动加速。

6. 除困难气道之外，鼾症患者还可能存在高血压以及慢性低氧血症导致的红细胞增多症。

7. 除气道高危因素外，其他呼吸系统高危因素包括ASA分级Ⅲ级或以上，体质指数大于30～35，严重的乳胶过敏。由于很难完全杜绝乳胶环境，严重的乳胶过敏患者可能会发生喉痉挛。药物滥用、酗酒或是慢性疼痛综合征的患者可能需要较大剂量的麻醉药。

（二）当日再评估

在检查前还要再次确认患者的禁食状态，生命体征，精神状态，肠道准备情况，义齿、眼镜、助听器佩戴情况。最新的 ASA 指南推荐麻醉镇静前禁清淡饮食 6 小时，禁清饮（不包括乳品和含渣饮料）2 小时。

（三）出院指导

在给予镇静药前应该告知患者，可能会有较长时间的认知能力受限。需要书面形式的出院指导，告知患者检查当天不要开车、操作重型或可能有危险的机械、签署法律文件，需要有负责的成人陪同患者离开医院。需要向患者介绍可能的不良反应的体征和症状，如何应对，包括 24 小时咨询电话。

（四）特殊患者的评估和处理

1. 心肌梗死后患者　内镜检查会增加心肌应激，并导致短暂心律失常。通常建议急性心肌梗死后择期检查，推迟 10～12 周，病情稳定患者可以安全实施。

2. 妊娠　妊娠尽量避免实施内镜检查。检查内镜期间的镇静用药、下腔静脉压迫、体位导致的子宫血流减少，都会导致胎儿缺氧。另外，妊娠末期患者容易发生误吸。理论上，也存在药物透过胎盘的危险，尤其是妊娠早期最易发生胎儿畸形。在妊娠全期，镇静药物均可能影响胎盘血流，并影响平滑肌收缩。

三、无痛胃肠镜检查室环境

1. 空间　胃肠镜检查室需要有足够的便于医务人员行动的空间，同时方便检查床周围有足够设备的安置。检查床两侧应该有足够的空间，以便于实施心肺复苏。检查床应该足够宽，并有护栏，以免镇静麻醉后的患者跌落，有的检查床装有束缚带可以一定程度保证患者安全。

2. 电力　需要拥有常规电力以及备用电力供应，电力接头应该固定，以避免乱接电线造成隐患。

3. 供氧　室内需要提供中心供氧系统或是瓶装氧气。

4. 吸引装置　同时提供中心吸引装置或吸引泵，同时具备两个吸引接口以便同时进行口腔吸引和内镜吸引。

5. 监护仪安置　监护仪安置于麻醉医生的视线之内，并不与其他人员活动路线相交叉。

6. 灯光　如果内镜检查需要室内黑暗的环境，则需要有暗灯照射在患者的头部和胸部，以观察患者的循环、呼吸状态。

7. 等候区　等候区应该安静，与检查室之间相隔音，避免加重等候患者的紧张情绪。可以播放舒缓的背景音乐，安排家属陪同等候，都有助于患者的放松。

8. 恢复室　由于镇静麻醉作用会持续至检查后的恢复期，恢复室内需要同样的电力、供氧和吸引以及监护设备。

9. 医疗设施配备　操作室内需要备有不同规格的套管针、注射器、输液连接管、固定胶带、皮肤消毒剂。抽好药物的输液器需要标好药物名称、浓度和剂量。尽量使用合适剂量的药物，禁止交叉使用，避免感染。监护设施包括脉搏氧饱和度监测、无创自动血压测量设备、心电图，以及并不做常规推荐的呼气末二氧化碳监测和脑电监测。检查室内必须有成套的抢救设备和药物，包括麻醉机，参与内镜检查镇静麻醉的麻醉医生必须能够熟练使用这些设备和药物。内镜检查期间，基本的设备和药物包括气道支持设备和拮抗药，需要置于麻醉医生手边，二线的设备需要放置在室内方便取用的地方。气道支持设备包括口咽通气道、鼻咽通气道、面罩、呼吸球囊、吸引器泵、吸引管、喉镜柄、喉镜片、鼻导管、气管导管、接头、喉罩。急诊用药包括阿托品、麻黄碱、胺碘酮、苯海拉明、肾上腺素、氢化可的松、利多卡因、碳酸氢钠、纳洛酮、氟马西尼，并应定期检查药物是否过期。必须拥有除颤仪。

10. 人员配备　镇静麻醉需要至少一名具有相当工作经验的

麻醉医生实施，该人员需要熟悉麻醉镇静药物的药理特点，熟练判断镇静麻醉深度和辨别呼吸、循环抑制状况，能够熟练实施复苏。对于风险较高患者最好有一名辅助人员（麻醉医生或护士）协助。恢复室内同样需要一名熟悉麻醉深度判断和复苏的麻醉医生或护士。

四、无痛胃肠镜的镇静镇痛与麻醉

良好的镇静、镇痛是胃肠镜检查不可分割的一部分，成功的镇静、镇痛可以消除患者的紧张和不适，营造轻松的工作环境，保证内镜检查的成功。

（一）镇静分级

镇静的四个阶段为：轻度镇静（抗焦虑）、中度镇静（清醒镇静）、深度镇静、全麻，为一个连贯的意识逐渐消失的过程。虽然有些患者进行普通内镜检查并不需要镇静，然而多数的内镜检查需要在中度的镇静和镇痛下实施，也即清醒镇静，在这种镇静水平下，患者可以对语言或触觉刺激（如喊叫或摇动患者）作出相应的反应，并保持通气和心血管功能。通常使用苯二氮䓬类药物或联合阿片类镇痛药。深度镇静情况下，患者对痛觉刺激存在相应反应，但可能需要气道支持。全麻水平下，患者不可唤醒，对疼痛刺激无反应，常需要气道支持，心血管功能常受到抑制。

麻醉医生根据患者状况和内镜操作提前计划需要达到的镇静水平，能够判断镇静的不同深度，并可以对失去反应、气道保护、自主呼吸和循环功能的患者进行复苏。不同的患者接受同样的操作可能需要不同的镇静水平，患者的意识水平在一次内镜操作期间可能在不同镇静水平之间变化。通常，诊断性和简单的治疗性上消化道内镜和结肠镜可以在中度镇静（清醒镇静）下实施。对于时间较长或是较为复杂的操作包括 ERCP 和内镜超声可能需要较深的镇静水平。另外，对于无法或预计无法耐受普通镇静药物的患者，如麻醉药和苯二氮䓬类药物长期使用者、酒精成瘾、药物成瘾和神经精神疾病患者，需要实施深度镇静或全麻。

（二）无痛胃肠镜目标

改变患者的意识状态、情绪和焦虑水平，遗忘不愉快的感觉，提高痛阈，保持呼吸道通畅，气道保护反射存在，血流动力学稳定。同时避免患者激动、无法唤醒的睡眠、低氧血症、窒息、心律失常、高血压和低血压等意外的出现。

（三）无痛胃肠镜的监测

无痛内镜实施期间需要持续对患者的意识状态、血流动力学状态和呼吸状态进行评估。当前推荐的标准监测包括医生观察、心率、血压和氧饱和度的自动监测，某些情况下需要监测心律，较新的监测技术包括呼气末二氧化碳、脑电双频指数（BIS）和听觉诱发电位。

1. 医生观察　需要持续观察患者的生理参数改变以及是否出现特殊不适。即使先进的电子设备也不能代替良好训练和高度警觉的医务人员。观察细微的指征包括苍白、出汗、喘鸣或意识混乱，患者感觉疼痛的早期可能表现为面部扭曲、呻吟或是咬紧牙齿。需要在检查期间持续记录患者的各项体征数据、给药情况、意识状况。

2. 脉搏氧饱和度监测　无创持续脉搏氧饱和度监测有助于早期发现低氧血症，但其对通气状态的瞬时改变不够敏感，患者体内的氧储备会使脉搏氧饱和度的下降延迟数分钟。而且对于通气不足导致的二氧化碳蓄积也无法发现，另外高铁血红蛋白血症、一氧化碳血红蛋白和其他血红蛋白结构的改变、指甲油、贫血、末梢血管收缩或低灌注、体动都会影响其准确性。但其有助于麻醉医生早期干预处理低氧并发症，仍然是内镜镇静麻醉的常规监测，监测期间打开声音和报警。

3. 心率、血压和心电图　血流动力学数据提供了患者焦虑状态、脱水状态、麻醉深度等有用信息。无创血压通常设定 3～5 分钟的测量间隔时间，并应打开报警。心电图不作为常规监测，ASA 推荐用于患有心血管疾病或是心律失常的患者。

4. 通气监测　二氧化碳监测可以直接评估实时通气，方法有呼气末监测和经皮监测。可以容易识别窒息、过度通气、通气不足等状况，并不受患者体动和低灌注的影响，对于通气不足的敏感性高于动脉氧饱和度和医生观察。目前并不作为常规监测，推荐用于 ASAⅢ级或Ⅳ级、丙泊酚镇静、全麻、操作时间较长或是操作影响呼吸观察的患者。

5. 意识监测　包括 BIS 监测与听觉诱发电位。BIS 监测可以无创地评估患者的意识状态，对照研究发现有助于改善镇静质量、恢复时间、患者舒适度，并减少麻醉药的使用量。BIS 值与清醒/镇静评分（Observer's Assessment of Alert/Sedation Scale，OAA/SS）评分相关性良好，有助于防止过度镇静，但当前并未作为常规的标准监测手段。

需要在每次给予镇静药物之前快速评估患者的 MOAA/S（Modified Observer's Assessment of Alert/Sedation Scale）状态，2、3、4 级认为处于中度镇静状态。改良清醒镇静评分（MOAA/S）分级标准见表 6-1。

表 6-1　MOAA/S 分级标准

反应能力	评　分
激动	6
对正常语音呼唤姓名有反应	5
对正常语音呼唤姓名反应迟钝	4
仅对大声或反复呼唤姓名有反应	3
仅对轻刺或摇晃有反应	2
对轻刺或摇晃无反应	1
对强刺激无反应	0

（四）无痛胃肠镜用药

1. 苯二氮䓬类药物　苯二氮䓬类药物有镇静、抗焦虑和顺行性遗忘作用，小剂量使用时，呼吸和循环抑制作用轻微。

● 地西泮是临床上使用最早的苯二氮䓬类药物，临床作用半衰期较长，从年轻人的15小时至老年人的100小时。可以口服或静脉给药，剂量小于0.2 mg/kg时呼吸抑制作用弱。然而，联合使用阿片类药物会导致明显的呼吸抑制。

● 咪达唑仑为水溶性、超短半衰期苯二氮䓬类药物，起效快（1～3分钟），峰效应快（3～5分钟），作用时间短（20～60分钟），遗忘效果好。咪达唑仑可以被快速羟化代谢，代谢产物与葡萄糖醛酸结合后，清除半衰期1小时。然而，持续输注咪达唑仑，代谢物会发生蓄积。成人常用剂量2～4 mg。剂量小于0.15 mg/kg时，呼吸抑制少见。联合阿片类药物，呼吸抑制作用增强。苯二氮䓬类药物的剂量需要对每个病人针对性地使用，根据患者的年龄、其他伴随疾病、联合使用其他药物、内镜操作的复杂水平等情况来决定其剂量。推荐咪达唑仑逐渐给药达到合适的镇静水平，清醒镇静的初始剂量为0.5～2 mg缓慢静注，并每2～3分钟追加剂量直至合适的效果。老年人代谢时间延长，达到合适镇静深度所需剂量较低。肝硬化门脉高压患者对镇静药物更为敏感，易出现恢复时间延长或肝性脑病。如果同时给予麻醉药或其他中枢神经系统抑制药物，咪达唑仑剂量应该减少30%。

过量的症状包括呼吸抑制、低血压、昏迷、木僵、意识混乱和窒息。治疗措施为支持性的：氟马西尼可以选择性阻断苯二氮䓬类药物与受体结合，逆转中枢抑制作用。对于呼吸抑制的逆转作用有限。因此，对于使用阿片和苯二氮䓬类药物后出现呼吸抑制的患者，需要在给予氟马西尼前给予纳洛酮。长时间使用苯二氮䓬类药物后，给予氟马西尼可能出现急性的戒断症状，包括惊厥。氟马西尼起始剂量为0.2 mg，可重复给药至3 mg，临床作用时间约1小时，通常短于所拮抗的药物，所以需要给药后监测患者至少两小时以防止复睡。

2. 阿片类药物　阿片类药物常用于结肠镜和ERCP，通常联合苯二氮䓬类药物使用。芬太尼和哌替啶是最常使用的药物。与哌替啶相比，芬太尼起效快、清除时间短、恶心的发生率低。较大剂量使用可能导致明显的呼吸抑制，有些药物会导致组胺释放、骨骼肌僵直、胆管痉挛、恶心、呕吐、便秘。阿片类药物的呼吸抑制作用可被纳洛酮拮抗。

● 芬太尼属强效合成阿片。通常 1～2 μg/kg，常规内镜的总剂量通常为 50～200 μg。起效时间 1～3 分钟，峰效应时间 5～15 分钟，持续作用时间 30～45 分钟。由于芬太尼属于脂溶性，可快速再分布，故属于短效药物。类似于其他阿片类药物，可以导致窒息、恶心、呕吐，即使小剂量也可能发生骨骼肌僵直。

● 哌替啶由于安全性较差，作用时间较长（可达 2～4 小时），通常不用于内镜镇静。

● 瑞芬太尼为新型超短效阿片激动剂，起效迅速，静注 1 分钟即可达血脑平衡，作用持续时间短、清除快，苏醒迅速无蓄积。

● 舒芬太尼镇痛作用是芬太尼的 5～13 倍，镇痛作用时间是芬太尼的 2～6 倍，其抑制呼吸的时间短于镇痛时间，分布容积小，清除半衰期短，清除率高，持续时间和苏醒时间短于芬太尼。

● 纳洛酮为阿片类药物的拮抗药，可以逆转镇痛和呼吸抑制作用。每 2～3 分钟给予 1～2 μg/kg，直至临床效果满意。作用时间 1 小时。同样需要给药后监测至少 2 小时，以防止再镇静现象。由于拮抗镇痛作用，可能会导致高血压、心律失常、肺水肿、恶心、呕吐，以及可能诱发阿片成瘾患者急性戒断症状。老年人和心脏病患者需小心使用，避免心血管并发症。

最近较新的超短效阿片类药物瑞芬太尼在内镜检查中的使用逐渐增加，但合适剂量仍处于研究中，需要小心其呼吸抑制作用。

3. 丙泊酚　内镜检查期间丙泊酚的使用逐渐广泛，包括 ERCP 和结肠镜。丙泊酚属于超短效麻醉药，快速通过血脑屏障，导致患者失去意识，可能与增强脑内 γ-氨基丁酸活性相关。通常从注射到镇静起效时间为 30～60 秒，血浆半衰期为 1.3～

4.13 分钟，即使对于肝硬化或肾功能异常的患者其药代动力学也差别很小，老年人清除稍慢。丙泊酚可以增强麻醉性镇痛药和镇静药的效果，合用的苯二氮䓬类药物、巴比妥类药物和氟哌利多需要减量。丙泊酚无镇痛作用或是效果很微弱，并且治疗窗很窄，维持中度镇静较为困难，常导致患者进入深度镇静或是全麻状态。注射痛是最常见的局部并发症，发生率可达 5%。最严重的并发症是呼吸抑制，可能需要呼吸支持。大豆或鸡蛋过敏患者禁用，怀孕妇女不应使用，哺乳妇女建议用药后停止哺乳 24 小时。

4. 氯胺酮　氯胺酮兼有镇痛和镇静的作用。氯胺酮镇静导致皮质和边缘系统功能性分离，选择性抑制皮质和丘脑，兴奋部分边缘系统，影响感觉整合，阻断痛性刺激和记忆。静脉应用氯胺酮初始剂量 0.5 mg/kg，1 分钟内起效，持续时间 10～15 分钟，通常不会抑制呼吸和心血管反射。氯胺酮主要应用于儿科内镜镇静。氯胺酮通过兴奋交感神经系统剂量依赖地导致心率、血压和心输出量的增加，避免应用于缺血性心脏病、严重脑血管病或严重高血压的患者。不良反应包括漂浮感、噩梦、幻觉、谵妄等，联合使用咪达唑仑可以降低发生率。

5. 辅助用药

● 苯海拉明：组胺 H_1 受体拮抗剂苯海拉明具有抗胆碱和镇静作用，可以作为内镜镇静的辅助用药，通常静脉给予 25～50 mg，给药后迅速分布全身，包括中枢神经系统。苯海拉明具有适度的呼吸兴奋作用，可以对抗阿片导致的通气不足。副作用包括低血压、眩晕、复视、口干、上消化道不适、尿潴留和喘鸣。

● 异丙嗪：吩噻嗪类药物异丙嗪，具有抗组胺、镇静、止吐和抗胆碱作用，也可以用作内镜镇静的辅助用药。异丙嗪阻断脑内的多巴胺受体，并具有强 α-肾上腺素受体抑制作用，还是竞争性的组胺 H_1 受体拮抗剂。静脉给药后 5 分钟内起效，作用时间 4～6 小时，血浆半衰期为 9～16 小时。通常剂量为 12.5～25 mg，缓慢静注（不超过每分钟 25 mg）可使低血压的危险降低。总量 25～100 mg 用于镇静药或是苯二氮䓬类药物的辅助用药，可使镇静药物的用量减少。副作用包括低血压、呼吸抑制、抗精神病药恶性综合征、锥体外系反应。

● 氟哌利多：氟哌利多作用于中枢突触后膜的 γ-氨基丁酸受体，是强效的止吐和中枢神经系统抑制药，可以作为镇静困难患者如酒精或药物滥用患者的镇静辅助用药。通常剂量为静脉 1.25～2.5 mg，每次追加 1.25 mg，最大剂量 5 mg。起效时间 3～10 分钟，持续时间 2～4 小时。肝、肾疾病患者减量。主要不良反应为低血压、QT 间期延长、锥体外系反应。禁忌用于 QT 间期延长的患者（男性超过 440 ms，女性 450 ms），避免用于 QT 间期延长风险增加的患者（充血性心力衰竭病史、心动过缓、使用利尿剂、心肌肥厚、低钾血症、低镁血症、65 岁以上老年人）。一般不推荐使用，仅用于预计不能耐受标准镇静的病人和预计较长时间的操作，并需内镜检查期间和恢复期间持续监测心电图。

（五）无痛胃肠镜用药方案

内镜镇静最常用的药物搭配是苯二氮䓬类药物和阿片类镇痛药，推荐使用可达到预期效果的最小剂量。其中最常用的是咪达唑仑联合芬太尼。特异拮抗药纳洛酮和氟马西尼应该常规备于内镜室，以治疗镇静过度的患者。

推荐内镜镇静用药：

1. 清醒镇静　70 岁以下患者，首次剂量芬太尼 50 μg，咪达唑仑 0.5 mg 静注；70 岁以上患者，首次剂量芬太尼 25～50 μg，咪达唑仑 0.5 mg 静注。首次剂量后，可追加咪达唑仑每次 0.5 mg 静注，间隔时间 2～3 分钟，直至合适的镇静水平；如患者镇痛不足，追加芬太尼每次 25 μg，间隔时间 2～3 分钟。也可联合应用麻醉辅助用药，注意用量及副作用。当前对于咪达唑仑镇静效果不良的患者，多采用给予丙泊酚加深镇静，麻醉辅助用药逐渐减少，也较少单纯使用大剂量的咪达唑仑。

2. 深度镇静或全麻　深度镇静多采用丙泊酚联合小剂量的阿片类药物，使用苯二氮䓬类药物联合阿片类药物也可以达到深度镇静，但所需要剂量较大，发生并发症的风险较高。清醒镇静期间追加丙泊酚加深镇静，常导致深度镇静或全麻。对于需要实施深度镇静或全麻的患者，可直接使用小剂量芬太尼（25～75 μg）和丙泊酚诱导，也可在给予咪达唑仑和芬太尼首次镇静剂量后即使用丙泊酚，每 30～60 秒给予丙泊酚 10～15 mg 静注，直至合适的镇静水平。如患者镇痛不足，追加芬太尼每次 25 μg，间隔时间 2～3 分钟。有研究使用依托咪酯替代对循环影响较大的丙泊酚来实施全麻，也可达到较好的效果。

目前对胃镜检查麻醉诱导期间单次给予瑞芬太尼或是在肠镜检查期间持续泵入小量瑞芬太尼以替代芬太尼的使用方面的研究较多，但其合适剂量需进一步研究，需要谨慎注意其呼吸抑制作用。使用舒芬太尼作为镇痛用药也有不少研究，需要大样本的研究探讨合适的剂量。

喉麻常用于抑制上消化道内镜导致的咽反射，常用局麻药包括苯佐卡因、丁卡因和利多卡因，通常采用喷雾或是漱口的方式，效果可达 1 小时。尽管广泛使用，但是否有益处还有争议，对于轻度或是无镇静的患者，表面麻醉可能有些益处。对于中度以上镇静，喉麻无意义，反而可增加误吸的风险，且检查结束后残留的口咽部麻木会造成很大不适。

（六）无痛胃肠镜麻醉镇静管理

1. 循环系统　结肠镜检查前需要强效的排泄药，常导致患者脱水，以及诱导后的低血压，尤其是对于老年人。实施急诊内镜检查的患者常伴有消化道出血，即使出血已经停止，胃内也可能存留大量的血液，实施镇静后保护性反应的减弱会导致误吸的风险。患者也可能处于休克状态，镇静后低血压的情况可能加重。推荐在这种情况下放置较粗的静脉置管，紧急情况下可以快速给予大量补液。这种状况下，实施全麻可能是较好的选择。对于麻醉药过量导致的心血管抑制作用，可能需要适当的支持措施如液体复苏甚至使用血管加压素，常用麻黄碱每次 6～10 mg 静注。

2. 呼吸

（1）低氧常见于内镜检查期间，常规吸氧的益处虽然尚待明确，但吸氧确实可以纠正内镜检查期间的低氧，并消除心动过速导致的心肌缺血，对于高危患者或老年人可能有益。

(2) 颏舌肌、腭张肌、舌肌松弛导致舌、软腭和会厌后坠，仰卧位时会阻塞呼吸道。发生呼吸抑制后，必须进行呼吸道支持或是使用拮抗药物。呼吸道的部分梗阻表现为吸气性喘鸣，全气道梗阻由于没有气体进出，表现为呼吸音消失、辅助呼吸肌呼吸、胸骨回缩。

(3) 处理呼吸道梗阻的方法之一是头后仰提下颌动作。将手放在患者前额并向后用力，使头后仰，患者张口后，检查口内是否有导致阻塞的内容物，如果有阻塞物，及时吸出或清除。如果尚未解除梗阻，将另一只手放于患者下颌下，并前提。注意抬下颌的手不能压迫颌下软组织，否则会进一步加重梗阻。更有效的做法是，双手抬下颌，将双手分别放置于下颌骨的两支，并前提，可有效打开呼吸道。

(4) 面罩通气可提供纯氧吸入，但可能需要中止上消化道内镜操作。而且在某些情况下，面罩通气可能存在困难，如肥胖、胡须多、没有牙齿、睡眠呼吸暂停综合征、面部皮肤烧伤、表皮溶解性大疱、下颌肥大、老年人、舌体肥大、寰枕关节活动受限、咽喉病变、扁桃体肥大或脓肿、舌部甲状腺、面部畸形等。

(5) 喉罩可以被深度镇静的患者很好耐受，且放置方便，可以在保证有效通气的同时解放医生的双手。然而，不能防止胃内容物的误吸，也可能发生放置位置不当而导致呼吸道部分梗阻。

(6) 严重呼吸抑制且短时间不能纠正，需要紧急气管插管控制呼吸。

3. 镇静作用的拮抗　苯二氮䓬类药物拮抗剂氟马西尼的使用可以明显缩短患者的恢复时间，然而，对于检查结束时完全清醒的患者，拮抗剂的使用对于恢复时间没有明显影响。拮抗药物应该用于意外镇静过度的患者或是出现镇静后心肺不良反应的患者，而且不能作为标准复苏措施的替代措施。由于拮抗药物的半衰期短于镇静药物，患者给予拮抗药物后需要持续观察直至镇静药物的作用完全消除。

4. 记录 记录是无痛内镜检查的重要部分，包括检查前评估记录、知情同意书、检查期间监测记录、恢复期间监测记录、离院记录。需要记录用药的时间、名称、剂量和用药途径，输液的类型和用量，每5分钟的血流动力学参数、氧饱和度、呼吸次数、镇静水平、疼痛程度。结果保留5年以上。

（七）特殊病人用药

1. 老年人 老年人所需镇静药物明显减少，而且镇静过度的发生也明显增加。肝硬化患者肝代谢、解毒、排泄药物的能力下降，药物的清除半衰期增加，发生镇静、镇痛并发症的风险增加，药物应减量，重复给药的间隔时间应加长。

2. 肝硬化患者 肝硬化患者对于咪达唑仑的清除时间延长，给药后镇静时间可达6小时。对于肝性脑病患者，阿片类药物的使用需要谨慎。对于肝肺综合征、肝硬化胸水、腹水、肝性脑病患者，阿片类药物的呼吸抑制作用可能加剧，推荐使用健康患者的半量，并小心分次给药。对于严重肾损害的患者，哌替啶的使用需要谨慎，因为代谢物的蓄积会导致惊厥的发生。大剂量的芬太尼会导致胸壁僵直，呼吸困难。

3. 癫痫病患者 对于有癫痫病史的患者，麻醉药会降低惊厥的阈值，需要减量。咪达唑仑的抗癫痫和抗焦虑作用对于癫痫患者具有优势，患者需要常规吸氧。小心追加镇静药物，避免应用氟马西尼拮抗，后者可能会诱发癫痫发作。

五、无痛胃肠镜的恢复与离院

内镜操作结束后仍需对患者进行持续的监测并每15分钟记录血压、心率、氧饱和度、意识状态，应该注意到患者在检查结束、刺激因素消失后可能进入更深的镇静状态。使用拮抗药物氟马西尼或纳洛酮可以加快患者离院，但存在复睡的风险，ASA推荐使用拮抗药物之后继续观察2小时。离院前需要对患者的各项体征进行确认并记录，包括生命体征、氧饱和度、意识状态、活动能力和 Aldrete 评分，同时向患者和家属交代注意事项，如当天不能驾车、操作重型机械、饮酒、作重大决定等，患者离院需要有负责任的成人陪同。BIS 监测结果如确认患者已经完全从麻醉镇静中恢复，可作为离院标准，通常使用 Aldrete 评分表来判断患者是否可以离院，见表 6-2。

表 6-2 Aldrete 麻醉后恢复评分表

	评 分
呼吸	
能够深呼吸和咳嗽	2
呼吸困难/浅呼吸	1
窒息	0
氧饱和度	
吸空气>95%	2
吸空气 90%～95%	1
吸氧<90%	0
意识	
完全清醒	2
可唤醒	1
无反应	0
循环	
血压为基础值的±20 mmHg	2
血压为基础值的±20～50 mmHg	1
血压为基础值的±50 mmHg	0
活动	
可以活动四肢	2
可以活动两个肢体	1
无法活动	0
评分≥9 分可以离院	

六、无痛胃肠镜进展

当前常规清醒镇静包括联合使用镇痛药物如芬太尼或哌替啶和抗焦虑药物如咪达唑仑或地西泮，而这些药物可能会导致恶心、欠佳的清除率、较长的半衰期和恢复时间延长，并且导致患者不适、恢复延迟、心肺并发症甚至有些患者无法在检查结束两小时内恢复正常的行为能力。理想的麻醉镇静方案应该具有以下特点：起效和恢复快，具有镇痛和抗焦虑效果，方便调节至目标镇静水平，镇静麻醉时间与检查时间相当，快速恢复运动和认知，极高的安全性。

（一）新的镇静药物

氧化亚氮起效和清除快速，安全性高。但具有高血压、心律失常、恶心、呕吐、头痛等副作用，应用于内镜镇静还需要进一步研究。

右旋美托咪啶是 α_2 受体激动剂，具有镇静和镇痛作用，同时对呼吸没有明显影响。它激活脑干蓝斑的 α_2 受体，抑制神经元活性，产生镇静、催眠、抗焦虑作用；作用于脊髓受体产生镇痛作用。药理作用可以被 α_2 受体拮抗剂阿替美唑拮抗。镇静用量为 1 μg/kg，维持输注 0.2 μg/（kg・h）。起效时间短于 5 分钟，峰效应时间 15 分钟内出现。右旋美托咪啶具有双向心血管效应，初始刺激外周 α_2 受体表现为短暂的血压升高，继之 5～10 分钟内，由于抑制中枢交感释放出现最多 10％～20％的血压下降。其他副作用包括心动过缓、恶心、房颤和低氧。

（二）新的给药方式

1. 患者自控镇痛镇静（patient-controlled analgesia/sedation，PCA/S） 患者自控镇静镇痛使用计算机化的泵，设定背景剂量、单次给药间隔和剂量，由患者手中的按钮控制单次剂量的输注。这种给药方式可以减少药物用量，缩短镇静麻醉后的恢复时间，但是需要患者自身有自控的意愿以及操作设备的能力。

2. 靶控输注系统（target-controlled infusion，TCI） TCI

通过计算机控制达到预设的血浆或效应部位药物浓度。然而如果不考虑患者的反馈以及患者对药物反应的不同程度，则无法实现准确的个体化镇静。整合肌松监测或听觉诱发电位的反馈的改良靶控输注系统，可以使镇静麻醉水平的控制更为准确。

3. 计算机辅助个体化镇静（computer-assisted personalized sedation，CAPS） CAPS 是一种新型的镇静方式，通过计算机整合持续的生理监测和丙泊酚输注，实现镇静水平的准确控制。反馈参数包括脉搏氧饱和度、二氧化碳监测、心电图、血压以及患者对听觉和触觉刺激的反应。当出现过度镇静的临床（对听觉和触觉无反应）或生理（低氧饱和度、低通气）征象时，系统降低输注速度或停止输注。当患者的反应或生理参数恢复正常，系统恢复输注，但会以重新计算的较低的速率输注。

第二节　无痛人流

随着无痛技术辅助人工流产术的发展，不仅解除了人流患者的紧张情绪和疼痛，而且避免了患者体动导致的穿孔、出血等并发症的发生，降低了人流综合征的发生率，极大地提高了人流术的医疗质量。

一、人流手术的疼痛特点和手术风险

子宫颈主要由副交感神经支配，而子宫体主要由交感神经支配。人工流产术时患者的疼痛主要由两阶段构成：

第一阶段：扩张宫颈。表现为下腹痛、腰背痛、骶部胀痛以及相应脊神经支配皮区的牵涉痛。

第二阶段：清宫。主要由机械刺激导致，表现为内脏痛，呈痉挛性疼痛。

手术对宫颈和宫体的牵引和刺激导致患者不同程度的不适，严重者可导致迷走神经兴奋，出现心动过缓、血压下降、面色苍白、大汗、头晕、胸闷等，甚至出现晕厥和抽搐，即为人流综

合征。

人流术的风险主要为出血、穿孔、人流综合征等。

二、无痛人流术的术前评估

无痛人流的术前评估、签字、禁食禁饮要求与无痛胃肠镜类似，可参考本章第一节。

三、无痛人流术的麻醉设施

对开展无痛人流的医院和科室，如果应用全麻药物，应备有必要监护设备，必须有氧气、吸引器、人工呼吸机、急救药品等抢救设备在侧，以备处理麻醉意外。条件允许还应设立恢复室，供受术者手术、麻醉后恢复。

四、无痛人流术的镇静麻醉方法

目前无痛人流多采用麻醉药与镇痛药联合使用的静脉全麻方案，早期使用的椎管内麻醉、宫颈表面麻醉、吸入麻醉等多已不再使用。

静脉全麻多使用丙泊酚与芬太尼联合，也可使用阿芬太尼、瑞芬太尼、舒芬太尼或曲马多替代芬太尼与丙泊酚联合。术中如扩张宫颈出现心动过缓，及时给予阿托品处理。术毕静脉给予氟比洛芬酯 50～100 mg 可有效缓解宫缩痛。

麻醉期间监测同无痛胃肠镜，需要监测无创血压、心率、氧饱和度和呼吸情况，并记录。常规吸氧，并小心呼吸道梗阻，如出现应及时解除。

术后恢复、离院标准、离院后指导同无痛胃肠镜。

五、对产科医生的要求

应用全身麻醉后，受术者全身放松，无疼痛肢体反应，如果子宫穿孔和损伤，不易立即发现，因此对手术操作者提出更高要求，需要手术操作者经验丰富、操作轻柔。

人流术的安全性与术者的操作熟练程度、医院设施是否完备、受术者怀孕时间长短以及妇女本身的体质有关。

第三节 无痛采卵

经阴道取卵是辅助生殖过程中患者感觉最疼痛的一部分，疼痛主要由穿刺针穿过阴道壁以及对卵巢的机械刺激导致。经阴道穿刺取卵一般不需麻醉，多数患者尚能忍受。但对卵泡数量较多，手术时间较长，因卵巢位置改变而需经子宫体、膀胱穿刺的患者，疼痛则较为明显，常因此影响手术的正常进行。

无痛取卵的目标是提供安全有效的镇痛，创造良好的手术条件，患者恢复迅速，对生殖影响小。麻醉方法有全麻、椎管内麻醉、清醒镇静、局部麻醉等。局部麻醉联合静脉镇静被认为对辅助生殖影响最小，但是局麻只能对阴道黏膜进行麻醉，而无法消除卵巢穿刺的疼痛。而吸入麻醉可能会对胚胎造成影响。由于在取卵过程中需要患者不动，对于卵泡数量较多，手术时间较长，因卵巢位置改变而需经子宫体、膀胱穿刺的患者，多采用丙泊酚联合镇痛药全麻。

取卵患者多数较为年轻、健康。最主要的并发症是轻度阴道出血，发生率约为 2.8%，多不超过 100 ml。其他并发症包括盆腔感染（0.2%）、输尿管损伤（0.1%）。可能导致疼痛增加的因素包括体质指数、手术时间、卵泡数量、穿刺针粗细等。

无痛取卵术前评估、麻醉准备、术中监测、术后恢复、术后指导与无痛胃肠镜类似，可参考。麻醉用药种类尽量简单，推荐丙泊酚联合芬太尼（或舒芬太尼、瑞芬太尼），逐渐给药直至合适的麻醉镇静深度。深度镇静或全麻期间常规吸氧、心电和血压监护，术毕给予适量非甾体抗炎药，如氟比洛芬酯或帕瑞昔布，可明显减轻由于子宫受刺激产生的痉挛性疼痛，增加舒适感。

第四节 无痛拔牙

牙科治疗对于很多患者来说是恐怖的事件，研究发现超过半数的患者由于恐惧导致治疗的不规律，而且这种焦虑会严重影响患者的生活质量，导致睡眠紊乱、影响工作和人际关系，超过56%的患者希望处于睡眠状态。同样，焦虑的牙科患者对医生的治疗操作也会造成一定的影响。当前多数患者可以仅凭局麻即完成拔牙手术，然而对于儿童、严重紧张的患者、咽反射亢进的患者以及可能诱发或加重并存疾病的患者，需要实施镇静。无痛的技术和药物包括吸入氧化亚氮镇静，口服苯二氮䓬类药物镇静，静脉咪达唑仑镇静或联合镇痛药。较新的镇静技术包括联合用药、七氟醚吸入镇静、经黏膜镇静用药、静脉丙泊酚用药。

镇静通常采取联合用药的方式，主要有两方面原因：第一，镇静药物的联合使用，不仅能提高镇静的成功率，同时还能减少患者呼吸抑制和低氧血症等并发症的发生。通常采用在苯二氮䓬类药物镇静的同时，联合使用氧化亚氮/氧气。第二，镇静药物与局麻药物的联合使用，局麻药的镇痛作用能使镇静在有疼痛的操作中发挥最佳的效果，通常仅使用镇静药物无法保证治疗的顺利完成。应用局麻药物需要注意避免超过最大安全剂量，大剂量的局麻药本身即可产生中枢神经系统抑制作用，特别是在联合使用镇静药的情况下。

对于在镇静、镇痛下实施无痛拔牙手术的患者，麻醉前评估、术前准备、签字、术中监测、术后恢复、离院标准类似于无痛胃肠镜检查，可以参考本章第一节。需要特殊注意的是，术前评估要尤其注意口腔解剖异常，术中注意口腔内血液和分泌物的吸引避免误吸。最危险的并发症是低氧血症并导致继发的气道梗阻或呼吸抑制，处理不当会导致死亡。牙科设备会阻塞呼吸道，口内操作会导致舌体肿胀，出血、分泌物、异物均会导致误吸和低氧。

本节仅对无痛拔牙的特殊镇静方案作出介绍。

一、氧化亚氮/氧气镇静

氧化亚氮（N_2O）无色无味，吸入 50%以下浓度的氧化亚氮可产生镇静、抗焦虑、止痛作用，其间患者呼吸和心血管功能不受影响，保护性反射存在。氧化亚氮吸入有轻度血管舒张作用，对于轻、中度心血管病人有益，不在体内代谢并通过呼气呼出，对于肝、肾疾病患者有益。儿童无痛拔牙多采用吸入氧化亚氮镇静。对于明显产生疼痛的操作如拔牙术，单纯依靠氧化亚氮/氧气吸入不足以产生可靠的镇痛作用，反而影响其镇静效果，常需要加用局部麻醉或镇静催眠药物。

氧化亚氮/氧气作用起效很快，30～60 秒起效，达最大效应时间约 5 分钟，停止吸入后迅速失效，复苏快速、完全。通常吸入浓度为 30%～50%，最大不超过 70%，需根据患者的合作程度调节氧化亚氮浓度，以获得最佳镇静效果。

不良反应少见，且多见于 1 岁以下患儿，轻度不良反应包括恶心、呕吐、兴奋、欣快、出汗、头晕、睡意等，发生率小于 5%，一旦撤销氧化亚氮，上述不良反应均可在数分钟内消除。复苏阶段容易出现弥散性缺氧，需要在停止氧化亚氮吸入后吸入纯氧 3～5 分钟。

扁桃体肿大、鼻塞等上呼吸道感染患儿避免使用氧化亚氮，对于闭合空腔疾病患者如中耳炎、肠梗阻、气胸不宜使用氧化亚氮。年龄小于 3 岁或是智力障碍患者可能配合较差，不便使用氧化亚氮镇静。多个区需要拔牙或者深部埋藏牙拔除的患者手术时间较长，也最好使用其他方式镇静镇痛。

氧化亚氮吸入镇静应使用专用的设备，同时具备废气吸收装置，气瓶需要安全放置，需要有废气清除及环境检测装置。通常不需要氧饱和度监测，仅临床观察即可。仅接受氧化亚氮镇静的患者通常不需要护送。

二、苯二氮䓬类药物镇静

主要指咪达唑仑。

静脉镇静可以单独使用镇静药物咪达唑仑 0.025～0.05 mg/kg，或是与口服镇静药物、吸入镇静等方法联合使用。对于不便采用吸入或是静脉镇静或是效果较差时，可以使用口服或是经鼻使用苯二氮䓬类药物。

儿童使用口服咪达唑仑镇静 0.2～0.5 mg/kg 效果通常好于单独吸入氧化亚氮镇静，尤其适用于恐惧打针的儿童，由于味道酸苦，可以让患儿选择少量果汁兑服。小儿口服咪达唑仑后会出现反常反应，表现为激动和不合作。咪达唑仑滴鼻 0.2～0.3 mg/kg。经口或经鼻用药方法看似简单，但依然要小心并发症发生的可能。由于无法调定个体化的剂量，固定用量常会导致镇静不足或是过度镇静，需要静脉镇静同样标准的术中和术后监测。

三、全麻

包括七氟醚吸入或静脉丙泊酚。七氟醚吸入对小儿常常有效，诱导和苏醒快速无残留，对呼吸和循环影响小，是较新的全麻方法。有研究使用静脉丙泊酚靶控或患者自控等输注方法，但由于丙泊酚对呼吸、循环抑制作用较为明显，需要注意出现并发症的风险。

四、其他方法

其他如氯胺酮肌注、水合氯醛口服等方法由于患者尤其是小儿配合较差，使用逐渐减少。

第五节　无痛气管镜

气管镜广泛应用于诊断和治疗，患者会感觉紧张、疼痛和呼吸困难。研究发现，多数患者紧张的原因是对癌症诊断的担心以及害怕检查期间出现呼吸困难和窒息，而疼痛主要由气管镜通过鼻腔和声门导致，另外气管镜对气管黏膜刺激引发的呛咳反应不但会增加患者不适，同时也可造成检查和操作的困难。多数医生直接将局麻药喷于鼻咽、声门和气管内。镇静镇痛可以减轻焦虑和应激，改善患者舒适度和合作度，产生遗忘作用，方便气管镜检查操作。由于在某些情况下，需要反复实施气管镜检查，所以良好的镇静有助于帮助患者心理上接受多次检查。无痛气管镜检查的患者评估和准备、麻醉人员和设施配置、监测、检查后恢复同无痛胃肠镜检查，可参考本章第一节。

一、气管镜检查风险

气管镜检查通常持续 30～40 分钟，气管黏膜上神经分布密集，检查中呛咳反应明显，会导致心率和血压升高以及低氧饱和度事件的发生。对于镇静患者，当通气不足又会导致低氧血症和二氧化碳蓄积，氧供需失衡出现心律失常、心肌缺血，尤其对于冠心病、高血压或是伴有肺疾病的患者，有时不得不中止检查，辅助通气治疗。检查期间推荐常规吸氧。应用可通气检查面罩可有效保证检查中氧供。

二、气管镜检查常用药物

药物通常包括局麻药（常用利多卡因）、抗胆碱药（减少分泌）、可待因或吗啡（止咳）、苯二氮䓬类药物（抗焦虑和遗忘）、阿片类（止痛）。联合使用 α_2 受体激动剂，如可乐定或右美托咪啶，可以辅助镇静，减弱气管镜导致的血流动力学反应，减少其他镇静药物的需要。

1. 局部麻醉　多直接将局麻药用于呼吸道黏膜，常用有 2%～10%的利多卡因、1%丁卡因、4%可卡因。利多卡因最为常用，作用时间短，使用安全。当应用于上呼吸道黏膜时血浆利多卡因峰值浓度低于静脉注射同等剂量 25%～50%。然而，应用于下呼吸道黏膜会导致较高的血浆浓度。最大剂量不超过

7 mg/kg，剂量再大会导致中枢神经系统和心脏毒性。利多卡因可以喷射于舌、咽和喉，并可经气管镜直视下喷于会厌表面。可在检查前进行局麻药喷雾，喉上神经阻滞和环甲膜穿刺气管内麻醉有效但已很少应用。1%丁卡因和 4%可卡因由于可能的毒性作用也较少使用。

2. 抗胆碱药　曾经推荐检查前常规使用抗胆碱药，以减少分泌物，并预防心动过缓和支气管痉挛。但研究发现，与对照组相比并无特殊益处，而且可能带来相应的并发症，故目前不作为常规推荐。

3. 可待因　可待因具有镇咳作用，检查前 60 分钟口服或肌注 20～120 mg 可以减少辅助局麻药的使用和低氧饱和度事件的发生。

4. 咪达唑仑　剂量 0.05～0.075 mg/kg，总量 2.5～10 mg。

5. 阿片类　常联合镇静药物使用。支气管镜检查通常时间短于 30 分钟，通常选择短效药物如芬太尼（50～100 μg，1 μg/kg）、阿芬太尼（250～1000 μg，10 μg/kg）或瑞芬太尼。吗啡有较强的镇咳作用，但作用时间较长，比较适合预计检查时间较长的患者，因有组胺释放作用，不适用于哮喘患者。

6. 可乐定　检查前口服中枢 α_2-受体激动剂可乐定 150 μg 可以减轻支气管镜检查的血流动力学反应，尤其对于冠心病患者。

三、推荐方案

检查前采用雾化或喷雾利多卡因方法对气道局麻，镇静方案使用静注咪达唑仑（每次 1～2 mg）、吗啡（0.02～0.1 mg/kg）或芬太尼（1 μg/kg），冠心病患者检查前 90 分钟口服可乐定 150 μg。复杂检查如长时间激光治疗、经气道超声（E-BUS）或是支架放置，可能需要丙泊酚全麻［50 μg/（kg・min）泵入或 10～30 mg/单次］，需要注意呼吸抑制。

（赵　磊，冯　艺）

参考文献

1. Daniel J. Pambianco. Future directions in endoscopic sedation. Gastrointest Endoscopy Clin N Am，2008，(18)：789-799.
2. James aisenberg. Endoscopic sedation：equipment and personnel. Gastrointest Endoscopy Clin N Am，2008，(18)：641-649.
3. Mark H. Delegge. The Difficult-to-Sedate Patient in the Endoscopy Suite. Gastrointest Endoscopy Clin N Am，2008，(18)：679-693.
4. Laurence M. Hausman，David L. Reich. Providing Safe Sedation/Analgesia：An Anesthesiologist's Perspective. Gastrointest Endoscopy Clin N Am，2008，(18)：707-716.
5. Shobha Malviya，Norah N. Naughton，Kevin K. Tremper. Sedation and Analgesia for Diagnostic and Therapeutic Procedures. Humana Press，2003.
6. Watts，James. Safe sedation for all practitioners. Radcliffe Publishing，2008.
7. J. Patrick Waring，Todd H. Baron，William K. Hirota，et al. Guidelines for conscious sedation and monitoring during gastrointestinal endoscopy. Gastrointestinal Endoscopy，2003，58 (3)：317-322.
8. I. Matot，M. R. Kramer. Sedation in outpatient bronchoscopy. Respiratory Medicine，2000，94：1145-1153.
9. Necmiye Hadimioglu，Tulin Aydogdu Titiz，Levent Dosemec，et al. Comparison of various sedation regimens for transvaginal oocyte retrieval. Fertility and Sterility，2002，78 (3)：648-649.
10. Leitch，Jasona，Macpherson. Current state of sedation/analgesia care in dentistry. Current opinion in anaesthesiology，2007，

20（4）：384-387.
11. 李雪，冯艺，杨拔贤等. 消化内镜检查中患者心血管反应评估. 中国医师杂志，2006，5：710-711.
12. 李雪，冯艺，杨拔贤. 消化内镜检查中患者焦虑和疼痛评估. 中国疼痛医学杂志，2006，2：56.

下　篇

第 7 章 软组织损伤后疼痛

第一节 颈部软组织劳损

颈部软组织劳损是指颈部肌肉、筋膜、韧带等软组织损伤性病变，在临床上较为多见。

一、发病原因和病理生理

急性颈部软组织劳损大多因为在工作或日常生活中，头颈突然扭闪，肌肉无准备地强烈收缩或牵拉，致颈肌纤维或韧带等组织发生撕裂；也可以是在乘坐高速行驶的汽车中突然急刹车而使颈椎迅速前后摆动所致；有些患者睡眠姿势不良，在晨起时发生(亦称“落枕”)。大多数患者颈部肌肉软弱，较多受累的肌肉为斜方肌、提肩胛肌及胸锁乳突肌或颈部筋膜和韧带组织等。在肌肉的起点、止点或肌腹部分纤维被撕裂，受伤组织肿胀出血，刺激神经末梢，产生局部疼痛，引起颈肌痉挛，后者又通过脊神经传导引起头部、背部甚至同侧上肢的放射痛。少数严重患者亦可以有神经根的刺激症状。

慢性颈部软组织劳损多发于低头位工作的人，如打字员、精密仪表装配工等。是由于颈部肌肉过度疲劳，造成少量肌肉纤维的撕裂，发展到一定程度后引起症状。也可能是由于肌肉无力，使重力直接落到筋膜或韧带上而造成筋膜、韧带的牵伸撕裂所致。也可以起源于急性颈部软组织损伤所造成的局部软组织纤维化及瘢痕形成，使组织失去弹性，更易发生进一步的损伤。目前发现，慢性颈痛常与颈椎间盘变性有关，有人用盐水注入颈椎间盘中，可以诱发颈、背及肩部的疼痛，但无神经根放射痛，其解释是由于纤维环及后纵韧带受刺激所致。所以，长期低头位工作，头经常处于前屈的姿势，使颈椎间盘前方受压，髓核后移，刺激纤维环及后纵韧带而产生症状。不少病人有急性颈部损伤病史。在急性症状消退后，仍经常有反复发作的颈部酸痛和不适。疼痛向背、肩甚至上肢放射。在颈根部斜方肌及风池穴处有压痛点，但常较广泛，软组织无明显肿胀。颈部活动受限，有时可伴有头痛，甚至视物模糊等症状。

二、临床特点

颈部扭伤大多为单侧性，男性略多于女性。主要症状为颈部疼痛及活动受限，严重者疼痛如刀割或撕裂样。疼痛以颈部为主，但可以模糊地放射至头、背以及上肢。任何活动均可以加重疼痛，以致转头时两肩亦随之转动。在急性期于受损肌肉有明显压痛，范围广泛，常有多个压痛点。慢性期发现斜方肌等处有压痛点，局部软组织轻微肿胀，患者的头常偏于一侧故又称“外伤性斜颈”。

三、辅助检查

神经系统检查无异常发现。X线检查常阴性，少数病人的侧位X线片可见颈椎生理性前凸减小、变直，椎间隙变窄，骨质增生等退变。

四、诊断

根据突然起病的病史，程度不太严重的外伤史以及局部的体征，急性期症状消退后，仍常有反复发作的颈部酸痛不适等特点，诊断不难。必要时应作X线检查除外$C_{1\sim2}$半脱位、颈椎结核等。

五、治疗

颈部急性软组织损伤的病程不长，一般经数天休息即可自愈。但不少病人的症状严重，必须给予治疗，如局部制动，卧床休息，用颈托固定，膏药外敷，压痛点的糖皮质激素阻滞、理疗、针灸及推拿等。在推拿时应用轻手法，不宜进行强烈快速的旋转手法，以免加重损伤或造成颈椎脱位。可以服用非甾体类抗炎止痛药，例如：布洛芬缓释胶囊 0.3 g，每日 2 次；双氯芬酸钠 25 mg 或 50 mg，每日 3 次；塞来昔布 0.2 g，每日 1 次；尼美舒利 0.1 g，每日 3 次。疼痛严重者，还可以辅助使用中枢性镇痛药，盐酸曲马多 0.1 g，每日 2 次。或加用少量的肌肉松弛剂，乙哌立松钠 50 mg，每日 3 次。

慢性颈部软组织损伤的治疗原则在于纠正不良的工作姿势，加强项背肌肌力锻炼。对长期低头位工作的人，应告诫他们要定时适当改变颈部姿势，作颈椎体操以维持颈部活动度、增加颈肌肌力，避免肌纤维撕裂，减少对筋膜及韧带的应力。对已有症状的病人，主要的治疗方法同急性颈部软组织损伤，但往往疗效不太满意，疗程较长。也可以采用理疗、针灸、小针刀等治疗手段。

六、预防保健

避免颈部外伤，不使用过高的枕头，采用正确的睡眠姿势，注意避免长期低头工作。

第二节　急性腰扭伤

一、发病原因和病理生理

急性腰扭伤是腰部软组织突然遭受扭闪、过多牵拉或承受超负荷活动等外力所致的损伤，俗称“闪腰”。多见于青壮年、运动员、体力劳动者，男性多于女性。腰部急性扭伤可累及肌肉、韧带、筋膜、小关节突、椎间盘等。急性期未及时有效治疗的，易转变为慢性，治疗较困难。

急性腰扭伤多为突然遭受间接外力所致，如搬运重物用力过度或体位不正而引起腰部筋膜、肌肉的损伤，急性扭伤多发生在腰骶、骶髂关节、椎间关节等部位。腰椎的稳定主要是靠韧带、肌肉、关节突等支持，在椎弓之间由棘上韧带、棘间韧带和黄韧带构成纤维连接，在椎体前后有前纵韧带和后纵韧带。腰骶关节是脊柱的枢纽，骶髂关节是躯干与下肢连接的桥梁，身体的重力和外来冲击力多集中在这两个部位，故受伤较多。当脊柱屈曲时，两旁的伸脊肌（尤其是骶棘肌）收缩，以抵抗体重和维持躯干的位置，如负重过大，易使肌纤维撕裂，当脊柱完全屈曲时，主要靠棘上、棘间、后纵、髂腰等韧带来维持躯干的位置，易造成韧带损伤。急性腰扭伤，轻者可致骶棘肌和腰背筋膜不同程度的撕裂，较重的可致棘上、棘间韧带撕裂。椎间小关节突过度牵拉或扭转，可致骨节错缝或滑膜嵌顿。急性腰扭伤可因治疗不当而转变为慢性劳损，慢性劳损可稍受外力损伤而急性发作，二者可以互相转化。

二、临床特点

强迫体位，严重者多卧床不起，一般的腰扭伤虽可起床下地，但呈现向患侧屈曲的被迫体位。疼痛是最突出的症状，为持续性，活动时加重，休息时不能缓解。咳嗽、大声说话和腹部用力时疼痛加剧。在棘突两旁骶棘肌处、腰椎横突或骶嵴后部等部位有压痛。活动受限，以向健侧的侧弯、旋转及前屈为甚。肌肉痉挛，受损的肌肉由于疼痛和其他病理因素而引起反射性痉挛，用手触之一般均呈明显的索条状。

三、诊断

1. 病史　外伤史，绝大多数患者有抬重物、弯腰、转身、失足、滑跌等扭伤史。

2. 体征

（1）腰部剧痛活动不便，坐、卧、翻身困难，咳嗽、深呼吸剧痛，用手扶撑腰行走。

（2）局部肌肉痉挛，有固定、明显压痛。

（3）用局部麻醉药行局部阻滞可使疼痛明显减轻或消失。

（4）脊柱生理曲线改变，腰脊柱多向患侧倾斜，是由于疼痛引起肌肉保护性痉挛所致。

（5）检查时直腿抬高试验阴性或弱阳性，加强试验阴性。

（6）辅助检查：X 线检查可发现腰生理前凸消失或有保护性侧凸，棘上、棘间韧带断裂者，棘突间距可增大。

四、治疗

（一）非药物治疗

急性期应卧床休息，不仅有利于解除腰肌痉挛，减少活动和减轻疼痛，而且有利于促进损伤组织的修复和愈合。手法治疗时患者俯卧，医生用两手从背部至腰骶部的两侧，正中自上而下，轻揉按摩，再拿捏痛侧肾俞、环跳穴周围，最后扳动大腿，摇晃拉伸数次。

（二）药物治疗

1. 压痛点明显者可用 1%利多卡因（或加用适量的糖皮质激素）作痛点阻滞，每周 1 次，3～4 次为一个疗程，并辅以物理治疗。

2. 疼痛严重者，可服索米痛片（去痛片）、吲哚美辛（消炎痛）、布洛芬、贝诺酯（扑炎痛片）等。

3. 外治　可外敷跌打膏或跌打酒外搽。

4. 中医针灸　内服中药以活血化瘀、行气止痛为主，如：云南白药、三七片、复方丹参片、活络丹和红花等。

针灸治疗：常取人中、委中、昆仑等穴位，强刺激，可加拔火罐。也可局部敷贴活血、散瘀、止痛膏药。症状减轻后，逐渐开始腰背肌锻炼。早期锻炼不适宜过多，先从静止状态下肌肉自主收缩开始，无明显疼痛后再增加活动量。

五、预防保健

避免腰部突然扭闪或从事超负荷的重体力活动，体育锻炼前做好准备活动。

第三节 膝关节韧带损伤

现代社会，人们积极参加体育锻炼和健身运动，膝关节“扭伤”的患者日益增多。除体育运动外，军事训练、工业及交通损伤也是造成膝关节韧带损伤的常见因素。这种“扭伤”往往会造成关节周围韧带和（或）关节内的韧带损伤。关节周围韧带损伤，局部皮肤可有或无淤血，但有明显压痛。膝关节内交叉韧带损伤早期有明显关节肿胀，疼痛。敷药或休息1～2周后，肿胀和疼痛可自行消退，但关节稳定性逐渐丧失，经常出现“打软腿”、“脱臼感”，不能奔跑，更不能完成奔跑中的急停、转身等动作。关节周围韧带损伤多能愈合，但关节内的韧带损伤不能自愈，有时需要通过关节镜下的微创手术进行交叉韧带重建。

一、膝关节内侧副韧带损伤

（一）发病原因

膝关节内侧副韧带呈扁平三角形结构，基底向前，尖端向后，分前纵部和后斜韧带，主要功能是阻止膝关节外翻。内侧副韧带与内侧半月板紧密相连，该韧带损伤时，常合并内侧半月板边缘破裂。内侧副韧带是主要的膝关节内侧稳定装置，屈膝位使胫骨外旋、外展的暴力常会引起内侧副韧带的损伤。

（二）临床特点

主要表现为膝关节内侧疼痛，施加外翻应力于膝关节时可引起内侧疼痛。损伤较轻，内侧副韧带仅有部分断裂时，疼痛较轻，走路时加重，尚能完成日常活动，能在短时间内恢复大部分功能。损伤严重，内侧副韧带完全断裂时，由于出血和组织反应，出现膝关节内侧肿胀，甚至出现皮下淤血，同时疼痛剧烈，患肢不能负重。损伤后2小时内出现全膝关节肿胀，应考虑关节积血，可能合并有前后交叉韧带撕裂、关节内骨软骨损伤、关节内撕脱性骨折或半月板边缘撕裂，此时行膝关节腔穿刺可抽出大量血性液体。如果全膝关节肿胀出现于损伤后24小时以后，则有可能为关节腔反应性的滑液渗出。

（三）诊断

1. 病史　膝关节外翻损伤史。

2. 体征　膝关节内侧可有固定的局限性压痛，损伤部位多在此压痛点处。如韧带完全断裂，伤后立即进行检查，有时可触及韧带的缺损。伴有关节内撕脱性骨折或交叉韧带损伤者可出现关节腔积液，浮髌试验阳性。膝内侧副韧带损伤根据外翻试验可以分为3度。Ⅰ度为内侧无开口感，很强的抵抗感；Ⅱ度为内侧开口小于5 mm，抵抗感好；Ⅲ度为内侧开口大于5 mm，抵抗软，或者没有抵抗。Ⅲ度损伤在MRI上表现为内侧副韧带连续性的中断。

3. 辅助检查　X线检查对诊断有一定价值，普通正侧位片可以显示撕脱性骨折。应力位X片对判断损伤严重程度有参考意义。MRI可获得清晰的软组织图像，具有多轴面成像、高组织分辨率及无创伤等优点，是诊断内侧副韧带损伤较为准确的方法。

（四）治疗

单纯性内侧副韧带损伤，进行对症治疗和功能训练。无论是保守治疗还是手术治疗，都要应用可靠的伸膝支具或石膏前后托，伸膝位固定3～4周，期间注意加强床上直抬腿和大腿的绷劲练习，减少患腿肌肉萎缩。膝内侧副韧带自身愈合能力强，保守治疗效果较好，而且急性内侧副韧带断裂可以发生在不同层次和不同部位，相当多患者合并前交叉韧带断裂，选择手术指征应慎重。只有Ⅲ度损伤才需要手术治疗，尤其是内侧副韧带下止点的断裂，应该尽早手术治疗，最可靠的就是编织韧带后穿过胫骨骨桥固定，进行下止点的重建。对于合并膝外翻以及足球、篮球、摔跤、柔道、跆拳道等对膝关节内侧稳定性要求较高项目的运动员，手术指征可适当放宽。复合性损伤和完全的Ⅲ度内侧副韧带撕裂一样，必须排除半月板损伤。需要做MRI和关节镜检查。陈旧内侧副韧带损伤可导致外翻不稳，多数合并交叉韧带的损伤，此时需行交叉韧带重建。

对于疼痛严重者，可行局部痛点阻滞治疗。

（五）预防保健

手术后患者强调屈膝练习，防止发生膝关节粘连和活动受限。一般术后3个月开始逐渐恢复体育运动。

二、膝关节外侧副韧带损伤

（一）发病原因

膝关节外侧副韧带由浅、深两层构成，深层为关节囊向下延伸的部分，浅层为长约5 cm圆索结构，上端附着于股骨外上髁，下端止于腓骨小头。在伸直位时得到髂胫束的加强。膝关节外侧副韧带损伤较内侧副韧带少见。由于外侧副韧带起于股骨外髁，止于腓骨小头，它的功能主要是对抗膝关节的牵拉力，尤其是对外侧间室的牵拉力，它在股骨髁的止点是等距中心，在屈伸时以股骨外髁止点为中心做相对等张活动。可以对抗内翻应力，在防止胫骨过度前后移动和内外旋方面起一定作用。外侧副韧带损伤主要是由内翻旋转应力造成，如膝内侧受到直接暴力或小腿内收、内旋扭伤等。此类损伤往往较严重，可引起其他外侧结构、交叉韧带、腓总神经等结构的损伤。

（二）临床特点

单纯性外侧副韧带损伤少见，一般患者有膝关节急性内翻旋转损伤病史。伤后外侧疼痛、肿胀。可见于高能量的损伤，如伴有对侧膝关节内侧结构损伤的横扫性膝关节损伤。外侧副韧带损伤患者应在体检时检查腓总神经功能。如果出现垂足、下肢感觉障碍，应考虑到腓总神经损伤的可能。如果损伤严重，波及关节囊或关节内交叉韧带损伤，则有关节肿胀、积液。严重情况下膝关节可以发生脱位。

（三）诊断

1. 病史　膝关节内翻旋转损伤史。

2. 体征　外侧侧搬试验，可以发现外侧张力下降和松弛。Ⅰ度损伤，外侧无明显松弛；Ⅱ度损伤外侧松弛但有抵抗感；Ⅲ度损伤，外侧松弛无抵抗感。试验应在伸直位和屈膝30°位检查，与健侧对比。外侧副韧带张力检查，正常情况下为索条状硬韧感，如果有损伤则张力较健侧膝下降，如果完全断裂则不能触及韧带张力。

3. 辅助检查　X线检查可以发现腓骨头的撕脱骨折，长腿正位片可以显示外侧不稳造成的膝异常内翻。MRI可显示外侧副韧带形态，韧带损伤可见水肿和出血的高信号，部分撕裂显示为增厚、信号增强。完全撕裂表现为韧带连续性中断。

（四）治疗

单纯性外侧副韧带损伤，尤其是不完全性损伤，可以通过支具制动和康复进行保守治疗，治疗措施包括应用夹板固定3周，理疗，活动度练习，增强股四头肌及腘绳肌力量训练等。Ⅲ度损伤需要一期手术修复。如有腓总神经损伤，术中应探查其完整性，多数为拉长变细，无须处理，断裂者应缝合。外侧不稳定的膝关节的功能问题可能比单纯性内侧副韧带损伤更常见，因此，慢性外侧副韧带功能障碍更倾向于后期手术干预。

对于疼痛严重者，可行局部痛点阻滞治疗。

三、膝关节前交叉韧带损伤

（一）发病原因

膝交叉韧带位于股骨髁间凹内，是关节内滑膜外结构，分为前后两条。前交叉韧带起于胫骨髁间隆起的前部及内侧半月板前角，向上、后外成扇形止于股骨外侧髁内侧面后部，平均长度为38 mm，宽度为11 mm，分为两束，即前内束和后外束。在膝关节伸屈的过程中，两束交叉扭转，增加稳定膝关节的作用。前交叉韧带防止胫骨相对股骨的前移位，或股骨相对胫骨向后移位，防止膝关节过度伸直，限制内、外旋和内、外翻活动。膝内翻或外翻扭伤，膝关节过伸损伤，膝关节屈曲位支撑伤等原因都可使前交叉韧带单独受伤。前交叉韧带断裂后，由于失去正常的张力，破坏了正常的血运，两周左右即开始变性，约3～6月即完全自溶，自行吸收。

（二）临床特点

前交叉韧带损伤在运动损伤中较多见，多见于一些扭转、半屈、急停、碰撞等动作较多的运动中，如足球、滑雪、橄榄球、篮球。可单独损伤，也可与侧副韧带和半月板同时损伤，即联合损伤。前交叉韧带损伤临床工作中较易漏诊，经常是在半月板手术中或已出现明显膝关节不稳时才被发现，此时多伴有关节软骨损伤，肌肉明显萎缩，手术重建后，效果仍不能十分满意，因此，早期诊断并及时修补对运动员来说特别重要。

（三）诊断

1. 病史　急性前交叉韧带断裂都有外伤史，多为膝内翻或外翻扭伤，也可是过伸损伤屈曲位支撑伤。伤时可有组织撕裂感、疼痛、关节不稳，不能完成正在进行的动作和走动，关节出血肿胀，肌肉保护性痉挛，拒绝任何搬动或活动。前交叉韧带断裂超过6周属陈旧性损伤。陈旧性前交叉韧带断裂多有不稳症，容易出现反复扭伤，不敢急加速、急停，不敢急转。

2. 体征　Lachman试验、前抽屉试验、垂腿位抽屉试验3个试验均为阳性，前交叉韧带断裂可以确诊，如果只一个试验阳性，另一个试验阴性，则需考虑部分断裂的可能。

3. 辅助检查　单纯X线平片可发现韧带止点有撕脱骨折或关节内骨软骨骨折，外侧关节囊的撕脱骨折对于前交叉韧带断裂有诊断价值。MRI对诊断前交叉韧带断裂非常有价值。具有极高的敏感性和特异性，是前交叉韧带损伤后影像学检查的“金标准”。

(四) 治疗

前交叉韧带损伤可以是急性或慢性的，不完全性或完全性的，伴有或不伴有其他韧带或半月板损伤。前交叉韧带损伤的临床表现不同，因此选择手术治疗还是保守治疗必须对上述因素做出分析。通过康复锻炼、功能支具和改良运动方法，患者有机会通过保守治疗在膝关节功能方面达到满意效果，尤其是单纯性前交叉韧带部分损伤。伴有其他关节内损伤的患者，如果运动量小，通过关节镜治疗，随后是康复、支具制动和运动调整治疗。竞技运动选手或工人会要求恢复解剖功能。单纯性前交叉韧带损伤一期修复的效果没有加强性修复的好，前交叉韧带撕裂伴辅助约束装置损伤或其他完全性韧带损伤，最好采取手术干预并进行稳定。在治疗方面，肌肉再学习及加强训练通常应包括所有作用于膝关节的肌肉，重点是前交叉韧带的主动肌腘绳肌。当然也不能忽略最大限度地加强股四头肌和腓肠肌。

对于疼痛严重者，可行关节腔穿刺注射消炎镇痛液。当合并有大量关节积液时，可先抽出积液，再注射药物。

(五) 预防保健

术后需要支具保护，早期开始踝泵练习，股四头肌、腘绳肌肌力练习，急性创伤期过后开始膝关节屈曲功能练习及负重练习。术后 3 个月时可去除夹板保护，屈膝基本正常。术后 4 个月开始逐渐恢复日常生活各项活动，强化肌力及关节稳定，逐渐恢复运动，练习应循序渐进。术后 7 个月后开始逐渐恢复运动或剧烈活动，强化肌力及跑跳中关节的稳定性。逐渐恢复剧烈活动，或专项训练。通过测试，患侧关节活动度达正常，肌力达健侧 85%以上，可完全恢复运动。

四、膝关节后交叉韧带损伤

(一) 发病原因

后交叉韧带起于胫骨髁间隆起的后部，下端起点延伸到胫骨上端的后面，约在胫骨平台的下方约 0.5 cm 处，向下前内侧方向延展成 70°～80°斜行止于股骨内侧髁的侧面，附着点呈半圆形，由较大的前分部和较小的后分部组成。后交叉韧带较粗大，约为前交叉韧带的两倍。后交叉韧带能防止胫骨向后移位，限制过伸，旋转及侧方移动。无论在伸直后还是屈曲位均不可松弛：伸直时股骨附着部成水平位，后部纤维承受最大的应力；半屈曲位时，前部纤维变紧张；完全屈曲时，股骨附着部呈垂直位，前方纤维承受最大的应力。后交叉韧带损伤的机制可能有：胫前伤，屈膝位胫骨近端前方受到由前向后的暴力，使胫骨突然后移，造成韧带的损伤或断裂；过屈伤，高处坠落着地时膝关节过度屈曲，韧带拉长并断裂；过伸伤，膝关节极度过伸，造成后交叉韧带断裂或止点撕脱；严重内外翻及旋转伤导致后交叉韧带断裂，常合并侧副韧带、后外侧结构及前交叉韧带断裂，甚至出现膝关节脱位和神经血管损伤。

（二）临床特点

后交叉韧带损伤在普通人群中发生率约为 3%，在膝关节韧带损伤中约占 20%。后交叉韧带损伤中大多是联合伤，多为高能量伤造成，如意外伤或运动伤。运动员发生后交叉韧带损伤较少，一般都在高速及高对抗性运动中发生，如橄榄球、足球、滑雪等。后交叉韧带损伤的部位多发生在实质部。

（三）诊断

1. 病史　急性伤多诉伤时有响声，伴疼痛、活动受限、膝关节肿胀，检查会加重疼痛；陈旧伤症状多集中于骨关节病症状，如前膝痛、上下楼疼痛、长距离行走及快跑痛等；联合伤者出现明显脱膝感及打软腿的症状。

2. 体检　常发现胫前挫伤、瘀斑及划伤，腘窝部有肿胀及压痛，步态异常及活动范围受限，联合伤可合并神经血管损伤，应注意检查足背动脉搏动及腓神经支配区的感觉和运动。特殊检查包括后抽屉试验，Dial 试验对于检查后外侧结构有一定的意义。

3. 辅助检查　X 线检查可除外胫骨撕脱骨折及合并膝关节其他部位的骨折。应力位片可定量测量应力下膝关节后脱位情况，因为去除了软组织的影响，应力位片比临床检查更可靠。MRI 对诊断急性后交叉韧带损伤非常有效，陈旧损伤显示为韧带的延长或过度弯曲呈 U 形。

（四）治疗

膝关节后交叉韧带损伤后的治疗方法主要取决于损伤程度，但仍有争议。一般认为Ⅰ～Ⅱ度的单纯后交叉韧带损伤可采取保守治疗。最大程度锻炼后交叉韧带的主动肌股四头肌可获得最佳效果。单纯性后交叉韧带损伤不一定继发膝关节内侧间隙退行性改变。对Ⅲ度损伤与联合伤应尽早手术治疗。

对于疼痛严重者，可行关节腔穿刺注射消炎镇痛液。当合并有大量关节积液时，可先抽出积液，再注射药物。

（五）预后保健

后交叉韧带重建后康复同样要注意防止腘绳肌收缩造成的胫骨后移力，减少后交叉韧带移植物的受力。术后支具固定，胫骨近端垫软枕，练习等长股四头肌收缩及进行踝泵练习，避免腘绳肌肌力练习，保护下屈膝练习，6～8 周内部分负重，8 周内不做主动屈膝练习，8 周后进行闭链练习（见表 7-1）、股四头肌动力练习。9～12 个月恢复运动。

表 7-1　开链练习和闭链练习的区别

开链练习	闭链练习
远端肢体在空间中运动	远端肢体保持固定
只有单一关节运动，附近关节无运动	多关节运动，附近关节有运动
只有运动关节远端的身体有活动	运动关节的近端和远端的身体都有活动
只有主动肌收缩	运动关节的远端和近端多肌群收缩
特别出现在无负重位	出现在负重位
阻力应用在运动肢体远端	阻力同时应用在多个运动局部

第四节　肩袖撕裂

一、发病原因

肩袖撕裂是造成肩部疼痛和功能障碍的常见原因。肩部病变中，肩袖病变占约60%。肩袖由冈上肌、冈下肌、小圆肌和肩胛下肌共同组成，各肌腱与前后关节囊紧密贴合。肩袖对肩关节的稳定性和运动有重要作用。肩袖后上部（冈上肌、冈下肌和小圆肌）撕裂的原因包括严重创伤、反复微小创伤、外撞击、内撞击和肩袖组织退变等。肩关节前屈、外展时，肱骨大结节部与肩峰前三分之一和喙肩韧带发生撞击，导致肩峰下滑囊炎症，肩袖撕裂。随着年龄的增加，与三角肌相比，肩袖肌力的下降更明显。肩部外展时，肩袖对肱骨头的压抑力量下降，肱骨头上移，肩峰下间隙变窄，肱骨头与喙肩弓反复撞击，导致肩袖撕裂。正常人在正常状态下，肱骨头处于正常位置。处于疲劳状态时，肱骨头出现上移。肩袖撕裂最常发生于距肱骨止点1 cm区域，此区域正好是来自肌腹的肩胛上、下动脉的分支和来自大结节的旋肱前动脉的分支交界的部位，该部位缺乏血供，肌腱损伤后难以自行修复，进而出现撕裂。创伤是造成肩袖撕裂的外部因素，严重的创伤可引起正常肩袖的撕裂，有退变的肩袖，轻微的创伤即导致撕裂。肩袖撕裂是多种因素作用的结果。肩袖损伤分为三度：一度为肩袖组织出血、水肿；二度为肩袖纤维化；三度为肩袖撕裂。

二、临床特点

肩袖撕裂常与其他疾患同时存在，如冻结肩、骨性关节炎、慢性不稳等，诊断应综合临床特点及X线、B超、MRI等辅助检查进行分析。过去，肩袖全层撕裂主要发生在40岁以上人群中。现在，肩袖撕裂在年轻人中的发病率不断提高，特别是那些从事肩部动作训练的运动员。肩袖撕裂的常见症状包括肩部疼痛、力弱和活动受限，有些人会出现弹响、绞锁、僵硬等症状。

疼痛最为普遍，常位于肩峰前外侧，也可位于后侧，可放射至三角肌止点区域。如伴有二头肌腱病变，疼痛可以放射至肘关节。存在喙突下撞击者，疼痛通常位于喙突周围。疼痛随肩部运动加重，许多人出现静息痛和夜间痛。由于撕裂的程度不同或三角肌肌力强弱不等，肩部力量差别很大。区分真正的力弱和因为疼痛导致的力弱非常重要，因为这有助于鉴别肩袖全层撕裂和其他病变。由于疼痛、力弱，肩部主动运动往往受限。

三、诊断

1. 病史　肩部受伤史。

2. 体征　全面的体检对于诊断很重要。包括视诊、触诊、活动范围、肌力、撞击诱发试验及其他特殊试验。大型撕裂，病程较长，冈上肌甚至冈下肌可出现萎缩。压痛主要位于肱骨大结节和肩峰前外缘。详细检查各方向主、被动活动范围，除非合并“冰冻肩”等病变，被动活动往往不受限。检查肩袖肌力。

3. 辅助检查　肩关节正位及冈上肌出口位X线片。典型改变包括肩峰下表面硬化、骨赘形成、大结节硬化及囊性变；肱骨头上移、肩峰下间隙变窄提示存在较大撕裂。B超和MRI是检查肩袖撕裂的主要影像方法。B超具有无创伤、省时、费用低、可动态观察等优点，操作者须有丰富经验。MRI可以提供肩关节三维立体图像，观察关节内其他结构，显示肌腱断裂后的回缩程度和肌肉脂肪变性的程度，费用较高，对部分撕裂的准确性不高。

四、治疗

肩袖撕裂的治疗包括非手术治疗和手术治疗两大类。依据撕裂的原因、撕裂的程度、关节内其他损伤、骨性异常、病人的运动水平选择治疗方式。非手术治疗包括休息、冰敷、理疗、口服消炎止痛药物、肩袖肌力训练、肩峰下间隙阻滞等。手术治疗肩袖撕裂可关闭肩袖缺损，消除撞击，保护三角肌止点，不损害肌腱愈合，防止粘连。

五、预防保健

加强肩关节周围肌肉力量训练，尤其是肩袖肌力训练。加强关节柔韧性训练。掌握正确的肩部运动技术动作。

（李水清）

参考文献

1. 张伯勋，王岩. 现代颈肩腰腿痛诊断与治疗学. 北京：人民军医出版社，2004.
2. 谭冠先，邓迺封，傅志俭. 疼痛诊疗学. 2版. 北京：人民卫生出版社，2006.
3. 曲绵域，于长隆. 实用运动医学. 北京：北京大学医学出版社，2003.
4. 刘玉杰，敖英芳，陈世益. 膝关节韧带损伤修复与重建. 北京：人民卫生出版社，2008.
5. 中华医学会主编. 临床诊疗指南疼痛学分册. 北京：人民卫生出版社，2007.
6. Claudia Spies，Benno Rehberg，Stephan A. Schug，et，al. Pocket Guide Pain Management. Germany：Springer verlag berlin Heidelberg，2008.
7. Mark Wallace，Peter Staats，Mark Wallace，et al. Pain Medicine and Management：Just the Facts. McGraw-Hill Professional，2004.
8. Carol Warfield，Zahid Bajwa. Principles & Practice of Pain Medicine. McGraw-Hill Professional，2004.
9. Steven D Waldman. Pain Management. Saunders，2006.
10. Dawn A. Marcus. Chronic Pain：A Primary Care Guide to Practical Management. Humana Press，(2nd edition). 2008.

第 8 章 颈、肩和上肢疼痛

第一节　肩关节周围炎

肩关节周围炎一般简称为肩周炎，又名冻结肩、漏肩风、五十肩等，为肩关节周围软组织的无菌性炎症。本病发生年龄多在 50 岁左右，为老年人常见的、多发的疾病，女性稍高于男性。本病急性期疼痛剧烈，后期则因炎性粘连而致肩关节活动受限。

一、发病病因

（一）肩关节周围病变

1. 肩关节周围软组织劳损或退变　随着年龄的增长，肩部肌肉、肌腱等软组织可发生钙化、纤维化等退行性改变，产生慢性炎症和损伤，肱二头肌腱炎和冈上肌腱炎在肩周炎的发病原因中起主导作用。

2. 肩关节的急性损伤　如：肩部挫伤、肱骨外科颈骨折和肩关节脱位等。局部出现炎性渗出、疼痛及肌肉痉挛，将会导致肩关节囊和周围软组织粘连，从而发生肩关节的冻结。

3. 肩部功能活动减少或上肢固定过久　如上肢骨折和手术外固定时间过长，或固定期不注意肩关节的功能锻炼等，肩部活动过少，造成局部血循环不良，淋巴回流受阻，炎性渗出淤积，日久纤维素沉着，粘连形成。

（二）肩外病变

1. 颈椎源性肩周炎　指由于颈椎病引起的肩周炎，其特点是先有颈椎病的症状和体征，而后发生肩周炎。它是颈椎病的一种临床表现，或者说是一种临床类型，而非肩关节及周围软组织退行性变本身的结果。

2. 冠心病　冠脉供血不足，心肌缺血、缺氧所致的心绞痛，虽然疼痛主要位于胸骨后部，但常放射至左肩、上肢和背部，引起肌肉痉挛，使肩关节活动受限而诱发肩周炎。

3. 其他　精神心理因素，肩部受伤，体内有感染病灶，内分泌紊乱（如更年期）及自身免疫反应等。从临床观察中发现，肩周炎多与糖尿病、偏瘫、肺结核和颈椎病等疾病并存。另外，也有肺尖肿瘤表现为肩周炎症状，需引起重视。

二、临床表现

早期肩关节呈阵发性疼痛，常因天气变化及劳累而诱发，以后逐渐发展为持续性疼痛，并逐渐加重，昼轻夜重，夜不能寐，不能向患侧侧卧，肩关节向各个方向的主动和被动活动均受限。肩部受到牵拉时，可引起剧烈疼痛。随着病情的发展逐渐出现肩部某一处痛，与动作、姿势有明显关系。随病程延长，疼痛范围扩大，并牵涉到上臂中段，同时伴肩关节活动受限。严重时患肢不能梳头、洗面和扣腰带，夜间因翻身移动肩部而痛醒。

三、分期

1. 肩周炎早期　肩周炎早期病人的疼痛症状较重，而功能障碍则往往是由于疼痛造成的肌肉痉挛所致。

2. 肩周炎冻结期　肩周炎冻结期关节功能障碍是其主要问题，疼痛往往由关节运动障碍所引起。

3. 肩周炎恢复期　肩周炎恢复期以消除残余症状为主。

四、体征

1. 肩关节可有广泛压痛，并向颈部及肘部放射，还可出现不同程度的三角肌的萎缩，斜方肌痉挛。肩峰下、岗上肌腱、肱二头肌长、短头肌腱、三角肌前后缘及喙突均可有明显压痛。

2. 肩关节以外展、外旋、后伸受限最明显，少数人内收、内旋亦受限，但前屈受限较少。

3. 年龄较大或病程较长者，X线平片可见到肩部骨质疏松，或岗上肌腱、肩峰下滑囊钙化征。

五、治疗

肩周炎的治疗原则是针对肩周炎的不同时期，或是其不同症状的严重程度采取相应的治疗措施，肩周炎的治疗应以止痛和功能锻炼为主。

（一）肩周炎早期

肩周炎早期病人的疼痛症状较重，而功能障碍则往往是由于疼痛造成的肌肉痉挛所致，所以治疗主要是以解除疼痛、预防关节功能障碍为目的。

1. 吊带制动　可使肩关节得以充分休息，制动可减轻疼痛。
2. 口服药物　非甾体抗炎药、曲马多等。
3. 局部注射疗法　在局部压痛最为明显处，如肩峰下滑囊、喙突、肱二头肌长肌腱、肩胛冈下等部位注射局麻药加适量激素。
4. 神经阻滞　可根据情况行颈神经根、臂丛神经、腋神经或肩胛上神经阻滞。
5. 物理治疗　红外线、热敷、冷敷等物理治疗方法可在一定程度下缓解疼痛。

在急性期，一般不宜过早采用推拿、按摩方法，以防疼痛症状加重，使病程延长。一般可自我采取一些主动运动练习，保持肩关节活动度，在急性期限过后方可推拿、按摩，以达到改善血液循环、促进局部炎症消退的目的。

（二）肩周炎冻结期

肩周炎冻结期关节功能障碍是其主要问题，疼痛往往由关节运动障碍所引起。治疗重点以恢复关节运动功能为目的。在局部注射或神经阻滞止痛的基础上采用理疗、西式手法、推拿、按摩、医疗体育等多种措施，以达到解除粘连，扩大肩关节运动范围，恢复正常关节活动功能的目的。

严重的肩周炎病人必要时可采用全身麻醉或臂丛神经麻醉下采用大推拿方法，撕开粘连。在这一阶段，应坚持肩关节的功能锻炼。除了被动运动之外，主动运动在整个治疗过程中极为重要。

（三）肩周炎恢复期

肩周炎恢复期以消除残余症状为主，主要以继续加强功能锻炼为原则，增强肌肉力量，恢复在先期已发生废用性萎缩的肩胛带肌肉，恢复三角肌等肌肉的正常弹性和收缩功能，以达到全面康复和预防复发的目的。

六、肩周炎的预防

（一）防寒保暖

由于自然界的气候变化，寒冷湿气不断侵袭机体，可使肌肉组织和小血管收缩，肌肉较长时间的收缩，可产生较多的代谢产物，如乳酸及致痛物质，并使这些代谢产物聚集，使肌肉组织受刺激而发生痉挛，久则引起肌细胞的纤维样变性、肌肉收缩功能障碍而引发各种症状。因此，在日常生活中注意防寒保暖，特别是避免肩部受凉，对于预防肩周炎十分重要。

（二）加强功能锻炼

对肩周炎来说，特别要注重关节的运动，可经常打太极拳、太极剑、门球，或在家里进行双臂悬吊，使用拉力器、哑铃以及双手摆动等运动，但要注意运动量，以免造成肩关节及其周围软组织的损伤。

(三) 纠正不良姿势

对于经常伏案、双肩经常处于外展工作的人，应注意调整姿势，避免长期的不良姿势造成慢性劳损和积累性损伤。

(四) 防治原发病

注意容易引起继发性肩周炎的相关疾病，如糖尿病、颈椎病、肩部和上肢损伤、胸部外科手术以及神经系统疾病，患有上述疾病的人要密切观察是否产生肩部疼痛症状、肩关节活动范围是否减小，并应开展肩关节的主动运动和被动运动，以保持肩关节的活动度。

(五) 对健侧肩积极预防

对已发生肩周炎的患者，除积极治疗患侧外，还应对健侧进行预防。有研究表明，有 40%的肩周炎患者患病 5～7 年后，对侧也会发生肩周炎；约 12%的患者，会发生双侧肩周炎。所以，对健侧也应采取有针对性的预防措施。

(六) 功能锻炼

1. 爬墙锻炼　面对墙壁，用双手或患手沿墙壁徐缓地向上爬动，使上肢尽量高举，然后缓慢向下回到原处，反复进行。

2. 体后拉手　双手向后反背，用健手拉住患肢腕部，渐渐向上拉动抬起，反复进行。

3. 外旋锻炼　背靠墙而立，双手握拳屈肘，做上臂外旋动作，尽量使脊背靠近墙壁，反复进行。

4. 摇膀子　弓箭步，一手叉腰，另一手握空拳靠近腰部，做前后环转摇动，幅度由小到大，动作由慢到快。

第二节　腱鞘炎和腱鞘囊肿

关节附近的腱鞘内慢性损伤性炎症，产生局部水肿、疼痛与功能障碍，导致腱鞘炎；若滑囊液体增多后发生囊肿，伴关节弹响或功能受限，伴或不伴有局部疼痛，称之为腱鞘囊肿。

一、发病病因

由于手指和腕部长期过度劳损，肌腱在腱鞘内过度摩擦，引起局部水肿、增生、肌腱变粗、管壁增厚、粘连。囊肿可由结缔组织的黏液性变所致。

二、临床表现及体征

1. 屈指肌腱狭窄性腱鞘炎（扳机指） 多见于拇指、中指和示指，起病慢，渐加重，于晨起或劳累后手指活动受限、疼痛，屈指可发生弹响，如扳机样。在掌骨头局部可触及结节样肿块，有压痛。

2. 桡骨茎突狭窄性腱鞘炎 缓慢起病，腕关节桡侧疼痛，可有手肘牵涉痛。桡骨茎突处有轻度肿胀、压痛；握拇试验阳性。

3. 腱鞘囊肿 女性较多，以手腕背侧及足背多发。起病缓慢，逐渐形成一圆形包块，表面光滑，少有疼痛。触之囊性感有轻度压痛，与皮肤不粘连，与肌腱组织附着，活动性差，穿刺可抽出胶冻样囊液。

三、诊断

根据病史、临床症状及体征即可确诊。

四、治疗

1. 腱鞘炎

（1）一般治疗：局部制动、理疗、中药熏洗。

（2）局部注射：将局麻药及糖皮质激素准确注入腱鞘内。

（3）手术治疗：有功能障碍者，可行腱鞘切开术，或用小针刀疗法切开松解腱鞘。

2. 腱鞘囊肿 局部麻醉后用粗针头穿刺，用力抽出囊内胶冻样液，注入小剂量激素，拔去针头用纱布加压包扎，每周 1

次，2～3 次即可治愈。也可行囊肿切除术。

五、预防

避免反复、高频率、长时间、高强度使用同一块或同一组肌肉或进行同一种运动。

第三节 肱骨外上髁炎

因急慢性劳损造成肱骨外上髁处附着的前臂伸肌总腱的慢性损伤，造成该部位的疼痛。本病的发生和职业有密切的关系，多见于网球运动员、木工、钳工和泥瓦工等，故又称为“网球肘”。

一、病因和病理生理

由于肱骨外上髁为前臂伸肌总腱和旋后肌的起点，伸腕、伸指、前臂旋后、屈肘时，都将在伸肌总腱附着处发生一定应力，如应力超出适应能力，将损伤伸肌总腱及其筋膜，重复扭伤可引起滑囊炎。另外，肌内和肌腱也会受损引起肱骨外上髁骨膜下出血、骨膜炎、钙化及瘢痕形成。

二、临床表现

肘后外侧疼痛，以酸痛为主，尤其是在旋转背伸、提、拉、端、推等动作时疼痛更为剧烈，同时可沿前臂外侧向下放射。前臂旋转及握物无力。

三、体征

1. 肱骨外上髁周围有一局限而敏感的压痛点，有时压痛点在伸肌腱上，肘关节活动不受限。

2. 伸肌腱牵拉试验（Mills 征）、伸肌紧张试验（Gozen 征）阳性。

四、辅助检查

X线多阴性，有时见肱骨外上髁处骨密度增高或在其附近见浅淡钙化斑。

五、诊断及鉴别诊断

1. 患者多为长期反复做手及腕部活动者，反复发作肘关节外侧疼痛，局部压痛明显，抗阻力伸腕时疼痛加剧，X线无明显阳性体征即可确诊。

2. 若疼痛及压痛点在内侧肱骨内上髁则称为内上髁炎，又叫“高尔夫球肘”。尺骨鹰嘴处疼痛又称“矿工肘”、“学生肘”。

六、治疗

1. 一般治疗　包括热疗理疗外用吲哚美辛擦剂、红花油等，制动1～2周。

2. 局部注射疗法　在压痛最明显处注射局麻药加糖皮质激素，1次/日，1～3次即可。

3. 其他方法　小针刀治疗或手术疗法。

七、预防

1. 对于网球运动员，选择合适的球拍，纠正不良的击球姿势，运动前要进行适当的预热活动。

2. 避免反复、剧烈的手腕背伸和前臂旋后动作以及长时间用力抓握物体。

3. 戴护肘。

第四节　颈　椎　病

颈椎病（cervical spondylosis）是指因颈椎间盘退行性变及颈椎骨质增生，刺激或压迫了邻近的脊髓、神经根、血管及交感神经，并由此产生颈、肩、上肢的一系列表现，称其为颈椎骨性关节病或颈椎综合征。

一、发病机制

颈椎具有活动频繁、负重较大、结构薄弱、椎管发育狭窄等特殊性，其下段的胸椎又相对固定。因此，颈椎是脊椎受损的好发部位。随着年龄的增加及各种急慢性劳损的累积，造成颈椎间盘进行性的退行性改变，随着椎间盘的髓核逐渐失去弹性、萎缩；纤维环膨出、椎间隙变窄，后关节囊、韧带开始松弛，造成椎体不稳，以致椎体和椎间关节发生病理性活动（半脱位）及创伤；同时，骨膜受到牵拉和挤压产生局部微血管破裂与出血血肿，血肿机化、老化和钙盐沉着，最后形成突向椎管或椎体各方的骨赘。椎间孔和椎管狭窄，进而压迫相应的脊神经根和椎动脉，尤其以 $C_{5\sim6}$ 椎体钩突离椎间孔较近，其肥大时易造成颈神经根受压发生根性症状。颈神经根感觉神经纤维在上，运动神经纤维在下，所以临床常出现上肢感觉障碍，而运动神经损伤的机会较少。由于病理改变的部位和程度不同，被累及的组织也不同，其所产生的临床症状也不尽相同。在临床上可分为颈型、神经根型、脊髓型、椎动脉型、交感型、食管型及混合型七种类型。颈椎管的先天性发育性狭窄与畸形为发病基础，老年性颈椎间盘退变为主要的发病因素。

二、临床分类及临床表现

（一）颈型颈椎病

又称为韧带关节囊型颈椎病，急性发作时俗称“落枕”。

1. 病因　由于早期颈椎退变、髓核与纤维环脱水变性，椎体不稳，引起颈椎局部内外平衡失调及颈肌防御性痉挛，直接刺激分布于后纵韧带及两侧根袖处的颈椎神经末梢而出现颈部的症状。

2. 特征

（1）颈部突然疼痛、不适、颈部僵硬，向一侧偏斜，双肩有沉重感，个别患者可出现肩部及上肢的感觉异常，常在清晨睡醒后出现或起床时发觉。此类颈椎病，病程较长，可持续数月甚至数年，且常反复发作或时轻时重。慢性病程患者主诉头部转动时发出异响。

（2）可有相应的压痛点，但是无神经功能障碍的体征。

（3）X线片可见颈椎生理弯曲改变不明显或轻度变直，有轻中度颈椎退变征象。

（二）神经根型颈椎病

神经根型颈椎病是颈椎综合征中最常见的类型之一、发病率仅次于颈型颈椎病。

1. 由于髓核向后外侧方突出或钩突关节处的骨刺突入椎间孔，引起对神经根的刺激或压迫。

2. 特征

（1）根性疼痛及肌力障碍。一侧颈肩上肢反复发作的疼痛、麻木，仰头、咳嗽、上肢伸展或颈部过屈、过伸时加重，因劳累、寒冷、睡眠不佳而诱发。手指麻木活动不灵、精细动作困难，大小鱼际肌及骨间肌萎缩。

（2）颈肌紧张、强直、活动受限，严重者头部处于强迫体位，患椎棘间及椎旁有压痛，并向肩、前臂、上臂放射，受压神经支配区域皮肤感觉减退、肌力减弱，早期腱反射活跃，中后期则减退或消失。

（3）颈椎生理弯曲消失、椎间孔狭窄、椎间隙变窄、椎体前后缘骨质增生。CT和MRI检查可见椎管狭窄、椎间孔缩小或间盘退变、纤维环膨出。臂丛牵拉试验和压头试验（椎间孔挤压试验）常为阳性。

（三）脊髓型颈椎病

脊髓型颈椎病的发病率较低，但症状严重。

1. 病因　椎间盘或骨刺等压迫或刺激脊髓，或是支配脊髓的血管受压造成脊髓缺血，也可能因椎体不稳刺激局部交感神经，反射性引起脊髓血管痉挛，使脊髓供血不足，多数患者具有颈椎管先天或发育性狭窄。

2. 临床特征

（1）病程为缓慢进行性，可持续数年乃至十几年，或因颈部挫伤而诱发急性发作。

（2）主要特征是自远端至近端发展的四肢麻木、无力、双腿发紧、跛行、步态笨拙及易摔倒、束胸感。发病初期，常呈间歇性症状，每当走路过多或劳累后出现。随着病程的发展，症状可逐渐加重并转为持续性。晚期出现痉挛性瘫痪。

（3）肢体远端有不规则感觉障碍区，肌萎缩，肌张力高，腱反射早期亢进，后期减弱或消失，可出现病理反射。

（4）颈椎生理弧度发生改变，椎间隙变窄，椎体前后缘明显骨质增生。CT或MRI可见颈椎管矢状径缩小，可明确脊髓受压的部位和程度，MRI可清楚显示脊髓受压脱髓鞘水肿。

（四）椎动脉型颈椎病

1. 病因　钩椎关节增生及椎体不稳致钩椎关节松动，使横突孔出现移位而刺激或压迫椎动脉，导致痉挛狭窄或扭曲。脊髓周围的交感神经受刺激及椎动脉本身硬化退变亦为引起椎-基底动脉供血不足的重要因素。

2. 临床特征

（1）出现椎-基底动脉供血不足的一系列症状，其中最常见的是头痛（多为颞部呈跳痛或刺痛）、头晕、视觉障碍、耳鸣、耳聋、恶心、呕吐，可同时伴有颈部疼痛等其他各型的症状。该型患者在突然转动头颈部时可能发生发作性猝倒，倒地后体位改变则立即清醒。

（2）有其他类型颈椎病的体征外，可有椎动脉压痛（乳突尖和枢椎棘突连线中外1/3交界处的下方及胸锁乳突肌后缘的后方）。引颈试验时疼痛减轻或有轻松感，若在发作期进行此试验，则常使眩晕、耳鸣等症状暂时减轻或消失。

（3）钩椎关节增生、椎间孔狭小，椎动脉造影可发现椎动脉狭小扭曲，脑血管超声示椎-基底动脉供血不足，MRI可显示病变椎动脉较对侧狭窄。

（五）交感型颈椎病

1. 病因　椎骨刺直接压迫或间接反射性刺激了颈椎旁的交感神经，使其受累而产生了自主神经功能紊乱的症状。

2. 临床特征

（1）深在弥散的钝痛，同时伴有眩晕、头痛、瞳孔散大、视物模糊、平衡失调、上肢发凉、发绀、水肿、汗腺分泌异常，有时伴有心律失常、心前区疼痛（颈性心绞痛特点为与颈部活动相关的持续性钝痛，服硝酸甘油等扩冠状动脉药不能缓解，心电图检查无心肌缺血改变）。长期的交感神经功能失调，致使关节软组织挛缩、纤维化，导致关节强直、骨质疏松或钙化，诱发肩关节周围炎或肩-手综合征等疾病。

（2）肩部肌肉肌腱广泛压痛，但并不沿周围神经干的径路传导，患区的皮肤温度降低、发凉、发绀、水肿、汗腺分泌异常，有界限模糊的痛觉过敏带。

（3）X片、CT和MRI可显示颈椎或上位胸椎退行性病变。

（六）食管型颈椎病

1. 病因　颈椎前缘骨质增生或椎间盘向前方巨大突出，压迫或刺激食管。

2. 临床特征

（1）病人吞咽和进食时有梗阻感或异物感。

（2）X片可显示椎体前缘较大骨刺或MRI显示颈椎间盘明显前突压迫食管。

（七）混合型颈椎病

颈椎退变增生的骨赘可同时刺激或压迫神经根、脊髓、椎动脉及颈交感神经，在临床上常常见到病人同时患有两种以上类型的颈椎综合征称为混合型颈椎病。其诊断依据与上述几种类型的颈椎病相同。因症状表现多样化，鉴别诊断极其重要，常需与冠心病心绞痛、肺上叶癌等鉴别。

三、诊断

（一）采集病史

包括工作性质、睡眠时的习惯体位、有无外伤史，疼痛的部位、性质、程度和有无放射痛，疼痛与活动的关系，发病时最早出现的症状等。

（二）体格检查

1. 一般体检　如外观、运动、压痛点。颈肩压痛见于各种类型颈肩综合征，压痛点多在胸锁乳突肌后缘，乳突的后下方及斜方肌、肩胛提肌外缘。病变早期棘突间的压痛点位置一般都与受累的椎节相一致。

2. 颈椎的特殊检查

（1）前屈旋转试验：令患者头颈部前屈，再使其向左右旋转运动，如颈部出现疼痛，即为阳性，说明是颈椎骨关节病变。

（2）压头试验（椎间孔挤压试验）：令患者头向患侧倾斜，检查者左手掌平放在患者的头顶部，右手握拳轻叩手背，如肢体出现放射性疼痛或麻木感，说明是后根性损害，可能是椎间孔狭窄所致。

（3）引颈试验（椎间孔分离试验）：患者端坐位，检查者双手分别握住患者的下颌，并以胸或腹部抵住患者的枕部，逐渐向上行颈椎牵引，扩大椎间孔，如出现上肢麻木与疼痛减轻则为阳性，可提示为神经根型颈椎病。

（4）旋颈试验（椎动脉扭曲试验）：令患者头部稍向后仰，嘱其自主向左右旋转，如出现眩晕、晕厥等椎动脉供血不全的症状，即为阳性。

（5）臂丛神经牵拉试验：令患者头部向健侧倾斜，将腕掌屈或背伸，再使患肢外展，出现手部串麻痛即为阳性。

3. 感觉与运动障碍的检查

（1）感觉障碍检查：手部和上肢的神经支配区域是判断受侵犯椎节的重要依据。可用针刺法检查患者的痛觉消失程度及部位，感觉迟钝、过敏和感觉消失区。

（2）运动障碍检查：检查肌肉张力、肌力、步态、肢体运动，有无肌萎缩等。

4. 反射

（1）深反射：肱二头肌反射、肱三头肌反射、肱桡肌反射、膝反射、踝反射。

（2）浅反射：腹壁反射、提睾反射、肛门反射。

（3）病理反射：Hoffman 征、Babinski 征。

5. 影像学检查

（1）X 线可显示不同程度的颈椎骨质退行性变及生理曲度改变。

（2）CT 及 MRI 可发现颈椎间盘突出、椎管狭窄及脊髓受压部位。

四、治疗

（一）非手术疗法

1. 牵引　是借助于椎间韧带和关节囊的弹性以及牵引时的拉力，使颈椎间隙轻微增宽错位的关节恢复正常，消除因椎间盘变性、脱出及骨质增生对神经和血管的压迫和刺激，以达到治疗作用。一般采用轻重量牵引（2 kg），每日 1～2 小时，2～3 周/疗程。适用于根性痛和椎动脉供血不足的病例。

2. 推拿　通过手法操作缓解肌肉痉挛，改善局部组织的血液循环，使症状得到改善。

3. 理疗　应用人工或天然的物理因子作用于机体，达到治疗目的。

4. 药物疗法　可使用非甾体止痛药、曲马多、激素以及活血化瘀中药。

5. 神经阻滞疗法　药物配方一般均为局麻药＋类固醇，也可加用 B 族维生素。

（1）颈椎旁阻滞

● 操作：在胸锁乳突肌后缘触及相应节段的颈椎横突后结

节，针与皮肤垂直刺入触及横突后结节，回抽无血无脑脊液后，注入 0.25%利多卡因 5 ml+曲安奈德 5 mg。

● 注意事项：进针不要过深，控制药量适当，防治呼吸、循环系统并发症。

(2) 肩胛上神经阻滞

● 操作：定位从肩胛骨内侧缘至肩峰为止划一线（AB)，过该线中点（O）与脊柱纵线相平行划一直线（OD)，然后划∠BOD 的角平分线，在角平分线上离 O 点向上 2.5 cm 为穿刺点。将针垂直向下、后方刺入，针尖达肩胛骨冈上窝（肩胛上切迹稍外侧)，退针向内侧达切迹，回抽无血，即注入 5～10 ml 药物。

● 并发症：气胸、出血、肩胛上神经损伤。

(3) 枕大神经阻滞

● 操作：取坐位，头微前屈，于枕后结节外方 2.5 cm 处靠近枕动脉内侧刺入皮下。针尖朝向上方约呈 45°角推进，出现异感，回抽无血，注入镇痛药物 2～3 ml。

(4) 星状神经节阻滞

● 操作：胸锁关节上两横指（或锁骨上 2 cm）将气管推向内侧，胸锁乳突肌和颈总动脉推向外侧，示（食）指尖触及第 6、7 颈椎横突，穿刺进针达横突后退针 1 cm，回吸无血或脑脊液，注入 10 ml 镇痛液。

● 并发症：药物误入血管或蛛网膜下腔、硬脊膜外腔，针误刺入胸腔，臂丛阻滞体征或喉返神经麻痹，心脏停搏。

(5) 痛点阻滞。

(6) 硬膜外间隙阻滞：能消除椎管内和神经根的无菌性炎症，消除水肿。

● 操作：一般选择 $C_{6\sim7}$ 或 C_7～T_1 棘突之间进行穿刺，单次注药或向头端置入硬膜外麻醉导管分次小量注药。药物配方为局麻药+类固醇混合液。

6. 微创介入方法　主要适用于颈椎间盘突出症。在 CT 或 C

臂引导下经前路穿刺椎间盘，可选择应用臭氧髓核化学溶解、低温等离子髓核成型、射频热凝、激光、椎间盘切吸等微创介入方法。

（二）手术疗法

1. 原则　以达到减压与重建颈椎稳定为目的。应考虑患者职业、年龄、身体状态，对手术的耐受性及患者对手术的态度。

2. 适应证

（1）已确诊为脊髓型颈椎病、神经根型颈椎病经正规而系统的非手术治疗 3～6 个月以上无效或有肌肉进行性萎缩者；

（2）椎动脉型颈椎病有猝倒症状且经非手术治疗无效者；

（3）交感型颈椎病症状严重，证实为节段性不稳或椎间盘脱出者。

五、预防

1. 加强颈肩部肌肉的锻炼，在工间或工余时，做头及双上肢的前屈、后伸及旋转运动，既可缓解疲劳，又能使肌肉发达，韧度增强，从而有利于颈段脊柱的稳定性，增强颈肩顺应颈部突然变化的能力。

2. 避免高枕睡眠的不良习惯。高枕使头部前屈，增大下位颈椎的应力，有加速颈椎退变的可能。

3. 注意颈肩部保暖，避免头颈及上肢负重物，避免过度疲劳，坐车时不要打瞌睡。

4. 及早、彻底治疗颈肩、背软组织劳损，防止其发展为颈椎病。

5. 劳动、走路或开车时要防止闪、挫伤。

6. 长期伏案工作者，应定时改变头部体位，按时做颈肩部肌肉的锻炼。

7. 注意端正头、颈、肩、背的姿势，不要偏头耸肩，谈话、看书时要正面注视。要保持脊柱的正直。

8. 多参加仰泳和放风筝等有利于颈椎的活动。

9. 多吃富含钙的食物、多晒太阳，必要时补充钙剂和维生素D。

第五节　上肢神经卡压综合征

常见的上肢神经卡压综合征主要有三种，即正中神经卡压综合征、尺神经卡压综合征和桡神经卡压综合征，造成上肢疼痛和功能受限。

一、正中神经卡压综合征（腕管综合征）

（一）病理改变

各种原因造成的腕管容积缩小、内压力增高、正中神经受到挤压而发生缺血、水肿，导致疼痛及功能障碍。

（二）病因

1. 腕横韧带增厚、月骨脱位造成腕管变性或管口狭窄。

2. 经过腕管的内容物增大，如肌腱周围滑膜增厚、指浅屈肌肌腹嵌入。

3. 肿瘤、神经炎、神经变性引起的正中神经本身病变。

（三）临床特征

1. 发病早期常出现正中神经支配区域的疼痛、麻木及异感，以中指最为明显，按压腕部症状加重。

2. 腕管综合征多见于女性。疼痛多在夜间加剧，影响睡眠。但连续挥动患手后症状可缓解。

3. 感觉障碍主要表现在拇指、示指、中指的指端。晚期可表现为拇指外展肌力差，大鱼际萎缩，皮肤发亮，指甲增厚等。

（四）检查方法

1. 腕部叩击试验（Tinel征）　叩打腕部屈面或腕横韧带时，出现正中神经分布区掌桡侧三个半手指麻木为阳性。

2. 止血带试验　患肢上臂止血带加压，压力高于收缩压2.7 kPa，如30～60秒内出现正中神经分布区掌桡侧三个半手指麻木为阳性。

3. 腕掌屈试验　腕关节维持在极度掌屈位，30～60 秒内出现正中神经分布区掌桡侧三个半手指麻木为阳性。

4. 腕背屈试验　腕关节维持在背屈位 30～60 秒内出现正中神经分布区掌桡侧三个半手指麻木为阳性。

5. 屈腕试验（Phalen 征）屈肘，前臂上举，腕关节极度屈曲位 30～60 秒内出现正中神经分布区掌桡侧三个半手指麻木为阳性。

（五）治疗方法

1. 一般治疗方法

（1）限制患肢活动、理疗、抗炎治疗。

（2）口服非甾体消炎镇痛药物。

2. 腕管注射　患侧手掌向上，伸平手指，于手掌根部、桡侧屈腕长肌内侧缘进针，针尖指向示指、中指中间，针尖与腕部成 30°角。有轻微突破感即穿过腕横韧带进入腕管，回抽无血即可注射利多卡因加适量激素共 3～5 ml，有减轻腕管内炎性反应、降低腕管内压力、松解受压的正中神经、改善局部血液循环、恢复正中神经功能的作用。

二、尺神经卡压综合征

（一）病理改变

尺神经受到卡压后，有压痕，变细，其近端膨大、充血；尺神经与尺神经管周边组织有不同程度的粘连；尺神经沟位置与结构发生改变，造成尺神经脱位引起滑动。

（二）病因

1. 尺神经滑脱，肘外翻，肱骨内上髁及尺骨鹰嘴骨折畸形愈合，肘管（肱骨内上髁与尺骨鹰嘴间筋膜形成的纤维鞘管）管沟变浅，肘管部肿瘤。

2. 尺神经在豆状骨桡侧的管道受压。

（三）临床特征

1. 肘管综合征表现为手及前臂尺侧皮肤麻木、刺痛或灼痛，可发展至环指和小指。患肢无力沉重感，易疲劳。

2. 腕尺管综合征表现为腕部疼痛并向环指、小指及前臂放射，腕部尺侧压痛明显，强力屈腕时疼痛加剧。严重者有手部肌萎缩，环指、小指呈爪状，手指内收外展受限。

（四）检查方法

1. 检查患侧常见小鱼际肌及骨间肌萎缩。

2. 患侧手指内收、外展功能减退，严重者出现尺侧爪形。

3. 握拳试验　患手握拳，环指及小指不能屈曲为阳性。

4. 骨间肌试验（夹纸试验）　病人用示指、中指、环指三指夹紧纸片，检查者能轻易将纸片抽出为阳性。

5. 手部感觉区检查较正常感觉分布区缩小。

6. 拇指内收试验　病人两手拇指同时夹纸片，因拇指不能内收，由屈指代替夹纸，患侧拇指间关节呈屈曲状态。

7. 肘下 3 cm 处尺神经 Tinel 征　在患肘下 3 cm 尺神经表面叩击可引出一个放射至小指与环指的冲击感或过电感。

（五）治疗方法

1. 一般治疗方法　改变习惯，保持肘关节伸直位，避免肘部尺神经受压。

2. 神经阻滞方法

（1）尺神经阻滞：患肘伸直，穿刺点为肱骨内上髁与尺骨鹰嘴间尺神经压痛点，针尖与皮肤呈 15°角，向前下方刺入，穿过深筋膜入尺神经沟，病人有触电样放射感后注局麻药加适量激素混合液 3～5 ml。

（2）腕尺管神经末梢阻滞。

（3）对症状进行性加重、神经阻滞治疗无效且出现肌肉萎缩者宜行尺神经松解及尺神经前移术。

三、桡神经卡压综合征

（一）病理改变

1. 桡神经浅支卡压综合征　桡神经浅支在肱桡肌腱与桡侧

腕长伸肌间穿出部位受压。

2. 前臂背侧骨间神经（桡神经深支）卡压综合征　该支神经在旋后肌腱弓（Frohse 弓）处受压，Frohse 弓肥厚为病理特征。

3. 上臂桡神经卡压征　肱三头肌外侧头起始部下端的环状纤维孔压迫桡神经主干。

（二）病因

1. 外伤，反复屈腕及旋转前臂的职业因素，旋后肌管内的腱鞘囊肿。

2. Monfeggia 骨折（蒙氏骨折）。

3. 类风湿关节炎及病毒性神经炎。

（三）临床特征

1. 桡神经浅支卡压综合征　前臂有明显的外伤史，疼痛为灼痛及针刺样痛，活动腕关节加重疼痛，病人手部抓捏动作无力，手背侧感觉异常。

2. 前臂背侧骨间神经（桡神经深支）卡压综合征　临床上以该类型最常见，患者疼痛以肘前外侧桡骨小头为主，类似网球肘症状，可放射至肩部及前臂下端，休息时仍痛，夜间可痛醒。伸指无力和前臂旋后无力，后期出现前臂伸肌萎缩，垂指。

3. 上臂桡神经卡压综合征　起病缓慢，桡神经呈进行性麻痹，手背侧感觉障碍，腕下垂、指下垂，该症可同时有桡神经浅支功能障碍。

（四）检查方法

前臂背侧骨间神经（桡神经深支）卡压综合征的检查方法：

1. 抗阻力伸中指试验阳性　患者肘、腕、指间关节伸直，令中指的掌指关节背伸，检查者施以阻力，诱发桡侧腕短伸肌内缘即肘屈纹以下 3 cm 处疼痛。

2. 抗阻力前臂旋后可诱发疼痛。

3. 止血带试验阳性。

4. 肌电图检查可见伸拇伸指肌纤维有震颤。

（五）治疗方法

1. 一般治疗　口服 B 族维生素及非甾体消炎止痛药物，限制患肢活动、理疗、抗炎治疗。

2. 桡神经周围阻滞法

（1）注射时患肘屈曲，肘外侧皮肤严密消毒。于桡骨头掌侧压痛最明显处进针。穿入肌层后注药，行扇形神经末梢阻滞，以使药液注入旋后肌浅层及深浅层之间。注药后做轻柔按摩，以助药液扩散。

（2）注意事项

- 前臂背侧骨间神经卡压综合征痛点阻滞适用于早期无明显功能障碍者；桡神经浅支卡压综合征痛点神经阻滞应在 Tinel 征最明显处；上臂桡神经卡压综合征神经阻滞应在压痛最明显处。
- 治疗期间应避免过重劳动。
- 勿将药液注入血管及神经内。

3. 经神经阻滞治疗 3 个月后，功能无恢复者应及早手术治疗，松解受压神经。

典型病例 1

患者，男性，39 岁，右手桡侧 4 个手指麻木、疼痛 2 周。患者两周前长时间电脑打字后出现右手桡侧四个手指麻木、疼痛，提重物及握拳时症状加重，伴手指活动轻度受限，疼痛麻木不向前臂及上臂放射。查体：按压右侧腕横纹中点附近可诱发手指麻木及疼痛。诊断为右侧腕管综合征、右正中神经嵌压综合征。治疗过程：腕管注射。以掌根部、桡侧曲腕长肌内侧缘为穿刺点，针尖斜向远侧 30°角进针，刺穿腕横韧带有突破感，注射 0.5%～1%利多卡因 5 ml＋适量曲安奈德 5 mg，治疗后症状显著改善，共治疗 3 次，症状消失。

典型病例 2

患者，男性，72 岁，主诉颈部僵硬不适，左侧肩背部及上肢疼痛、麻木 3 年，加重 1 个月。受凉、长时间低头、提重物时疼痛加重，夜间也常因左侧上肢剧烈麻木而不能入眠。查体：左侧 C_4、C_5 椎旁压痛（+），压顶及臂丛牵拉试验（+），桡骨膜反射、肱二头肌及肱三头肌反射稍减弱，霍夫曼征（—）。颈椎 MRI 显示颈椎间盘突出，以 $C_{4\sim5}$、$C_{5\sim6}$ 为著。诊断为颈椎间盘突出症神经根型。治疗过程：在 C 臂引导下经左侧气管食管鞘和血管鞘之间穿刺置 $C_{4\sim5}$ 和 $C_{5\sim6}$ 椎间盘中央，并造影证实，每盘注射 50%的臭氧 5 ml，然后给予 75～85℃射频热凝 2 分钟。术后症状显著改善，随访 6 个月症状未复发。

（张挺杰）

参考文献

1. 李仲廉. 临床疼痛治疗学. 3 版. 天津科学技术出版社，2003.
2. 李仲廉，郑宝森，王子千. 神经阻滞学：100 种神经阻滞术图解. 郑州大学出版社，2002.
3. 李树人，杭燕南. 疼痛治疗手册. 上海科学技术出版社，2007.
4. 石崇俭. 疼痛阻滞与解剖彩色图谱. 北京：人民卫生出版社，2006.

第 9 章 腰骶部和下肢疼痛

急、慢性腰背痛或伴有下肢痛的病人约占疼痛门诊病人的80％左右。约有80％的成人有过腰背痛的病史。

腰背痛不是单独的疾病，而是许多疾病的常见症状。个别患者因诊断不明，治疗失当，可长期不愈。对待腰背痛，首先要寻求正确的诊断、病变的定位及定性，才能有正确的治疗方案，取得预期的效果。

腰背痛的原因很多，分为先天性疾患、退变性、外伤性、炎症性和肿瘤性疾患等，某些疾病的病因并非单一，如腰椎管狭窄症，既有先天因素，又有退变因素。有些病人可能疼痛后首先到疼痛门诊就诊，需要详细制订诊疗计划，力求明确病因。有时明确诊断较困难，但必须排除一些比较少见而特殊的病因，如隐匿性的全身疾病和创伤、感染、恶性肿瘤、神经系统疾患（如神经根损伤、椎管狭窄、马尾综合征）等，这些疾病往往需要针对性治疗。

第一节 腰椎间盘突出症

腰椎间盘突出症是引起腰腿痛的主要原因之一，男性多于女性，约80％发生在青壮年期。常见于$L_{4\sim5}$椎间盘和$L_5\sim S_1$，$L_{3\sim4}$椎间盘次之。

一、发病原因

椎间盘突出症的病理基础包括髓核的退行性变、纤维断裂等因素。腰椎间盘突出症按突出的程度分类为：①纤维环完全断裂，髓核从后纵韧带向后脱出。有嵌顿型、固定型、游离型等。②纤维环部分破裂，部分髓核组织突出，为临床常见的类型。③髓核、纤维环同时退变、萎缩，纤维环弹力减弱，但没有断裂，只有髓核的轻度膨出。突出的方向，以后侧旁型最为多见，中央型及椎间孔型较少见。

二、症状

1. 腰腿痛　疼痛主要在下腰部或腰骶部。椎间盘膨出多为慢性钝痛，纤维环破裂髓核突出时多为急性剧痛。疼痛多呈放射性，由臀部、大腿后外侧、小腿外侧放射至足背或由臀部、大腿后侧、小腿后侧放射至足底，是突出的椎间盘压迫或间盘碎裂溢出物质刺激神经根所致。下肢疼痛多见于 $L_{4\sim5}$ 及 $L_{5}\sim S_{1}$ 椎间盘突出者，多数患者有臀部、大腿外侧、足背外侧或足底外侧痛觉减退或麻木。

2. 由于行走时椎管内受阻的静脉丛逐渐充血，加重了神经根的充血程度，引起疼痛加重，可出现间歇性跛行。

3. 突出的椎间盘刺激了椎旁的交感神经纤维，反射性引起下肢血管收缩可致患肢发凉。

4. 中央型腰椎间盘突出或大块髓核碎片脱入椎管压迫马尾神经可引起大小便困难、鞍区感觉异常等症状，男性患者可发生阳痿等性功能障碍。

三、体征

可有脊柱偏斜、脊柱运动受限。腰部相应节段的压痛点、坐骨神经走行区压痛。病程长者相应运动神经支配的肌肉萎缩，肌力减退，但极少发生完全瘫痪；感觉神经根分布区可出现感觉过敏、减退或消失。患者常有膝腱反射（L_4 神经根受累）和（或）跟腱反射（S_1 神经根受累）减弱或消失。直腿抬高试验、直腿抬高加强试验、屈颈试验、仰卧挺腹试验以及股神经牵拉等试验阳性。

四、辅助检查

1. 腰椎 X 线平片　可见病变椎间隙变窄、椎体边缘有唇样增生、椎间隙变窄等，均提示退行性变。此外 X 线平片可发现有无结核、肿瘤等骨病，有重要鉴别诊断意义。

2. CT　可显示骨性椎管形态，黄韧带是否增厚及椎间盘突出的大小、方向等，对本病有较大的诊断价值。

3. MRI　可全面观察各腰椎间盘是否有病变，可在矢状位和轴位上反映髓核突出的程度和位置，并鉴别是否存在椎管内其他占位性病变。

4. 其他　电生理检查（肌电图、神经传导速度及体感诱发电位）可协助确定神经损害的范围及程度，观察治疗效果。

五、治疗方法

（一）保守治疗

腰椎间盘突出导致的下腰痛治疗的基础是保守治疗，包括卧床休息、药物治疗和物理治疗等。

1. 卧床休息　急性期需要适当卧床休息，但已经不主张长时间绝对卧床的做法。早期恢复运动与长时间卧床休息（>4 天）相比似乎预后更好。为了避免背部肌肉力量下降，通常在症状出现后前 2 周内开始增加活动，逐渐增加有氧运动（最多每天 20～30 分钟）。与在床边坐同样的时间相比，这类活动不会使背部产生更高的张力。建议同时做一些锻炼以改善背部肌肉的力量和耐力。

2. 药物治疗　药物在治疗下腰痛和小关节骨关节病中的作用是控制疼痛、促进康复、恢复正常睡眠模式和改善情绪。非甾体类抗炎药是治疗炎症性背痛患者的必需部分。其他有效的药物包括三环类抗抑郁药和抗惊厥药。肌松剂通常用于减轻肌肉痉挛并且有助于严重疼痛患者的休息。这些药物通常有指征用于短期治疗和急性期缓解疼痛。有时可能需要使用阿片类镇痛药短期治疗使患者得到充分休息并在下腰痛的急性期维持活动。一般不会长时间使用阿片类药物和肌松剂。

3. 物理治疗　骨盆牵引能减轻椎间盘压力，有利于椎间盘髓核还纳复位。牵引重量一般为 10～15 kg，每日 1～2 次，每次 1～2 h。要避免加重损伤。脊柱推拿有争议，并且不建议用于神经根性疼痛的患者，用于还没有明确诊断的患者也不明智。对于经过适当选择的患者，如果 4 周后推拿仍不能改善症状和功能，应当停止推拿并重新评估患者。

4. 神经阻滞和注射疗法　采用硬膜外腔注射、硬膜外侧间隙注射、椎旁注射等方法。往往在药物中加入皮质类固醇。皮质类固醇在对抗炎症和消除水肿方面有重要作用。

（二）手术治疗

1. 传统手术治疗方法　巨大椎间盘突出、疝出或椎间盘钙化引起临床严重症状，如大小便障碍、广泛肌力减弱或瘫痪需要尽快手术治疗。对于保守治疗效果不佳者也可行手术治疗。

2. 微创介入手术　微创介入手术因为创伤小、恢复快、效果好等优点近年来得到飞速发展。包括髓核化学溶解疗法、经皮椎间盘旋切术、经皮激光间盘减压术等。根据患者的具体情况灵活采用不同的手术方式，能够取得更好的效果。

六、预防或保健方法

避免弯腰负重、不良坐姿、长时间坐位等危险因素。吸烟会明显影响椎间盘外部的血管，也应当避免。低频振动（例如开机动车或操作工厂设备）与长时间坐位联合起来是脊柱疾病的高危因素。久坐或久站时应经常活动脊柱四肢。

第二节　盘源性腰腿痛

一、发病原因

在没有间盘突出的情况下，即排除了间盘突出对周围组织继发影响后，发生于间盘内部的病变也能引起腰痛。间盘内破裂(internal disc disruption，IDD) 是以椎间盘内部结构以及功能紊乱为特征的一种疾病，是慢性下腰痛的最多见类型，占 40%～70%。研究表明，椎间盘纤维环外 1/3、后纵韧带内含有窦椎神经，而产生疼痛的退变椎间盘内髓核、纤维环内的伤害感受器末梢增生，炎性介质含量增加。这些炎性介质作用于窦椎神经的伤害感受器，在轻微的机械压力刺激下就可以引起疼痛。

二、症状

典型盘源性腰痛是不伴有神经根性疼痛的带状分布下腰痛，早晨加重，用 Valsalva 法加重，并且弯腰站立恶化。间盘源性疼痛一般局限于腰部，也可放射至双下肢。$L_{3\sim4}$ 间盘病变患者疼痛常放射至小腿前面，但不向下肢后面放射。$L_{4\sim5}$ 间盘病变的疼痛多局限于大腿前面，可伴有或不伴有大腿后面或小腿疼痛。而 L_5～S_1 间盘病变的患者疼痛常位于大小腿后部。

三、体征

因为不累及神经根，检查神经根紧张试验阴性，运动和反射一般无异常，没有皮肤感觉过敏或感觉缺失。

四、辅助检查

1. 常规影像学检查　椎间盘源性下腰痛在普通 X 线、CT 平扫、椎管造影等可以没有任何变化，或者表现为椎间隙狭窄、终板硬化，间盘内含气，关节突关节退行性变或椎间失稳等非特异性改变。

2. MRI　在 MRI T2 加权像上病变椎间盘呈低信号改变，称为“黑间盘”，但并非每个退变的椎间盘都直接导致下腰痛。椎间盘源性腰痛重要的征象是在中矢状位椎间盘后侧正中邻近下一椎体的上终板处，有一小的圆形或卵圆形高信号区。该高信号区表明该椎间盘是临床上引起疼痛的椎间盘，是无根性症状腰痛患者纤维环内层破裂诊断的可靠标志。

3. 椎间盘造影是目前诊断间盘源性疼痛最可靠的检查方法。椎间盘造影阳性是指：异常的造影图像、造影剂的注入量＞2 ml、注入造影剂的过程中患者诱发出与平时相同或类似的疼痛（即诱发痛阳性）；同时必须有一个阴性的对照间盘注射。

五、治疗方法

1. 保守治疗　绝大多数患者保守治疗均获得良好疗效。包括功能锻炼、局部封闭、非甾体类抗炎药、止痛药、短期卧床休息、物理治疗及针灸等方法，其中功能锻炼因可明显改善下腰痛、腹部及腰背部肌力，而被证实是治疗椎间盘源性腰痛的有效方法。

2. 微创治疗

（1）椎间盘内电热疗法（intradiscal electrothermal therapy，IDET）或椎间盘电热法纤维环成形术：可使组织去神经化或毁坏过度生长的伤害感受器（窦椎神经），减轻疼痛。第二种提出的机制则认为加热过程可改变纤维环内的胶原纤维的结构，从而使纤维环的稳定性增加。严格掌握适应证的情况下该法成功率60％～78％。

（2）经皮穿刺腰椎间盘激光汽化减压术（percutaneous laser disc decompression，PLDD）：运用激光能量汽化部分髓核体积，从而固缩椎间盘、减少退变突出椎间盘内压力。

（3）其他：如髓核化学溶解法、经皮切除术、椎间盘内射频切除术、经皮髓核成形术，治疗效果有待于进一步观察。

(4) 双极水冷射频（Water-Cooled Bipolar Radiofrequency Thermocoagulation）：也称为双极水冷椎间盘成形术（Intradiscal Biacuplasty，IDB）：是较新的方法，认为对盘源性腰痛有更好的作用。其机制是在椎间盘纤维环两侧分别插入射频针，其内部的水冷系统能保证长时间对后方纤维环进行射频热凝，而不过分升高温度，使毁损范围进一步扩大和均匀，并防止神经根周围温度过高而发生神经根损伤。

3. 手术治疗

(1) 椎体间融合术的疗效较为肯定，它既可以清除导致疼痛的椎间盘及炎性物质，又重建了脊柱的稳定性。临床成功率多在70%～80%。

(2) 假体置换术包括人工椎间盘置换和髓核置换术。椎间盘源性腰痛是假体置换的最佳适应证。恢复腰椎自然负重及运动功能，彻底清除椎间盘组织，消除了炎性刺激和自身免疫性反应，是治疗椎间盘疾病的理想方法。目前需要改进的地方仍很多，是一个还不成熟，但却发展十分迅速的新疗法，会有广阔的应用前景。

六、预防或保健方法

避免弯腰负重、不良坐姿、长时间坐位等危险因素。吸烟会明显影响椎间盘外部的血管，也应当避免。

第三节 腰椎管狭窄

一、发病原因

因原发或继发因素造成腰椎管的骨性或纤维性管腔狭窄，神经根、马尾神经直接受压迫或受压后供血不足而出现的腰腿痛。一般40岁以下的根性痛以椎间盘突出最多见，40～50岁的根性痛发生于腰椎间盘突出和腰椎管狭窄的机会相等。而50岁以上的根性痛则多为腰椎管狭窄所引起。男性多于女性。

二、症状

1. 起病缓慢，有明显的腰腿痛，下腰痛常伴有单侧或双侧臀部、大腿外侧疼痛，疼痛性质为酸痛、胀痛或灼痛。下肢无力，站立时症状加重，下蹲或平卧时症状缓解。

2. 脊椎后伸时症状加重，前屈时症状减轻。当脊椎弯曲时可产生腰椎间盘在椎管内突出减小，椎管前壁长度缩短，椎管后壁明显增长，椎管内黄韧带突出减小。而脊柱过伸时椎间盘突出椎管内，椎管前壁长度轻度增加，椎管后壁长度缩短，黄韧带突出椎管；当脊椎从屈曲至伸展时，椎管缩短 2 cm，神经组织同样缩短变宽，椎间孔变小，黄韧带突入椎管，椎间盘突入椎管内。

3. 间歇性跛行。患者常常在步行后腰腿痛，休息或蹲下后症状减轻或消失，再次行走不久，疼痛又出现。随着病情加重，能行走的距离越来越短，使症状缓解需要休息的时间越来越长。

4. 病情严重者，可引起尿急或排尿困难。

三、体征

阳性体征较少，主要有后伸受限。部分患者可出现下肢肌肉萎缩，以胫前肌最明显，肢体痛觉减退，膝腱或跟腱反射迟钝。直腿抬高试验正常或只有中度牵拉痛。

四、辅助检查

X 线检查见椎管前后径变窄、椎间隙狭窄、椎体骨质增生、椎体滑脱、小关节突增生肥大、关节面硬化、椎间孔缩小等。脊髓造影或 CT、磁共振检查可确诊。

五、治疗方法

临床所见的严重腰腿痛患者，尤其是老年患者，不少是椎间盘突出合并有不同程度与不同类型的腰椎管狭窄，少数是单独由腰椎管狭窄引起。由于腰椎间盘突出和退变性腰椎管狭窄均在腰椎退变基础上发生，腰椎间盘突出后又进一步促使退变过程加速。因此，腰椎间盘突出与腰椎管狭窄在临床上常相互伴随，故在治疗腰椎间盘突出症时应注意检查并相应处理存在的腰椎管狭窄，在治疗腰椎管狭窄症的患者时亦不应忽略可能合并发生的腰椎间盘突出。

1. 一般治疗方法　休息、理疗、按摩等均可减轻和缓解症状。卧床休息、减少活动、改善微循环药物、推拿按摩、加强腹肌锻炼、使用弹力围腰等，均有一定效果。

2. 局部痛点阻滞　尽量明确痛点。局麻药和小剂量皮质激素混合液，行痛点局部神经末梢阻滞。

3. 硬膜外阻滞　局麻药和小剂量皮质激素混合液行硬膜外阻滞。

4. 手术治疗　经非手术治疗无效，神经症状较重者需行腰椎减压术（椎板切除术、椎板开窗术、椎间孔扩大术）减压。手术是在解剖上解除神经及其供应血管压迫的唯一治疗方法。合并有椎间盘突出的病例，应将椎间盘同时切除。对椎体后骨缘有压迫者同样切除。

六、预防或保健方法

随年龄的增长，引起腰椎管狭窄的退行性改变就会发生，因此，没有有效的措施可以预防腰椎管狭窄症。如果保持良好的坐姿和站姿，积极锻炼腰背部肌肉可能有助于减缓引起腰椎管狭窄的退行性改变，进而减缓腰椎管狭窄的发生。

第四节　腰椎小关节卡压综合征

一、发病原因

腰椎小关节的主要作用是维持脊柱的稳定性，当各种原因导致腰椎负荷过大或腰椎受力不均时易损伤腰椎小关节，造成关节创伤性滑膜炎及关节囊损伤，并通过刺激分布于其内部的伤害性感受器经腰神经后内侧支的传导产生腰痛。例如，当腰前屈并向一侧旋转时，关节间隙变大，滑膜进入关节间隙，直腰时将滑膜卡压嵌入，关节滑膜有腰神经后支的内侧分支分布，故可引起剧痛。

二、症状

急性发作时患者多数在扭腰或弯腰变为伸腰的过程中立即产生单侧或双侧下腰部疼痛，活动腰部则疼痛加剧，甚至向臀部、大腿及骶尾部放射。一般不累及小腿。患者常处于强迫体位，惧怕被别人触摸或搬动。

有慢性腰痛史的青壮年可能因日常生活中的轻微动作而产生腰部剧痛，突然腰部不能活动，被迫卧床休息，这时往往考虑为小关节错位或半脱位。此类患者少数人可有放射性疼痛。

三、体征

急性发作时，腰部生理弯曲消失，棘突排列不规则。病变的小关节有明显的叩击痛及压痛。下肢肌力、感觉无异常。

四、辅助检查

1. X线检查　可见腰椎生理弯曲发生改变，一般不易发现小关节移位。但动力性侧位片可显示松动征，并可发现两侧小关节突呈不对称状。左、右斜位有时可见关节突嵌于峡部。

2. CT及MRI影像　可显示受累椎体小关节骨质与周围软组织的概况。

五、治疗方法

1. 手法操作　手法复位是治疗腰椎小关节错位的有效措施，常用的手法有斜扳法、背法、旋转复位法等。在手法复位前宜在腰背患处先行按摩。

2. 卧床休息　急性发作或手法复位后的患者，应适当卧床休息，以消除骶棘肌痉挛，促使关节水肿消退并减轻疼痛。

3. 骨盆牵引　腰肌痉挛严重而拒绝手法复位者，可先进行患椎小关节注射治疗，待疼痛缓解后再行骨盆牵引。牵引重量为患者体重的1/10～1/8。一般牵引3～5天后症状可消失或明显减轻。

4. 理疗　可应用热敷、超短波频谱仪等物理治疗以使肌肉放松、水肿消退及改善局部血液循环。

5. 药物　腰痛明显时，可口服消炎止痛的药物，如布洛芬、对乙酰氨基酚等。

6. 小关节注射治疗　在预选的两个棘突间下1/3旁开0.5～1 cm（参考X线片上的棘突尖与关节突的距离）为进针点，垂直刺入皮肤，边进针边回吸，直至接触小关节关节囊为止，回吸无血液或脑脊液后注射药物。最好在X线透视下操作。急性发作者注射治疗效果好。

六、预防或保健方法

慢性期加强腰背肌锻炼，注意保护腰部，正确使用腰部力量，防止复发。

第五节　腰神经后支痛

一、发病原因

腰神经后支区域的腰腿痛原因有两种：①由于小关节增生肥大、骨纤维管狭窄、肌肉韧带创伤、劳损等刺激或卡压出现的症状——直接原因；②由于椎间盘退变、不稳等原因，刺激窦椎神经，经过腰神经后支反射性地引起腰腿痛——间接原因。本节仅讨论腰神经后支直接受损所导致的疼痛。

腰神经后支主干在经过横突时，被纤维束固定于横突上，周围无明显脂肪组织，这一段是相对固定的，如果长期腰部负荷过大或不正确的姿势，就有可能导致这里的筋膜增厚、软组织受损，从而使穿过的神经血管束受到挤压产生腰痛等临床症状。

腰神经后支骨纤维孔是腰神经后支主干及其伴行血管的必经之路。腰神经后支穿过骨纤维孔时，紧靠横突间韧带的内侧缘，当腰部作前屈、侧弯、旋转等活动时，韧带内缘对后支主干可产生压迫，过度的压迫有可能造成损伤；同样，损伤后肿胀的肌肉、韧带势必压迫其伴行静脉，使静脉淤血，甚至破裂形成血肿，导致骨纤维孔相对狭窄，卡压后支神经。慢性劳损形成的腰椎横突及关节突增生、腰椎横突间韧带肥厚等致腰椎骨纤维孔绝对狭窄而压迫后支主干，导致慢性、顽固性腰背痛，并由于卡压使其支配的椎间关节、肌肉、韧带等功能紊乱。

此类疼痛发病率高，约占非特异性腰腿痛的 80%，并且疼痛性质、分布区域不像脊神经前支那样明显，常造成诊断上的困难。常规疗法效果较差，且病情易反复发作。

二、症状

患者多表现为慢性发作性腰骶部疼痛，可伴有臀部及大腿后外侧疼痛，但下肢痛局限于大腿，一般不超过膝关节。腰椎向某一方向活动可引起疼痛加重，严重者不能站立行走。

三、体征

无下肢感觉、反射及肌力异常。在主诉痛区上方 2～3 节脊椎处存在棘突及椎旁压痛，其特点为该椎体棘突、痛侧小关节、痛侧横突部位压痛，疼痛向主诉区放散。横突根压痛点（邵氏点）压痛阳性有特殊诊断意义，该点为脊神经后支主干跨过下位椎体横突的体表投影点。

四、辅助检查

腰椎影像学检查无明显异常，有时可见生理弯曲改变或椎体旋转现象。

五、治疗方法

1. 急性发作期治疗　嘱患者注意卧床休息，同时可配合消炎镇痛药、神经营养药等进行治疗。

2. 物理治疗　适当的物理疗法对脊神经后支性疼痛有效，也可有效改善腰部僵硬感，解除局部肌肉及末梢血管痉挛状态，促进血液循环，加快病灶炎性代谢产物的清除。针灸、局部热敷对缓解腰部肌肉痉挛、减轻疼痛具有积极意义。

3. 神经阻滞　腰部脊神经后支阻滞和腰椎旁脊神经后支主干阻滞既可明确诊断又可作为治疗方法。完善的阻滞既可直接缓解疼痛，又能松弛腰部过于紧张的肌肉，改善其血液循环，特别对由肌肉紧张、小关节病变等引起的后支卡压症状具有立竿见影的效果。根据临床表现、体格检查，明确诊断，准确选择损伤部位的穿刺，是提高疗效的关键［腰神经后内侧支损伤，选择病变的椎间关节外侧横突根部阻滞；腰神经后外侧支损伤，选择病变的横突点（后外侧支与下位横突背面的相交点）阻滞］。

4. 局部痛点阻滞　可缓解局部肌肉紧张及疼痛。成功的关键在于要注射到位。

5. 手术治疗　对于顽固性的腰神经后支疼痛患者，经常规消炎镇痛药物神经阻滞疗效不明显或短期内复发者，可考虑行微创射频热凝或化学性神经毁损，或手术切除术。

六、预防或保健方法

1. 疼痛缓解期应注意腰部保健，避免着凉、过劳。
2. 改变不良生活、工作习惯，如长时间坐位。
3. 加强腰背肌锻炼等，可在一定程度上预防疼痛发作。

第六节 臀上皮神经痛

一、发病原因

臀上皮神经为腰神经后外侧支的皮支，在臀上皮神经行程中，越过髂嵴进入臀部时，被腰背筋膜与髂嵴形成的骨纤维管固定，此管的变形、缩窄或腰部扭伤都可使臀上皮神经损伤。下腰椎手术后腰神经后支损伤或受压迫也会并发臀上皮神经痛。本病可于各种年龄阶段发病，但以青壮年居多。

二、症状

可能有劳累、受凉等诱因。疼痛特点为臀、大腿部疼痛，尤以髂嵴中部附近较明显，疼痛性质可呈钝痛、酸痛或刺痛。弯腰、转体、坐下或起立等动作使疼痛加重。多不超过膝关节，无放射且与体位关系不密切。无神经根受累表现。

三、体征

髂嵴中部及其上下方常有压痛，在臀部可触及。急性损伤时压痛剧烈明显，有些病人伴有行走困难；慢性损伤者可在臀上部触及直径数毫米、长度数厘米的条索状且有压痛的肿物，压之产生痛感，有时则没有明显压痛点，呈区域性钝痛、酸痛、麻木感。

四、辅助检查

腰椎影像学检查排除腰椎疾患。

五、治疗方法

1. 保守治疗

（1）药物治疗。

（2）臀上皮神经阻滞：方法是在髂骨嵴中点下方 2～3 横指，

斜向髂骨嵴中点边缘方向向皮下筋膜和肌层扇形逐层浸润注射。

2. 手术治疗　对非手术治疗不能长期缓解的病人，行臀上皮神经松解术，或行微创臀上皮神经射频热凝或药物毁损。

六、预防或保健方法

避免劳累、受凉。

第七节　股外侧皮神经卡压综合征

一、发病原因

股外侧皮神经是腰丛的一个终支，来自 L_2、L_3 前支的后股，经髂前上棘的内侧，腹股沟韧带深面，在髂前上棘的内、下各 2 cm 穿出阔筋膜，分成前后两支。腹股沟管纤维管的出口狭窄或穿出阔筋膜处对神经的卡压均可导致疼痛。该病为临床常见病，常见于中年以上、肥胖的男性。尤多见于喜穿紧窄短裤、低腰紧身牛仔裤者。女性也可发病。男女之比为 2.8∶1。有腿部外伤、糖尿病、妊娠者较易发病。

二、症状

多为一侧发病，起病可急可缓。表现为股前外侧疼痛，初期为间歇性，逐渐成为持续性疼痛。持久站立、远距离行走、衣服摩擦、仰卧位大腿过度伸展等动作使疼痛加重。

三、体征

髂前上棘内下方 2 cm 处（股外侧皮神经投影处）有压痛点，压之有向肢体远端放射感。股前外侧皮肤可有感觉减退。肌腱反射存在，不出现股四头肌萎缩。

四、辅助检查

辅助检查无阳性发现。对症状严重的病例，应行腰椎 X 线平片及盆腔脏器检查，以鉴别诊断。

五、治疗方法

1. 病因治疗　去除致病因素，如避免腰带、紧身裤等理化因素刺激，改变生活习惯。

2. 药物治疗　可使用非甾体抗炎药及 B 族维生素药物治疗，也可服用卡马西平。

3. 物理疗法　激光、红外偏振光照射治疗。

4. 神经阻滞治疗　股外侧皮神经阻滞：患者仰卧位，下肢稍分开。髂前上棘内下方 2 cm 为穿刺点。用 7 号针头垂直刺入皮肤后，缓慢边进针边注意患者反应。当进针 2～3 cm 深，针尖到达筋膜下时可诱发异感，即固定针头，回吸无血后给药。如未诱发出异感，应退针至皮下，向左右扇形反复穿刺，直至找出异感，若确实找不到异感，可在筋膜下扇形浸润给药。不宜为寻找异感而反复、粗暴穿刺，以免损伤神经。

六、预防或保健方法

避免穿紧窄短裤、低腰紧身牛仔裤。

第八节　髋关节炎

一、发病原因

髋关节是重要的负重关节，容易发生骨关节炎；有先天性髋臼发育不良等病史的病人也较容易得此病，这是因为遗传的原因，病人的股骨头和髋臼之间关节软骨的磨损比一般人大得多，导致髋关节过度磨损，加速软骨老化，发生骨关节炎。

二、症状

主要的症状是在活动或负重时，腹股沟处有疼痛，并向大腿或膝关节内侧放射。可因寒冷、潮湿等因素的影响而加重，严重时休息时也有疼痛。还伴有僵硬、跛行、大腿肌肉萎缩等症状，严重者出现关节畸形。

三、体征

髋关节活动度受限，主要是内旋受限，因为内旋可使髋关节囊容积减少。常有轻度屈曲内收畸形。4 字试验阳性。严重时出现髋关节 Thomas 征阳性。

四、辅助检查

X 线表现为关节面不规则、并有断裂现象，随病程发展可见明显骨赘，较大时可遮盖股骨头上部；股骨头变扁，股骨颈变粗变短；关节间隙呈不均匀性狭窄，严重者的关节间隙可完全消失。晚期常见骨质囊性变并伴边缘硬化。

五、髋骨关节炎的临床诊断标准

1. 前 1 个月大多数时间有髋痛；
2. 髋内旋小于 15 度；
3. 髋内旋大于 15 度；
4. 红细胞沉降率小于 45 mm/h；
5. 髋晨僵时间小于 60 分钟；
6. 未做红细胞沉降率、髋屈曲小于 115 度；
7. 年龄大于 50 岁。

满足 1＋2＋4 条或 1＋2＋5 条，或 1＋3＋6＋7 条者，可诊断髋骨关节炎。

六、临床及放射学诊断标准

1. 前1个月大多数时间有髋痛；

2. 红细胞沉降率小于20 mm/h；

3. X线片股骨和（或）髋臼有骨赘；

4. X线片髋关节间隙狭窄。

满足1+2+3条或1+2+4条或1+3+4条者，可诊断髋骨关节炎。

七、治疗方法

EULAR髋关节骨性关节炎治疗指南（2005年）

1. 髋关节骨性关节炎的治疗应包括药物和非药物联合治疗。

2. 髋关节骨性关节炎治疗方案应依据以下因素选择：

（1）髋关节危险因素（肥胖、不良力学因素、活动度、发育不良）；

（2）一般危险因素（年龄、性别、合并症和同时服用的药物）；

（3）疼痛强度、功能障碍及残疾程度；

（4）组织破坏的部位和程度；

（5）患者的期望和要求。

3. 非药物治疗应包括常规患者教育、锻炼、辅助工具（拐杖、鞋垫）应用以及肥胖患者减轻体重。

4. 对乙酰氨基酚（最多4 g/d）有效且安全，在轻、中度疼痛时是首选的口服镇痛药，如果有效，可以长期口服。

5. 对乙酰氨基酚疗效欠佳的患者可加用或改用最小有效剂量的非甾体抗炎药。对于可能有胃肠不良反应的患者，可选用非选择性非甾体抗炎药加胃黏膜保护剂或选择性COX-2抑制剂（昔布类）。

6. 阿片类镇痛药与对乙酰氨基酚合用或单独使用，对于非甾体抗炎药无效和（或）耐受性差的患者是一种有效的替代治疗方法。

7. 改善病情类药物（symptomatic slow-acting drug for OA, SYSADOA）（硫酸氨基葡萄糖、硫酸软骨素、双醋瑞因、非皂化鳄梨豆和透明质酸）可缓解症状且毒性低，但作用较弱。适用人群尚不完全明确，临床是否有相应结构改善和这类药品的性价比尚无定论。

8. 关节内注射皮质激素（超声或 X 线引导下）可用于镇痛药或非甾体抗炎药疗效欠佳的伴有红肿的患者。

9. 截骨、关节修复等手术可用于有症状的年轻髋关节骨性关节炎患者，尤其在发育不良或内外翻畸形的患者更为适用。

10. 影像学检查证明有髋骨性关节炎的证据，疼痛反复发作并有功能障碍时考虑做关节置换。

● 髋关节囊注射方法：患者仰卧位或俯卧位。仰卧位时，自股骨大转子前方，沿股骨颈方向，以 45 度角徐徐进针，针贴近骨面，待针尖接近关节外缘处，将针尖略微翘起，与关节囊面平行刺入 1.5 cm 左右，不进关节腔，回抽无血液或关节液，即可注药，亦可作扇形浸润。俯卧位时，在大转子后方、转子间嵴处进针，沿股骨颈方向插入后关节囊层，回抽无血后可以注药。

● 髋关节腔注射方法：患者仰卧位，用长针头自股骨大转子前下方进针，沿股骨颈内侧角方向，与皮肤成 45 度角紧贴骨面刺入关节腔内。操作时注意保持针体在股动脉、股静脉及股神经下方。

八、预防或保健方法

教育患者、锻炼、使用辅助工具（拐杖、鞋垫）以及肥胖患者减轻体重。

第九节 膝骨性关节炎

一、发病原因

原发性膝骨性关节炎的发病原因至今尚不清楚，涉及全身及局部多种因素，可能是综合因素所致。诸多因素中有年龄、关节创伤、肥胖、使用过度、遗传等。继发性膝骨性关节炎系在原有病变的基础上发生骨性关节炎，常见因素有先天性关节解剖异常、损伤或医源性因素。主要病变是膝关节软骨破坏、软骨下骨重塑和滑膜炎症。

二、症状

膝骨性关节炎的最常见的症状是疼痛，初期轻微钝痛，并不严重，以后逐步加剧。疼痛多具有活动多时加重，休息后减轻的特点。严重时休息也不能缓解疼痛。疼痛有时与天气变化、受凉、潮湿等因素有关。

患者常感到关节活动不灵活、僵硬，晨起或休息后不能立即活动，需经过一定时间活动后方能解除僵硬状态，但时间较短，一般不超过 30 min。关节活动时可能有各种不同的响声，如摩擦声等。有时可出现关节交锁。

关节炎发展到一定程度时关节肿胀明显，特别是伴有滑膜炎时，关节内可有积液，主动或被动活动都受限制。

三、体征

体格检查显示关节肿胀，严重时出现关节畸形，如膝内翻。关节周围肌萎缩，主动或被动活动时可听到骨摩擦音或触及骨摩擦感。膝关节周围有压痛。浮髌试验阳性。

四、辅助检查

早期 X 线检查常为阴性。随着病情的发展可见关节间隙狭窄，关节面硬化，变形，关节边缘骨赘形成，软骨下骨板致密，软骨下囊性变，晚期可见关节畸形及关节半脱位等。

实验室检查一般都在正常范围内。关节液检查可见白细胞升高，偶见红细胞。

在基础研究方面，Ling 等通过 10 年影像学随访证实，有 16

种血清蛋白水平与骨性关节炎有关，其中基质金属蛋白酶 7、IL-15、纤溶酶原激活抑制因子 1 和可溶性血管黏附蛋白 1 在骨性关节炎患者出现影像学改变前 10 年即可检测到异常，这一研究对骨性关节炎的预测具有重要意义。此外，Lories 等通过基因敲除 *sFRP3* 建立了骨性关节炎模型，为骨性关节炎的研究提供了实验基础。

五、膝骨性关节炎的诊断标准（美国风湿病学会，1995）

（一）临床标准

1. 上个月大多数时间有膝痛；
2. 活动时有骨摩擦感；
3. 晨僵≤ 30 min；
4. 年龄≥ 38 岁；
5. 有骨性膨大。

满足 1＋2＋3＋4 或 1＋2＋5 或 1＋4＋5 可诊断。

（二）临床＋实验室＋放射学标准

1. 上个月大多数时间有膝痛；
2. X 线示关节边缘骨赘形成；
3. 关节液检查符合骨性关节炎；
4. 年龄≥ 40 岁；
5. 晨僵≤ 30 min；
6. 有骨摩擦感。

满足 1＋2 或 1＋3＋5＋6 或 1＋4＋5＋6 可诊断。

六、治疗方法

膝骨性关节炎的治疗目标是减轻疼痛，减轻炎症水平，减轻关节软骨的降解和改善关节功能。

欧洲抗风湿病学会（Eular）的骨性关节炎治疗原则（2003 年）

1. 药物与非药物治疗联合。
2. 膝关节骨性关节炎的治疗依据　①膝关节危险因素（肥

胖、体力活动、负面机械性因素等)；②一般危险因素（年龄、合并症等)；③疼痛程度及功能丧失程度；④炎症的表现，例如渗出；⑤关节结构损坏的部位及程度。

3. 膝 OA 的非药物治疗

(1) 宣教：这是医生的职责，应当交代患者疾病的详细信息、治疗计划等有利于患者配合治疗。

(2) 锻炼：包括膝关节特异性的力量锻炼或活动度锻炼，全身有氧运动等。在陆地上或水中进行均可。一些研究表明锻炼后会有长时间改善（6～18 个月)。

(3) 器械：可以使用拐杖、楔形鞋垫、膝关节支具等。研究表明使用楔形鞋垫可以减少非甾体抗炎药（NSAIDs）的用量，并且患者的依从性更好，一侧楔形的鞋垫和中间楔形的鞋垫无明显差异。

(4) 控制体重。

4. 止痛首选对乙酰氨基酚　对乙酰氨基酚多用于轻到中度疼痛的患者自我用药。对乙酰氨基酚与布洛芬的效果相当，即使是严重疼痛。一项随机对照试验表明对乙酰氨基酚可以使用 2 年而未见严重副作用，最大剂量可以用到 2600 mg/d。根据现有的临床证据，对乙酰氨基酚的胃肠道安全性要比非选择性 NSAIDs 好。

5. 局部用药安全有效　局部用药经常使用，耐受性好，因而受到患者欢迎。局部用双氯芬酸能够明显缓解疼痛。双氯芬酸药膏与酮洛芬药膏相比、吡罗昔康药膏与口服布洛芬相比治疗效果相当。局部使用辣椒素有效，而且效果持久。局部使用 NSAIDs 和辣椒素有效而且安全性好。

6. 对乙酰氨基酚无效者应考虑 NSAIDs　对于胃肠道危险性高的患者，应当同时使用非选择性 NSAIDs 和有效的胃肠道保护药，或者选择性 COX-2 抑制剂。

对于有些患者来说，NSAIDs 比对乙酰氨基酚更有效。随着对骨性关节炎炎症成分的关注，NSAIDs 在逻辑上可以用于治疗对对乙酰氨基酚反应不好的患者，尤其是临床上有明显滑膜炎表现的患者。但是没有直接证据支持这种说法。许多研究表明口服 NSAIDs 比安慰剂有效，确定了 NSAIDs 在治疗膝骨性关节炎中的有效性。一些研究将 NSAIDs 与对乙酰氨基酚进行比较，结果表明治疗膝骨性关节炎时，NSAIDs 比对乙酰氨基酚疗效好，但是胃肠道副作用大。COX-2 抑制剂比非选择性 NSAIDs 更有益处，尤其是对有高危胃肠道副作用的患者。现有的报告表明非选择性 NSAIDs 和 COX-2 抑制剂的心、肾副作用发生几率相等。

7. 对于 NSAIDs 包括选择性 COX-2 抑制剂禁忌、无效和（或）不耐受者，阿片类药物加或不加对乙酰氨基酚是有效的替代方案。

8. 改善病情类药物（SYSADOA）（氨基葡萄糖、硫酸软骨素、双醋瑞因和透明质酸）对改善症状有效，也可能会改善结构。

在英国改善病情类药物被列入保健食品管理，而不是处方药。透明质酸的使用被认为是膝骨性关节炎治疗中的一个进步。已经证实它有镇痛、改善功能和控制疾病的作用。高分子量透明质酸的效果更佳。越来越多的证据表明可以同时使用其中的两种药物改善症状。

9. 关节痛伴红肿，尤其是伴有关节积液时，有指征在关节内注射长效激素。

10. 影像学检查证明有膝骨性关节炎的证据，疼痛反复发作并有功能障碍时考虑做关节置换。

七、预防或保健方法

注意休息，减少受累关节的应力和承重，应避免过多地步行和上下楼梯，股四头肌锻炼对膝骨性关节炎特别重要，肥胖的患者应减轻体重，减轻对受累关节的压力。严重时应卧床休息，支具固定，防止畸形。

第十节 动脉硬化闭塞症

一、发病原因

主要原因为动脉粥样硬化，其危险因素包括高血压、低密度脂蛋白水平增高、高密度脂蛋白水平降低、吸烟、糖尿病、肥胖、男性、同型半胱氨酸水平增高以及有提前动脉粥样硬化的家族史。动脉硬化闭塞症是一种全身性疾患，可以发生在全身大、中动脉，但以腹主动脉远侧及髂-股-腘动脉最为多见。由于动脉腔狭窄或闭塞，引起下肢动脉慢性缺血的临床表现。本病多见于男性，发病年龄多在45岁以上。

二、症状

动脉闭塞的临床症状决定于累及的血管、损坏的范围、闭塞过程的速度以及侧支循环的多少。

1. 急性闭塞　突然出现一侧肢体的严重疼痛，发冷，麻木和苍白。肢体冷而苍白，闭塞远端肢体脉搏消失。

2. 慢性闭塞　症状与缓慢发展的组织缺血有关。最初的症状为间歇性跛行。跛行的症状（行走时发生疼痛、胀、痉挛或感觉疲劳）最常见于腓肠肌，但亦可发生于足部、大腿、髋部或臀部。快速行走或上坡时跛行加重，但休息1～5分钟（不需坐下）缓解；病人又能行走直至再次疼痛。后期可出现静息痛，皮肤温度明显减低，发绀，肢体远端坏疽和溃疡。

三、体征

急性闭塞可引起严重缺血，表现为感觉和运动丧失，最终（6～8h后）触诊时肌肉有压痛。在主动脉急性闭塞（鞍状栓塞或血栓形成）时，下肢所有脉搏消失。在慢性病例，肢体外观可正常，但脉搏减弱或缺如。动脉闭塞的水平和间歇跛行的位置紧密相关。严重缺血的足会出现疼痛、发冷和麻木感。皮肤可有干燥和鳞屑，指甲和毛发生长不良。随缺血加重，可出现溃疡，更广泛的闭塞可危及组织的存活，导致坏死或坏疽。

四、辅助检查

1. 无创性检查方法　①多普勒超声造影应用最广泛。用流速探测器（多普勒探头）可确定动脉狭窄或闭塞。彩色信号提示血流的方向（彩色多普勒）。②磁共振血管造影可获得类似血管造影相似的影像。

2. 有创性检查方法　血管造影可提供闭塞的部位、范围、程度、侧支和闭塞远端动脉主干的情况。选择性病例可用数字减影血管造影法（DSA），此法使显影增加能清晰地看到血管系统，其优点为所需造影剂少，更为安全和舒适。

五、治疗方法

1. 必须戒除任何形式的吸烟。

2. 有间歇性跛行的病人如有可能每天步行 30～60 分钟。如出现不适，病人应停步，待疼痛消失，再继续步行。这能延长病人不出现疼痛的步行路程；其机制不明，但可能由于体力锻炼以及肌肉需氧增加促使侧支循环增加。

3. 夜间为避免疼痛，应将床头抬高，使睡眠时下肢血流灌注增加。

4. 血管扩张剂、钙通道阻滞剂和阿司匹林（血栓素抑制剂）治疗动脉闭塞和血管痉挛性疾病有临床疗效。己酮可可碱使缺血组织的供氧增加，从而改善间歇性跛行。

5. 经皮血管内治疗　复发率高。用硬的有筛孔样的管状支架插入血管的闭塞部位，支架在血流快的大血管如髂动脉和肾动脉作用最好。在较小的血管，闭塞段长的作用较差。

6. 血管重建手术　在选择性病人，该手术使症状得以缓解，溃疡愈合，避免截肢。手术操作为血栓内膜切除术、旁路移植术

(用编织人工血管或自身静脉在梗阻部位上下作端侧吻合)。

7. 腰交感神经节阻滞/毁损　腰交感神经节阻滞后可使下肢血管扩张，增加血液供应。阻滞方法：患侧向上侧卧，相应棘突或 L_2（常是主要阻滞点）旁开 5～7 cm。垂直皮肤进针，先寻找横突，深约 4～5 cm，沿横突下缘向内侧约 45 度角进针，可触及椎体，使针沿椎体表面前进，再进针 4 cm 左右即可接近交感干。阻滞成功的标志为下肢温热、皮温升高、发红、干燥无汗。局麻药阻滞试验有效者可酌情行腰交感神经节乙醇或酚甘油化学毁损术。

8. 基因和激素治疗　闭塞性血管疾病的基因治疗正在研究中。用成纤维细胞生长因子刺激新血管生长的临床试验可能值得期待。

六、预防或保健方法

戒烟，控制血脂、血糖。早预防、早发现、早治疗。

第十一节　骶髂关节炎

一、发病原因

骶髂关节髂骨部下 1/2～2/3 骨质密度增厚所引起的慢性腰腿痛，称为致密性髂骨炎。可能与妊娠、劳损及病灶性炎症有关。在妊娠后期，如生产过程中，由于内分泌的作用，常使肌腱韧带松弛，使骶髂关节松动，失去稳定性。因此骶髂关节可能经常受到异常刺激或损伤，尤其是骶髂关节的髂骨部所受到的损伤可能性更多些。也可能与身体重力、慢性劳损或外伤有关。

二、症状

本症多见于 20～30 岁已婚经产妇女，偶见于男性。患者平素身体健康，其主诉为腰腿痛。疼痛一般较轻，也有无症状或疼痛较重者。疼痛为慢性、间歇性酸痛，并可随妊娠或生产次数的增加而加重。

三、体征

多数病例病变发生于两侧骶髂关节髂骨部，有局限性压痛或轻度肌肉痉挛。骨盆分离与挤压试验阳性。

四、辅助检查

X 线所见：骶髂关节正位片见关节间隙整齐清晰，靠近骶髂关节面中下 2/3 的髂骨侧骨质异常致密呈均匀一致的骨质致密带，骨小梁纹理完全消失，边缘清晰但无骨质破坏，不侵犯骶骨侧。这种病变多为对称性，也可发生于单侧。局部可呈三角形、新月形或梨形。硬化区可宽达 3 cm。

五、治疗方法

本病患者应暂时避免妊娠，减少劳动，局部热敷理疗或封闭、针灸等，必要时可卧床休息 2～4 周。症状减轻或消失后准备离床时应带腰围保护，逐渐增加活动量。

骶髂关节注射方法：俯卧位，腹下垫枕，使臀微屈，腰椎前凸减少，腰部平坦。骶骨骨嵴中线与髂后上棘连线的交叉点作为穿刺点，用 7 号长针自髂后上棘内侧骶中线处刺入皮肤后以 45 度角对准关节后中部缓慢进针至骶髂关节后方，回抽无血即可注入药液 0.2～0.3 ml。定位要准确，穿刺过程以骶髂关节正、侧位片做定向指导。

如经上述治疗仍不减轻，应考虑清除病灶或行骶髂关节固定术。

骶后孔神经的射频热凝毁损可能有效缓解骶髂关节疼痛，是一个非常有前景的微创介入治疗方法。

六、预防或保健方法

注意休息，减少劳动，避免受凉，暂时避免妊娠。

第十二节 足 跟 痛

一、发病原因

病因较多，如跖筋膜及跖长韧带损害、跟骨骨骺炎、跟骨炎、跟骨骨刺、跟骨结节滑囊炎等。青少年或儿童的跟骨痛多因跟骨骨骺炎所致；青年或中年人的足跟痛主要原因是类风湿性跟骨炎或 Reiter 病；老年人的足跟痛常因跟骨骨刺、跟骨结节滑囊炎及跟部脂肪垫变性所致。

二、症状

足跟部持续性钝痛，负重或久坐突然站起时疼痛加重，稍活动后疼痛可逐渐减轻，但走路较多时疼痛又逐渐加重。

三、体征

足底跟骨周围软组织压痛明显，跖腱膜及跖长韧带也可能有压痛。

四、辅助检查

X 线检查：跟骨骨赘形成。跟骨骨骺炎可见跟骨骨骺密度增加，边缘欠整齐。类风湿性跟骨炎或 Reiter 病可见骨质疏松，骨皮质轻度破坏和增生。晚期可使跟骨结节上部如鸡尾状，跖筋膜附着形成巨大骨刺。

五、治疗方法

1. 一般治疗　穿软底鞋，减少承重，足部热敷和理疗。

2. 必要时局部痛点注射治疗，每周一次，可连续治疗 3～4 周。

3. 保守治疗无效者可行手术切除增生的骨赘。

六、预防或保健方法

减少站立和走路，穿软底鞋。

（李　君，张挺杰）

参考文献

1. 段红光. 慢性腰神经后支疼痛的治疗. 中国全科医学，2005，10（9）：785-786.
2. 中华医学会. 临床诊疗指南——疼痛学分册. 北京：人民卫生出版社，2007.
3. 中华医学会. 临床技术操作规范——疼痛学分册. 北京：人民军医出版社，2004.
4. 石崇俭. 疼痛·阻滞与解剖. 北京：人民卫生出版社，2006.

第 10 章
癌性疼痛

第一节　癌痛的发生情况

癌性疼痛是癌症患者的主要痛苦之一。密歇根大学的社会研究所在 2000 年对全美国有代表性的 17 210 名 50 岁以上的社区居民做了调查，发现有癌症病史的患者与没有癌症病史的患者相比疼痛（33% *vs.* 29%；$P<0.0001$）、抑郁（21% *vs.* 18%；$P<0.0001$）和疲乏（25% *vs.* 18%；$P<0.0001$）的发生率更高。

荷兰的一项研究发现在 1429 名接受调查的癌症患者中有 55%在过去的 1 周中经历过疼痛，其中 44%（$n=351$）有中到重度疼痛。容易发生疼痛的影响因素有教育水平低、终末期肿瘤以及血液系统、胃肠道、肺或乳腺的恶性肿瘤。42%的患者镇痛治疗不充分。

在许多发展中国家，癌痛的发生率缺乏相关报道。2006 年 Cielito C. Reyes-Gibby 等在越南河内的第三大癌症中心的调查显示中到重度疼痛的发生率为 50%（89/178），只有 1%的患者用药后疼痛完全缓解，40%的患者用药后疼痛部分缓解。提示发展中国家需要做更多的努力来缓解癌症患者的疼痛。

总而言之，癌症患者发生疼痛的几率明显升高，而且更容易合并其他情况影响健康和生活质量。癌痛不仅使患者本人遭受巨大痛苦，而且给家庭和社会造成很大影响。延长生命，减轻症状，提高生活质量是癌痛治疗的目的。解除癌症病人的癌性疼痛是一种道义上的需求。对癌性疼痛的控制水平不仅受患者本人的教育程度、肿瘤类型等影响，还受国家的经济发展水平等影响。

第二节 癌痛的诊断与评估

一、癌痛的诊断要点

1. 主诉 相信患者关于疼痛的主诉，并请患者对疼痛的性质和强度进行详细的描述。疼痛强度的评估方法包括视觉模拟评分（VAS）、数字评分法（NRS）或请患者对疼痛的强度进行描述（如轻度疼痛、中度疼痛、重度疼痛）等方法。

2. 病史 详细询问病史，除肿瘤的有关情况外，还应包括：疼痛开始和持续的时间、疼痛的部位、疼痛对身体活动的限制程度、疼痛对睡眠的影响程度、曾经用过哪些止痛药或采用过哪些治疗措施、这些药物或治疗措施的疗效如何、是否合并有除肿瘤以外的其他疾病。

3. 体检 神经系统检查对确定导致患者疼痛的原因和选择合适的治疗措施是必要的。体检应尽可能查明引起疼痛的病因，明确该病变程度，分清疼痛主诉与该病变的关系。

4. 辅助检查 选择恰当的检查对于确定肿瘤的转移范围和疼痛的器质性原因是必不可少的。包括疼痛部位的 X 光片、CT、放射性核素全身骨显像（ECT）、B 超、MRI 等。经客观检查没有发现问题也不能否定临床诊断。例如骨痛的评估，用 X 光片仅能粗略评估骨损伤，但更精确的评估还需进一步行骨扫描、CT、MRI 等。

5. 综合评估 除疼痛相关问题外，还应全面评估患者的精神心理状态、生活质量等，有利于更好地控制疼痛，提高疼痛治疗的质量。详见本章中的精神心理评估和生活质量评估部分。

二、骨转移表现与评估

骨骼是晚期恶性肿瘤最常见的转移部位。骨转移常见于乳腺癌、肺癌、前列腺癌、胃癌、肾癌、甲状腺癌、宫颈癌、骨及软骨组织肉瘤等恶性肿瘤。恶性肿瘤骨转移常导致严重的骨疼痛和多种骨并发症，其中包括骨相关事件。骨相关事件是指骨转移所致的病理性骨折、脊髓压迫、高钙血症、为缓解骨疼痛进行放疗、为预防或治疗脊髓压迫或病理性骨折进行的骨外科手术等。

确诊为恶性肿瘤的患者，一旦出现骨疼痛、病理性骨折、碱性磷酸酶升高、脊髓或神经根压迫或高钙血症相关症状等临床表现，应进一步检查排除骨转移病变。

（一）临床表现

骨痛是骨转移癌引起人们注意的主要原因。骨转移癌性疼痛一般都很严重，呈间歇性或持续性疼痛，逐渐加重，尤以夜间重为特征；另外在活动和负重时，如坐起或站立时常常加重。在很多患者中，用力、咳嗽和打喷嚏使疼痛加重是脊柱转移癌症的一个特征。有时脊髓压迫的患者平卧时疼痛更严重（所以夜间痛加剧），然而伴有周围神经受压时，休息常能减轻疼痛（夜间痛不明显）。

（二）辅助检查方法

1. ECT　ECT 是恶性肿瘤骨转移的初筛诊断方法，但不作为转移性骨肿瘤的诊断依据。

2. X 线平片　X 线平片检查是确诊恶性肿瘤骨转移的主要方法。X 线平片早期诊断骨转移瘤的敏感性低，仅 44%～50%。

3. CT 扫描　CT 扫描也是确诊恶性肿瘤骨转移的诊断方法，其诊断灵敏度高于 X 线平片。

4. MR 扫描　MR 扫描是目前诊断骨转移敏感性和特异性均较高的诊断方法。MR 扫描显示骨髓腔内早期转移灶具有特殊优势，MR 扫描还能准确显示骨转移侵犯部位、范围及周围软组织受累情况。

5. PET-CT 扫描　PET-CT 扫描能较灵敏地显示骨髓微转移灶，早期诊断骨转移病变。PET-CT 扫描诊断骨转移及全面评价骨肿瘤病情有特殊优势。

6. 骨活检　组织病理学或细胞病理学检查是确诊恶性肿瘤骨转移的可靠方法。

7. 骨代谢生化指标　骨代谢生化指标是近年探索用于骨转移诊断及病情监测的新方法。反映溶骨性骨代谢的生化指标有：Ⅰ型胶原碳端肽、Ⅰ型胶原氮端肽等。反映成骨性骨代谢的生化指标：骨特异性碱性磷酸酶、总碱性磷酸酶等。对骨转移诊断及病情监测有一定的作用前景，但是目前该类指标尚不能作为骨转移诊断的可靠方法。

（三）诊断要点

放射性核素全身骨扫描是初步诊断骨转移的筛查方法，进一步确诊应根据情况选择 X 线平片、CT 扫描或 MR 扫描等检查方法。

三、合并神经病理性疼痛的表现与评估

2006 年 11 月西班牙的几个医疗机构所作的一项多中心回顾性分析显示癌症患者神经病理性疼痛的发生率为 25.42%（15/59）。癌痛中的神经病理性疼痛经常是顽固性的，而且对阿片类药物反应不良。神经病理性疼痛是一个笼统的概念，它包括神经受压性疼痛（nerve compression pain，NCP）、神经损伤性疼痛（nerve injury pain，NIP）和交感相关性疼痛（sympathetically-maintained pain，SMP）。

神经受压性疼痛占其中很大一部分，主要是因为肿瘤生长压迫神经结构所致（76%）。大多数患者（64%）为突发的疼痛加重，这是 NCP 的典型表现，因为压迫引起的疼痛通常是可逆的，NCP 会由于改变体位引起的机械性牵拉或神经受压而加重。

NIP 是由于传入通路部分或完全缺失，导致以损伤部位为中心的神经元改变，并造成自发性电活动。NIP 位于传入神经缺失

的部位，通常称之为传入神经缺失性疼痛（deafferentation pain）。NIP 的发生率要比 NCP 低得多。二者之间的鉴别也较困难。在有些病例中 NIP 也会因改变体位而加重。癌症患者神经病理性疼痛可能的原因有肿瘤生长导致神经周围环境变化（如组织 pH 值变化、肿瘤释放致痛原、化学因子或细胞因子等）及放化疗等。

目前 SMP 并不是指某一特定症状，而是指一系列现象。所有 SMP 的患者都有肢体远端或面部的自发性烧灼痛或感觉异常。疼痛与至少一种交感功能异常有关，例如水肿、多汗、少汗、皮肤颜色异常或皮肤温度改变。SMP 是 WHO 的命名，实际上交感神经阻滞并不能完全解释这一现象，复杂区域疼痛综合征似乎更能代表这种情况。

癌症相关的神经病理性疼痛与非癌症相关的神经病理性疼痛相比体征相似，如感觉缺失（麻木）、自发痛、痛觉异常、痛觉过敏和感觉异常。疼痛性质为烧灼样、麻刺感、枪击样、针刺样、电击样、痒等。定量感觉检查（QST）可能有感觉缺失或痛觉过敏等情况。

四、精神心理状态评估

癌症疼痛是一个多维度的复杂现象，涉及生理的、感觉的、情感的、认知的、行为的和社会文化等诸多方面，不仅疼痛的产生和加重受以上因素影响，同时疼痛体验又会反过来影响癌症患者的身心症状。癌痛的持续顽固存在，使之比其他任何症状更易引起病人的心理和精神障碍，抑郁、焦虑等不良情绪能明显地加重疼痛的感知和体验。所以，在治疗癌痛过程中不能忽视对精神和心理状态的评估和治疗。癌性疼痛的心理和精神治疗适用于意识神志清醒、精神正常，有适当体力的轻、中度癌痛病人。

癌痛患者存在不同程度的负性情绪—— 焦虑、抑郁。癌症患者的情绪反应对疾病的疗效和预后有明显的影响。研究认为，性格内向、抑郁和应付事件能力可能与肿瘤的发生有关，心理社会因素启动神经内分泌系统与免疫系统环路，也影响癌症的发生与发展。

● 癌症患者常用的心理评定量表

1. 症状自评量表（SCL-90） 症状自评量表又称 90 项症状清单（symptom check-list 90），包括比较广泛的精神病症状内容，主要用来衡量患者的自觉症状和严重程度。90 个项目包含 9 个因子，分别反映 9 个不同方面的心理症状。

2. 抑郁自评量表（self-rating depression scale，SDS） 由华裔教授 Willian W. K. Zung 编制，用于衡量抑郁状态的轻重程度及其在治疗中的变化。反映抑郁状态的四组特异性症状：情感症状，躯体性障碍，精神运动性障碍，抑郁的心理障碍。

3. 焦虑自评量表（self-rating anxiety scale，SAS） 由 Zung 编制，从量表的构件形式到具体评定的方法与抑郁自评量表（SDS）十分相似，是一种分析患者主观焦虑症状的有效简便的工具。与这些量表相似的还有流行病学调查用抑郁量表（epidemiological studies depression scale，ESDS）、医院用焦虑抑郁量表（hospital anxiety and depression scale，HADS）、简明心境问卷（profile of mood states-short form，POMS-SF）、简明症状调查（brief symptom inventory，BSI）、癌症心理适应模式（the mental adjustment to cancer scale，MACS）、Piper 的疲劳自评量表（Piper fatigue scale，PFS）等。

五、生活质量评估

WHO 对生活质量（quality of life，QoL）所下的定义为：不同文化和价值体系中的个体对他们在生活中所处位置的感受以及对与他们的目标，及所关注的事情有关的生活状况的体验。它的好坏主要依靠个人的判断，并会随着时间的改变而改变。简言之，QoL 是一个多维的、主观的、动态的概念。癌症患者 QoL 一般包括：躯体功能，情绪和心理功能，社会职能，疾病本身及其治疗引起的症状和体征。在临床上评估 QoL 着重考虑的是疾病或治疗对病人不同生活方面的正负影响。

王建平等调查了369例肿瘤患者的QoL，对其中回答有效的289例进行分析结果表明：①经济状况：医疗费来源对QoL有明显的影响，尤其是对整体生活质量和情绪功能影响最大；②疾病和治疗有关的因素：病人的治疗经历、肿瘤类型、临床分期对生活质量状况尤其是躯体功能状况影响比较大；③与情绪或心理有关的因素。癌症疼痛是严重影响生活质量的主要原因之一。

研究表明癌痛患者的生活质量明显低于无痛的癌症患者，因为癌痛对患者QoL的各个方面如生理、心理、精神和社会等均有较大影响。首先，癌痛影响患者的生理功能；其次，癌痛不仅影响患者的行为状态及躯体功能，而且也显著影响患者的精神和心理状态。癌痛同时也显著干扰患者的社会人际关系。

评价癌症疼痛治疗效果的主要指标包括：疼痛程度、疼痛对生活质量的影响和病人对治疗的满意度。QoL研究在以疼痛及其他症状控制为主要内容的姑息性治疗中起着十分重要的作用。此时追求好的生活质量就成为其最高准则，QoL的评估成为癌性疼痛治疗中的主要组成部分，也是评价镇痛药物疗效的重要指标。

目前临床常用的癌痛治疗方法多种多样，但有些有效的镇痛治疗并不能改善患者的QoL，甚至可能降低其QoL。其主要原因是某些止痛药物的毒副反应较明显或某些创伤性镇痛方法给患者带来更多的不便及经济负担、心理压力等，因此临床上如何选择更安全有效的镇痛方法及药物，QoL是其最重要的指标，QoL的改善才是癌痛治疗的最终目的。

- 常用生活质量量表（quality of life scale，QLS）

国外对癌症患者常用的是癌症生活质量问卷（cancer quality of life questionnaire，CQLQ）、个人生活质量评价量表（the schedule for the evaluation of individual quality of life，SEIQOL）。我国常用的生活质量综合问卷（generic quality of life inventory-74，GQOLI-74）是李凌江、杨德森编制的生活质量综合性问卷，

共有 74 个条目，分为躯体功能、心理功能、社会功能及物质生活状态四个维度。

第三节　癌痛的综合治疗

一、三阶梯治疗及药物治疗总原则

1992 年 WHO 推荐的癌痛三阶梯治疗方案：第一阶梯轻、中度癌痛首选用非甾体抗炎药治疗；第二阶梯中度疼痛选用弱阿片类药物，如可待因，可合用非甾体抗炎药或其他辅助用药；第三阶梯重度疼痛使用强阿片类药物，可合用非甾体抗炎药或其他辅助用药。

药物治疗总原则：口服、按时、按阶梯、个体差异用药和注意药物治疗的副反应。

二、镇痛药物

药物治疗是疼痛治疗的最基本、最常用的方法。常用的镇痛药物可以分为麻醉性镇痛药和非麻醉性镇痛药。

（一）麻醉性镇痛药

麻醉性镇痛药又称阿片类镇痛药。按麻醉性镇痛药与阿片受体作用的关系可分为阿片受体激动药、阿片受体激动-拮抗药和阿片受体拮抗药。

1. 吗啡　吗啡通过激动体内阿片受体而产生强大的镇痛作用。它作用于脊髓、延髓、中脑和丘脑等痛觉传导区阿片受体而提高痛阈。对躯体和内脏的疼痛均有效，对持续性钝痛的效果优于间断性锐痛。还作用于边缘系统的阿片受体，消除由疼痛所引起的焦虑、紧张等情绪反应，甚至产生欣快感。肌注后 15～30 min 起效，45～90 min 产生最大效应，镇痛作用持续 4～6 h。

硬膜外注射吗啡对持续性的源于躯体的疼痛效果最好，尤其是下肢，其次是持续内脏性疼痛。间断躯体性疼痛、间断性内脏疼痛、神经源性疼痛、由骨折或运动活动引起的疼痛对吗啡反应差或无反应。

吗啡的给药途径最多，可经皮肤、口腔、鼻、胃肠道、直肠、静脉、肌肉和椎管内给药。婴儿、孕产妇、哺乳期妇女、肝功能严重不全者，以及慢性阻塞性肺疾病、肺源性心脏病、支气管哮喘、未确诊的急腹症、脑外伤或颅内占位性病变患者应禁用吗啡。

吗啡控、缓释片（美施康定）可使药物恒定释放，口服 1 h 起效，在达到稳态时血药浓度波动较小，无峰谷现象，作用可持续 12 h 左右。由于为控释片，必须整片完整地吞服，切勿嚼碎，掰开服用，应有规律地服用。成人每隔 12 h 服用一次，用药剂量应根据疼痛的程度、年龄以及既往服用镇痛药史来决定，以完全止痛 24 h 为准。一般由 10～20 mg，每日两次开始，以后根据效果调整。对已经服用过弱吗啡类或吗啡的患者可由 30 mg 每日两次开始，必要时可增加到每 12 小时 60 mg，若仍需增加剂量，则可酌情增加 25%～50%，逐步调整至合适为止。

2. 羟考酮　羟考酮为中效阿片类镇痛药。其镇痛作用无封顶效应，同时具有抗焦虑和精神放松作用。口服吸收快，约 120 min 血药浓度达到高峰，半衰期约为 2～3 h。在肝脏代谢为去甲羟考酮，与原形药物一起从尿排出。羟考酮常用其与对乙酰氨基酚的复方制剂，商品名“泰勒宁”，每粒胶囊含盐酸羟考酮 5 mg，对乙酰氨基酚 500 mg。对于癌症、慢性疼痛每次 1～2 粒，每日三次。

羟考酮的不良反应有头晕、嗜睡、恶心等，而对于肝肾功能不全、甲状腺功能严重减退、Addison 病、前列腺肥大和尿道狭窄者应慎用。盐酸羟考酮控释片（奥施康定，oxycontin，oxycodone HCL controlled-release tablets）等效止痛作用强度是口服吗啡的 1.5 倍，血药浓度与药效作用之间相关性好，口服生物利用度 60%～87%，是吗啡的 2～3 倍，血浆清除半衰期短，约 4.5 h。代谢物主要经肾脏排泄。盐酸羟考酮控释片采用 AcroContin 控释技术，38%羟考酮快速释放，62%持续缓慢释放，服药后出现双吸收时相，快吸收相 $t_{1/2}$ 为 37 min，慢吸收相 $t_{1/2}$ 为 6.7 h，每 12 h 服用一次，在服药后 1 h 以内迅速起效，持续稳定止痛达 12 h 左右。初始用药为 10 mg，每 12 h 一次，必须整片吞服。应根据病情调整剂量，如果需要剂量调整，1 天或 2 天调整一次，按 30%～50%剂量递增。

3. 芬太尼及其衍生物　芬太尼（fentanyl）及其衍生物均为 μ 型阿片受体激动剂。芬太尼的镇痛强度约为吗啡的 100～180 倍，作用起效快，静脉注射后立即生效，持续作用时间约 30 min。

芬太尼透皮贴剂（多瑞吉，durogesic）是强效阿片类药经皮贴敷给药制剂，它具有使用方便、镇痛效果确切等优点。该剂能持续释放芬太尼进入血液循环达 72 h。剂型有储库型（2.5 mg/贴）和骨架型（4.2 mg/贴），释放芬太尼的速度均为 25 μg/h。储库型首次使用时，经 6～12 h，芬太尼的血浆浓度可产生镇痛效应，骨架型 2～6 小时产生镇痛效应，经 12～14 h 达稳定状态，可维持 72 h 的镇痛作用。对初次使用者，一般从 25 μg/h 开始使用，72 h 更换一次。在用药初始镇痛不足和疗程中出现明显疼痛时可加用短效镇痛药。调整剂量时一般以 25 μg/h 的梯度增加或降低，当用量达到 300 μg/h 仍不能控制疼痛时，应视为无效，建议改用其他镇痛药。而在芬太尼透皮贴剂撤药时，替代药品应从小剂量开始，缓慢逐渐增加。去除贴剂后血浆芬太尼浓度逐渐下降，约 17 h 下降 50%。

芬太尼常见的不良反应有眩晕、恶心、呕吐、出汗、嗜睡等，静脉注射时可引起胸壁肌肉强直，注射速度过快，可出现呼吸抑制，此外芬太尼尚有弱的成瘾性。芬太尼不宜与单胺氧化酶抑制剂合用。对于支气管哮喘、呼吸抑制及重症肌无力患者应禁用芬太尼，孕妇、心律失常患者应慎用。

4. 哌替啶　哌替啶主要为 μ 阿片受体激动药，其作用和作用机制与吗啡相同，皮下或肌内注射后 10 min 可产生镇痛、镇静作用，持续 2～4 h。哌替啶的镇痛强度为吗啡的 1/10，肌内注射哌替啶 50 mg，相当于吗啡 15 mg 的效应。哌替啶与吗啡在等效镇痛剂量时，抑制呼吸的程度相等。

治疗剂量哌替啶的不良反应与吗啡相似，但程度较吗啡轻。纳洛酮也可拮抗哌替啶的严重副作用。其禁忌证与吗啡相同。

哌替啶的代谢产物去甲哌替啶的神经毒性作用很强，且血浆半衰期长，代谢缓慢，长期应用后可产生战栗、震颤等神经毒性症状。鉴于哌替啶的作用时间较短、毒性代谢产物半衰期长、易蓄积等缺陷，世界卫生组织提出，哌替啶不宜用于癌性疼痛等慢性疼痛治疗。

5. 丁丙诺啡　为 μ 阿片受体激动药。其镇痛作用强于哌替啶，是吗啡的 30 倍，芬太尼的 1/2。药物依赖性近似吗啡。起效慢，作用持续时间长，舌下用药 15～45 min 起效，维持 6～8 h。肌内注射后 5 min 起效，作用维持 4～6 h。

主要用于中度至重度疼痛的镇痛治疗。舌下含服 0.2～0.8 mg，6～8 h 后可重复用药。肌内注射或缓慢静脉注射，每次 0.15～0.4 mg。

常见不良反应有头晕、嗜睡、恶心、呕吐。颅脑损伤病人及呼吸抑制病人、老弱病人慎用。久用可产生依赖性，程度比吗啡轻。

6. 可待因　又称甲基吗啡，口服后容易吸收，大部分在肝内代谢为无药理活性的产物。约 10%可待因脱甲基后，转变为吗啡。可待因的镇痛作用仅为吗啡的 1/12，其镇痛作用持续时间与吗啡相似。有封顶效应。可待因的镇静作用不明显，呼吸抑制、呕吐、欣快感及成瘾性也弱于吗啡。

临床上可待因常用于中等程度的疼痛，单一可待因对严重疼痛的镇痛效果欠佳，久用可待因也可成瘾，并与吗啡具有交叉耐受性。

7. 美沙酮　为 μ 阿片受体激动药，镇痛作用与吗啡相似或略强，镇痛效果好。服用后 30 min 左右起效，作用维持时间长，约 6～8 h。有蓄积作用，重复使用可产生吗啡样依赖。对神经源性疼痛效果优于吗啡，因此尤其适用于神经源性疼痛。一般由每次 5～7.5 mg，每日三次开始，以后根据效果调整。美沙酮的不良反应与吗啡相近，但较吗啡少。

（二）非甾体抗炎药（NSAIDs）

1. NSAIDs 作用机制　NSAIDs 以其抗炎、镇痛、解热、抗风湿等作用而广泛应用于临床。NSAIDs 通过抑制前列腺素合成环氧化酶（COX）而减少或阻断前列腺素（PGs）的合成，达到抗炎镇痛的作用。COX 至少存在两种同工酶，即环氧化酶-1（COX-1）和环氧化酶-2（COX-2）。COX-1 为正常细胞的组成蛋白，COX-1 催化生成的 PGs 对维持胃肠道及其他组织内环境稳定具有重要作用。COX-2 主要在炎症细胞中表达。在炎症组织中 COX-2 水平急剧增长达 8～10 倍之多，增强了炎症反应和组织损伤。NSAIDs 对炎症的有效治疗作用主要源于对 COX-2 的抑制，而对 COX-1 的抑制可导致胃肠道、呼吸道、肾脏等脏器的不良反应。

NSAIDs 的镇痛作用不仅限于抑制外周 PGs 的合成，已经有明确的证据支持 NSAIDs 有中枢作用。NSAIDs 在中枢神经系统与阿片系统、血清素系统相互作用，或者通过中枢一氧化氮机制起作用。有几种 NSAIDs 经椎管内给药后，可以减轻 P 物质和 NMDA 受体引起的痛觉过敏，所需的药量比全身给药所需的药量低 100～800 倍。

2. NSAIDs 不良反应　主要有胃肠道损伤、血液系统损害（各种血细胞减少和缺乏）、肝肾损害、过敏、神经系统副作用（头痛、头晕、耳鸣、嗜睡等）等。

3. NSAIDs 在癌性骨痛中的作用　骨转移引起疼痛有多种机制，包括机械性变形或化学介质释放所造成的骨内膜或骨膜伤害性感受器激活，以及肿瘤扩散至邻近的组织或神经。其中前列腺素的释放是很重要的原因之一。使用 NSAIDs 往往能获得很好的镇痛效果。

NSAIDs 还可以作为爆发痛的解救用药。在癌性骨痛的动物模型中，短期用高选择性 COX-2 抑制剂治疗能够减轻基础水平的疼痛和运动诱发的疼痛，长期使用可以减轻肿瘤负荷和成骨细胞破坏。但是，因为缺少临床证据，NSAIDs 用于治疗癌性骨痛也受到质疑。尽管如此，如果没有禁忌证，大多数临床医生仍将 NSAIDs 作为治疗癌性骨痛的基础用药。

4. NSAIDs 的抗肿瘤作用　NSAIDs 除了镇痛作用外还有抗肿瘤作用。规范使用 NSAIDs 可以明显降低某些肿瘤的发生率、减少肿瘤的数量、缩小肿瘤以及降低转移的几率。机制尚不明确。似乎部分与 COX-2 酶有关。新生血管是肿瘤生长过程中的关键步骤，因为恶性细胞的生长受营养物质供应所限。已经证实 COX-2 抑制剂可以阻断新血管的生成。另外，PGE2 可能有免疫抑制作用，使得肿瘤能够逃脱宿主监督机制。

NSAIDs 抗结直肠癌的作用最为明显。此外，COX-2 抑制剂对食管癌、肝细胞癌、胰腺癌、肺癌、乳腺癌、皮肤癌、前列腺癌、膀胱癌等都表现出对抗作用。

因为 NSAIDs 的副作用，临床上并未常规使用 NSAIDs 来预防和治疗肿瘤。但对于出现疼痛的敏感肿瘤患者而言，使用 NSAIDs 治疗既可以缓解疼痛又能得到抗肿瘤的效果。

5. COX-2 抑制剂　特异性的 COX-2 抑制剂能提供与传统的非选择性 NSAIDs 一样的镇痛和抗炎作用，与抑制 COX-1 相关的胃肠道和肾脏并发症较低，在临床上日益得到重视。

第一代 COX-2 抑制剂包括罗非昔布和塞来昔布。一项大规模随机双盲胃肠道反应研究显示罗非昔布与纳洛芬相比，在治疗类风湿关节炎时能够使胃肠道穿孔、出血或有症状溃疡的发生率减半。

近期研究出的第二代 COX-2 抑制剂选择性比第一代更高。高选择性 COX-2 抑制剂的优势可能在于对 COX-2 和 COX-1 的抑制分得更清楚，对 COX-2 的抑制约 80%～100%，而对 COX-1 的抑制约 0～20%。已经有试验证实新型选择性 COX-2 抑制剂与非选择性 NSAIDs 相比，胃肠道安全性更好。

2004 年，罗非昔布因明显增加心肌梗死的发生率而下市。但是心血管毒性反应可能是所有 NSAIDs 药物共有的“类别效应”，而非选择性 COX-2 抑制剂所独有。没有一种药物在能够带给患者益处的同时不产生任何副作用，必须根据患者的实际情况综合考虑用药。

6. 临床上常用的 NSAIDs 制剂

（1）阿司匹林：口服给药后约 30 min 起效，作用持续 3～5 h。成人每次剂量 0.3～1.0 g，每隔 3～4 h 一次，每日总量不超过 3.6 g；儿童 10～20 mg/kg，每 6 h 一次。

阿司匹林精氨酸盐（aspirin-arginine）和阿司匹林赖氨酸盐[aspirin-DL- lysine，又名赖氨匹林（venopirin）]，这些新剂型改变了阿司匹林传统的口服给药途经，通过肌内注射或静脉注射给药，避免了口服对胃肠道的刺激，而且起效快，作用强，维持时间长，不良反应极小。

（2）吲哚美辛：在 NSAIDs 中，其镇痛作用最强，其抗炎作用较氢化可的松强 2 倍。口服吸收缓慢，约 1～4 h 血药浓度达峰值，作用持续 2～3 h。成人每次 25～50 mg，一日 2～3 次，最好在饭后服用。

吲哚美辛不良反应多，而且较重，尤其是对消化道反应严重。另外神经系统症状发生率高（10%～15%），普通 NSAIDs 神经系统症状发生率<5%。

（3）布洛芬：作用强度与阿司匹林相似，但抗炎作用更为突出。选择性抑制 COX-2 的作用较强。服药后 1～2 h 血药浓度达峰值，作用时间为 2 h。成人用量为每次 200～400 mg，一日 3～4 次，给药最大限量为每日 2.4 g。

芬必得是布洛芬的缓释制剂，进入体内后逐渐释放，2～3 h 血药浓度达到峰值，血浆半衰期为 4～5 h，能维持长达 12 h 的药效而无药物蓄积的趋向。成人剂量为每次 300～600 mg，每天早晚各服一次。

(4) 双氯芬酸钠：药效强，为吲哚美辛的 2～2.5 倍，不良反应轻，剂量小，个体差异小，口服给药后 1～4 h 血药浓度达峰值，作用持续 1～2 h。成人用量为每次 25 mg，一日三次；肌注为每次 75 mg，一日一次。

(5) 酮洛酸：止痛作用强大，其止痛强度比萘普生和保泰松强，相当于阿司匹林的 800 倍，吲哚美辛的 3～6 倍；抗炎作用适中，其强度是吲哚美辛的 2～3 倍；同时还具有解热作用。在口服给药后 30～40 min，肌内注射后 45～50 min，血药浓度达峰值，作用持续 6～8 h。成人口服剂量为 5～10 mg/次，每日四次；肌注 10～30 mg/次。

(6) 美洛昔康：美洛昔康能选择性地抑制 COX-2，对 COX-1 的抑制作用弱，呈剂量依赖性，消化系统等不良反应少。美洛昔康经口服、直肠给药吸收良好，口服 7.5 mg 和 15 mg 剂量的药物浓度分别与其剂量成正比，用药 3～5 天可达稳态。成人每日 7.5 mg，如果需要，剂量可增至每日 15 mg。

(7) 塞来昔布：塞来昔布为 COX-2 的特异性抑制剂。因此，胃肠道副作用少，安全性较好。口服吸收良好，约 2～3 h 达到血浆峰浓度。成人剂量为 100 mg 或 200 mg/次，每日两次。老年人、轻中度肝功能不全或轻中度肾功能不全的病人不必调整用药剂量。对于已知对其他非甾体抗炎药过敏和对磺胺类药过敏的患者应禁用塞来昔布。

（三）其他药物

曲马多是人工合成的非阿片类中枢性镇痛药。至少通过两种截然不同但又互补的作用机制而产生镇痛作用，即弱阿片机制和非阿片机制。

曲马多的镇痛强度约为吗啡的 1/10。曲马多口服后 20～30 min 起效，30～45 min 达峰值，作用时间约 3～6 h；肌内注射后 1～2 h 产生峰效应，镇痛持续时间约 5～6 h。成人用量为每次 50～100 mg，每日两次或三次，一日用量不宜超过 400 mg。盐酸曲马多缓释片（奇曼丁）口服每次 50～100 mg，每日两次。

曲马多常见的不良反应包括消化道不适、眩晕、疲倦等。对于酒精、安眠药、镇痛药或精神药物所致的急性中毒者应禁用曲马多。肝肾功能不全，心脏病患者、孕妇及哺乳妇女应慎用，长期应用时可有潜在一定程度的耐药性和成瘾性，应用时应注意。

三、协同镇痛药物（co-analgesic）

（一）三环类抗抑郁药

持续感觉异常为特征的神经病理性疼痛是抗抑郁药最好的指征。抗抑郁药可以改善抑郁，促进睡眠，减轻疼痛。尽管抗抑郁药被广泛认同用于神经病理性疼痛，但是它用于治疗这类疼痛的价值仍有争议。它的镇痛作用并不与抗抑郁活性直接相关。常见的副作用有抗毒蕈碱作用，例如口干、视觉共济失调、尿潴留和便秘；抗组胺作用（镇静）；抗交感作用（体位性低血压）。足够剂量时通常 5 天内可以观察到镇痛作用。抗抑郁药用于镇痛的剂量要小于抗抑郁的用量，缓解疼痛效果通常在 1 周内见效，而抗抑郁效果通常要 2 周以上见效。

足够的镇痛通常需要使用阿米替林 40～75 mg。从用药开始最早 5 天最晚 10 天，就可以见效，加量时必须注意监测症状变化。在针刺痛中 76%有效，压痛 75%有效，肌肉紧张性疼痛 79%有效。一项 Meta 分析证明使用阿米替林后慢性疼痛部分缓解或没有明显缓解，出现了一些令人不快的副作用。另一项 Meta 分析中用抗抑郁药治疗的患者中只有 30%的人疼痛缓解 50%以上。

选择性血清素再摄取抑制剂（SSRIs）和其他更新的抗抑郁药比三环类抗抑郁药的镇痛作用差，但副作用小。

（二）抗惊厥药

总体而言，抗惊厥药在治疗刀割痛（stabbing pain）或射击痛时最有效，而当患者描述为“针刺痛”、“压痛或肌肉紧”时，三环类抗抑郁药特别有效。临床上最常使用的抗惊厥药是加巴喷丁和卡马西平。

加巴喷丁、卡马西平等均报道可以减轻外周和中枢的神经病理性疼痛。这些药物的机制可能是抑制 NMDA 受体，以及其他机制，如阻滞钠通道。很多证据表明加巴喷丁有镇痛作用，同时安全性好，这促进了这一药物的广泛使用。加巴喷丁与阿片类药物联合使用与单独使用阿片类药物相比可以减轻烧灼痛和阵发性射击痛，更早地缓解痛觉异常。加巴喷丁与阿片类药物联合使用可以更好地控制癌性神经病理性疼痛。

关于普瑞巴林的研究正在进行中，普瑞巴林是更有效的谷氨酸释放抑制剂，可能能够提供非常有效的辅助镇痛。

（三）糖皮质激素

糖皮质激素具有强大的抗炎作用，可以通过阻断花生四烯酸通路和炎症以减轻肿瘤周围水肿、减轻癌症疼痛。糖皮质激素还可以降低损伤神经的自发放电。一些实验证实糖皮质激素对许多癌症相关的症状，如疼痛、食欲下降、精力减退、食物利用减少、一般状况差和抑郁都有正面作用。小剂量使用糖皮质激素发生严重副作用的几率在晚期癌症患者中相对较低。使用 20～30 天后收益下降。

（四）镇静催眠药

苯二氮草类药物在良性和恶性疼痛，特别是神经病理性疼痛中有一些镇痛作用。也有一些试验发现这类药物主要是精神作用、镇静和抗焦虑，但没有真正的抗伤害性刺激的作用。癌性疼痛往往夜间加重，在镇痛的基础上，改善睡眠能够使患者得到充分休息，对全身状况大有裨益。患者的焦虑情绪往往也会增强对疼痛的体验，这类药物的抗焦虑作用有助于缓解疼痛，增强其他镇痛药物的作用。使用苯二氮草类药物应注意避免长期使用半衰期短的药物，如咪达唑仑，以免成瘾。

（五）NMDA 拮抗剂

氯胺酮是非竞争性 NMDA 受体阻滞剂。对急性疼痛仅有微弱作用，对病理性疼痛最有效。对中枢高兴奋性有效。亚镇静剂量的氯胺酮可以用于恶性肠梗阻的严重绞痛、爆发痛和体位改变引起的突发痛。氯胺酮是非常有效且安全的药物，建议用于终末病患。氯胺酮也可以有效缓解神经病理性疼痛的感觉异常和痛觉超敏。氯胺酮与阿片类药物有协同作用。使用大剂量阿片类药物无效时，单次静脉给予 2.5 mg 氯胺酮可以改善大多数患者的疼痛。氯胺酮甚至可以将阿片类药物剂量减半。传统方法治疗无效的患者疼痛可能被氯胺酮缓解。

（六）钙通道阻滞剂

离子通道在神经病理性疼痛的分子机制中起着重要作用。钙通道阻滞剂可能能够调节阿片类药物的耐受性。在一项临床研究中，尼莫地平成功地降低了 16/23 个病人的阿片类药物用量。全身给予尼莫地平可能增强硬膜外吗啡的镇痛效果，副作用易控制。但是也有试验表明口服尼莫地平（30 mg，每 8 小时）不能增强控释吗啡对癌痛的控制。而且钙通道阻滞剂血流动力学的变化可能限制他们的使用。

（七）可乐定

可乐定是非特异性镇痛药，可能可以用于治疗顽固性神经病理性疼痛。可乐定是 α_2 肾上腺素能激动剂，在脊髓水平有抗伤害效应，抑制脊髓伤害性神经元释放 P 物质，在脊髓水平的突触前和突触后阻断伤害性感觉信息的传递。与阿片受体不起作用，不受阿片耐受的影响。可乐定和吗啡可能有协同作用抑制背角神经元。此前动物试验已经发现椎管内给予可乐定能够有效镇痛，最近在难治性癌痛患者中确认有效，尤其是神经病理性疼痛。

（八）局麻药

局麻药中利多卡因和美西律经常用于镇痛。在使用几百毫克吗啡也无法得到满意效果时，联合使用利多卡因和吗啡可能可以获得满意的效果。皮肤表面使用利多卡因贴剂可能对于治疗癌性骨痛有效，特别是椎体转移时，即使有神经病理性疼痛成分时也一样有效。

（九）其他药物

胆碱能激动剂可以降低疼痛反应。新斯的明的镇痛效果起效慢，持续时间长。可乐定和新斯的明联合使用比每种药物单独使用可能镇痛作用更好，但是副作用更多。椎管内给予赖氨比林对某些癌症患者有惊人的作用，且持续时间长。突发的躯体痛是最好的适应证。尽管长期鞘内给予赖氨比林后尚未发现脊髓神经毒性，但是有报道出现注射痛、瘙痒、下肢无力和神经质。

患者的癌性疼痛往往由多种成分组成，最好根据最明显的疼痛性质给予药物治疗，根据反应再结合不同的辅助药物，找到最佳的组合用药。近90%的癌痛都能通过药物治疗得到有效控制。如果能够根据患者癌痛的具体原因灵活运用相应的辅助药物，往往能够取得良好的镇痛效果。

四、放疗、化疗

1. 癌症疼痛的放射治疗　放射线可引起DNA链的断裂，从而导致细胞死亡，达到肿瘤治疗或减轻症状的目的，它是治疗癌性疼痛很有效的方法之一。常用于骨转移、鼻咽癌、胰腺癌、颅内肿瘤、神经血管受压等引起的疼痛。

(1) 骨转移：放射治疗可缓解疼痛症状，延长生命，提高生活质量。骨转移癌的核素治疗适应证为白细胞高于3.5×10^9/L和血小板高于90×10^9/L的骨转移癌患者。治疗禁忌证为进行过细胞毒素治疗的患者，化疗和放疗出现严重骨髓功能障碍者，严重肝、肾功能障碍的患者。

(2) 肿瘤引起的头痛：鼻咽癌引起的头痛，随着对原发病变的治疗，头痛症状可逐渐减轻以至消失。一些中枢神经系统肿瘤（包括脑转移）对放射线比较敏感，放射治疗能缩小肿瘤体积，减轻或消除颅压增高引起的头痛。

(3) 肿瘤引起的胸痛：针对肺癌、纵隔肿瘤的放疗可减轻肿瘤引起的胸痛症状。

(4) 肿瘤引起的腹痛：胰头癌患者腹痛的发生率很高，往往不能手术切除，放射治疗可起到减轻疼痛、抑制肿瘤生长、延长生命的作用。

2. 癌症疼痛的化学治疗　癌症疼痛的化学治疗，即应用抗癌药物治疗肿瘤。对于癌痛患者，经过有效的化学治疗，在肿瘤得到控制的同时，疼痛也得到缓解。目前临床上所使用的抗癌药物，大多是干扰或阻断细胞的增殖过程，一般称为细胞毒药物。根据其作用原理，化疗药物大致可分为以下几类：抑制 DNA 合成，直接破坏 DNA 结构或与 DNA 结合，抑制蛋白的合成和抑制有丝分裂。

五、介入治疗癌性疼痛

有部分癌痛患者在严格应用三阶梯方案治疗后，仍有剧烈疼痛，也有部分患者因不能进食、有药物禁忌或不能耐受镇痛药等原因，无法充分接受三阶梯方案的治疗，因此迫切需要缓解癌痛的其他方法。一般来说，约有 10%的癌痛患者需要使用神经破坏措施。

治疗顽固性癌痛使用的神经毁损治疗方法主要有周围神经阻滞、神经根阻滞、蛛网膜下腔阻滞、交感神经阻滞和腹腔神经丛阻滞、垂体破坏术、神经外科手术控制癌痛等方法，基本上可满足顽固性癌痛患者的镇痛需求。

1. 周围神经破坏性阻滞　癌症疼痛较局限，应用药物治疗效果不佳时，使用不同浓度的酚、乙醇、阿霉素和丝裂霉素溶液阻滞周围神经，主要用于疼痛较局限或用其他方法阻滞后残留局部疼痛者。

2. 神经根破坏性阻滞　注射药物的部位主要在颈、胸、腰椎的椎间孔附近。如果能准确穿刺，注意调整药物剂量、浓度及速度，很少发生严重的运动神经功能障碍。

3. 蛛网膜下腔神经破坏性阻滞　蛛网膜下腔酚或乙醇阻滞的镇痛效果和持续时间都优于局部神经阻滞和神经根阻滞。阻滞后的并发症主要是非痛觉神经受损害所引起的。

4. 硬膜外腔神经破坏性阻滞　将神经破坏药注入硬膜外腔，阻滞脊神经传导，产生节段性镇痛。硬膜外腔阻滞可同时阻断躯体和自主神经，阻滞范围较大，且效果确切。与蛛网膜下腔阻滞相比，可避免脑膜刺激与脊髓或脊神经损伤。此法适合双侧的广泛性疼痛。不适合局限性疼痛。

5. 腹腔神经丛乙醇阻滞　腹腔神经丛乙醇阻滞治疗腹部肿瘤引起的腹痛，特别是胰腺癌疼痛，约60%～85%的患者可获得无痛。使用此阻滞最多，效果最好的是胰腺癌疼痛，但是与内脏神经传入纤维无关的疼痛，例如食管、胸壁等部位的疼痛，用本阻滞效果不佳或无效。

6. 腰椎旁交感神经节阻滞　可用于治疗盆腔及下肢肿瘤疼痛、血栓闭塞性脉管炎等。

7. 神经外科手术控制癌痛　神经松解术、经皮或开放脊髓前侧柱切断术以及立体定向中枢神经的烧灼术等也提供了癌痛止痛的一种办法。这类神经破坏性疗法应严格掌握适应证，主要用于顽固性癌痛患者。

8. 垂体破坏性阻滞　此法的镇痛机制尚未明确，主要用于广泛转移癌与肿瘤扩散的疼痛，尤其对乳腺癌和前列腺癌效果好。

第四节　常见副作用的诊治

一、便秘

便秘是阿片类药物最常见的重要不良反应之一，其发生率约90%～100%。阿片类药物引起便秘的特点是患者不会因长期用药而对阿片类药物的便秘产生耐受，便秘不仅出现于用药初期，而且还会持续存在于阿片类药止痛治疗的全过程。便秘如得不到及时控制，可引起严重并发症，成为有效缓解疼痛的最大障碍。

（一）阿片类药物引起便秘的机制

1. 阿片类药物与肠道阿片受体结合，使肠蠕动缓慢，肠液分泌减少，吸收增多；

2. 降低肠肌层丛中兴奋性和抑制性神经元的活性；

3. 增加肠壁平滑肌的肌张力并抑制协调性蠕动，从而使非蠕动性收缩增加。

（二）预防

开始服用阿片类药物时，患者要增加液体摄入、增加活动量或食用含纤维素的饮食，建立和保持规律的排便习惯。最好在采用这些方法的同时，每天预防性地服用一些软化剂、润滑剂或缓泻剂，如石蜡油、番泻叶、麻仁丸、便乃通等。

（三）治疗

1. 缓泻药

缓泻药	成人剂量	起效时间	备　注
容积类			
甲基纤维素	口服（粉末或胶囊）1～3 次/d	12～48 h	纤维来源，与 psyllium 纤维相比产气少
聚卡波非	口服（胶囊）1～4 次/d	12～48 h	如果患者以前有便秘或卧床可能无效
Psyllium 纤维（欧车前亲水胶）	口服（胶囊、薄片或粉末）1～3 次/d	12～48 h	纤维来源，需要饮用足量的水（1000～1500 ml/d）
渗透类			
乳果糖	口服（液体）15～60 ml/d	24～48 h	比山梨醇贵
聚乙二醇	口服（粉末）17 g 溶于 240 ml 水中，每日一次	24～48 h	没有咸味，是不错的选择
山梨醇	口服（液体）15～60 ml/d	24～48 h	70%溶解，甜味

续表

缓泻药	成人剂量	起效时间	备　注
盐类			
枸橼酸镁	口服（液体）240 ml/次	0.5～3 h	可作为基础用药，所有盐类缓泻药可引起电解质紊乱，肾衰患者慎用
氢氧化镁（氧化镁乳剂）	口服（液体）15～60 ml/次	0.5～3 h	
磷酸钠（碳酸钠）	经直肠灌肠	30 min 内	
刺激类			
比沙可啶（双醋苯啶）	口服，10～15 mg，1～3 次/d 直肠，每天 1 粒，栓剂（10 mg）	口服 6～12 h 直肠 15～60 min	不常用
番泻叶	口服（液体或片剂）2～4 片/d	6～12 h	一线用药
软便类			
多库酯钠（磺琥辛酯钠）	口服（胶囊或液体）100～400 mg/d	24～72 h	单一用药无效，通常与其他药联用

2. 选择合适的阿片类药物　不同的阿片类药物在中枢与胃肠道的药物分布比例也不同，例如：芬太尼在中枢与胃肠道的药物分布比例是 1∶1.1，而吗啡为 1∶3.4。使用芬太尼透皮贴剂者发生便秘的风险远远低于使用缓释羟考酮及吗啡者。

3. 阿片受体拮抗剂　拮抗胃肠道内的 μ 受体可逆转阿片类药物引起的便秘。寻找一种既能阻断外周 μ 受体而又不影响阿片类中枢镇痛效果的药物，成为人们追求的目标。甲基纳屈酮（MNTX）是美国 Progenics 公司开发的第一个外周阿片受体拮抗剂。目前有很多研究报告其治疗阿片类药物引起便秘的有效性和安全性（Thomas J，KarverS，Cooney GA，et al. 2008），结论较为一致认为：甲基纳屈酮可缓解阿片类药物引起的便秘，且不影响止痛效果及不引起戒断症状。可经口服、静脉及皮下给药等多种途径给药。目前美国 FDA 已批准甲基纳屈酮溴化物用于治疗阿片类药物引起的便秘。

二、恶心、呕吐

阿片类药物对延髓呕吐化学感应区有兴奋作用，故易引起恶心、呕吐。恶心、呕吐的发生率约 30%，一般发生于用药初期，症状大多在 4～7 天内缓解，随着用药时间的延长，而逐渐减轻并完全消失。需注意的是，患者出现恶心、呕吐时，应排除如便秘、脑转移、化疗、放疗、高钙血症、血容量不足等因素所致。

1. 预防　初用阿片类药物的第 1 周内，最好同时给予胃复安等止吐药预防，恶心症状消失后可停用。

2. 治疗　①轻度恶心可选用甲氧氯普胺（胃复安片）：口服，5～10 mg/次，2～3 次/d；维生素 B_6 片：口服，20 mg/次，3 次/d；②重度恶心、呕吐，可选用昂丹司琼片：口服，8 mg/次，2～3 次/d；③对于不能耐受的患者，可换用其他止痛药物或联合用药或改变给药途径。

三、过度镇静

少数患者在用药的最初几天内可能出现思睡及嗜睡等过度镇静的不良反应，数日后症状多自行消失。部分患者因长期受疼痛困扰而失眠，初用阿片类药物镇痛治疗数日内的过度镇静状态可能与理想控制疼痛后思睡有关。少数情况下，患者的过度镇静症状持续加重，此时应警惕出现药物过量中毒及呼吸抑制等严重不良反应。

1. 预防　初次使用该类药物的剂量不宜过高，剂量调整以 25%～50%幅度逐渐增加。

2. 治疗　除茶叶、咖啡等饮食调节外，必要时可给予兴奋剂治疗，如咖啡因，口服，0.1～0.2 g/次，3 次/d。哌甲酯能够增强镇痛作用，减轻服用阿片类药物癌症患者的镇静。使用哌甲酯这类精神兴奋药能使患者耐受更大剂量的阿片类药物。如果患者出现显著的过度镇静症状，首先应排除引起嗜睡及过度意识障碍的其他原因，如使用其他镇静药、高钙血症等，排除上述因素后，则应减低药物剂量或改变药物途径，待症状减轻后再逐步调整剂量至满意止痛。

四、精神错乱

晚期癌症患者有很多因素可能导致精神错乱，尤其是在生命的最后一周。但是当精神错乱急性发生时通常与阿片类药物特异相关。有些病人还会有认知错乱、幻觉等。在使用几天稳定剂量的阿片类药物后这些症状通常会消失。晚期患者认知改变应注意与缺氧、尿毒症、脑转移、长期使用激素、其他精神药物所致的高钙血症等情况相鉴别。使用哌替啶易出现中枢神经不良反应，与用药剂量及代谢产物去甲哌替啶的血浆浓度相关。如去甲哌替啶的血浆浓度达 422 μg/L 时患者将表现出战栗感，达到 463 μg/L 时患者将表现出震颤及抽搐，达到 814 μg/L 时患者将表现出肌阵挛及癫痫大发作。如果认为阿片类药物与之明显相关，建议停用目前使用的阿片药物，用另一种阿片药物替代。也可以用补液或精神类药物缓解症状，包括苯二氮䓬类药物或安定类药物。必须谨慎使用苯二氮䓬类药物，因为它可能加重某些患者的镇静和精神错乱状态。安定类药物中氟哌啶醇可能是最常使用的，0.5～2 mg，口服 1 次/ 4～6 h。

五、呼吸抑制

主要表现为呼吸频率减慢、呼吸变浅、通气量减少、口唇青紫等。对有呼吸系统疾病的患者或与其他镇静药物合用时，危险性将明显增大，急性中毒致死者几乎均为呼吸抑制。

1. 预防　保持气道通畅，从小剂量开始服用药物，逐渐加大到有效止痛剂量。

2. 治疗　持续或间断给氧，必要时可使用呼吸兴奋剂。用药 3～5 d 后，呼吸抑制一般可自行减弱或消失，一旦出现严重呼吸抑制，可用纳洛酮缓解，必要时进行人工呼吸。

六、尿潴留

阿片类药物引起尿潴留的发生率低于 5%，但在同时使用镇静药的患者中，尿潴留的发生率可能高达 20%，主要是由于膀胱括约肌痉挛和促进抗利尿激素的释放所致。尿潴留的发生率较低，但如果鞘内和硬膜外给药，尿潴留发生的几率增加。

1. 预防　避免同时使用镇静剂，避免膀胱过度充盈，给患者良好的排尿时间及空间。

2. 治疗　①可采用诱导自行排尿法，如流水诱导法、热水冲会阴部法和（或）膀胱区按摩法诱导自行排尿。诱导排尿失败时，可考虑导尿；②对于持续尿潴留难缓解的患者，可考虑换用其他止痛药。

七、肌阵挛

肌阵挛可能偶尔与阿片类药物治疗有关，与剂量相关，但不可预测。不会随用药时间的延长而耐受。吗啡的神经兴奋性代谢产物可能与肌阵挛和癌痛患者使用大剂量阿片类药物后出现的痛觉过敏状态有关。但是肌阵挛也会在给予其他阿片类药物后出现。也有人提出肌阵挛与一些辅助用药或者吗啡制剂中的防腐剂有关。当阿片类药物和选择性 5-羟色胺重吸收抑制剂两种药物合用时，会增加肌阵挛的发生率。如果可能的话将阿片类药物减量、换一种阿片类药物或加用苯二氮䓬类药物例如地西泮、氯硝西泮或咪达唑仑通常可以减轻肌阵挛。有外周肌松作用的药物也可以减轻肌阵挛，例如丹曲林。

第五节　常用镇痛药换算方法（等效剂量）

Houde 和 Bruera 等人进行了多个阿片类药物单次剂量相对

镇痛效能的研究，并根据研究结果总结出口服后胃肠外途径应用阿片类药物的等效剂量表。“等效镇痛”一词描述的是药理学镇痛效能相当的两种剂量，可以是不同药物，也可以是同一种药物的不同给药途径。

表 10-1 阿片类药物等效剂量

	口服（mg）	胃肠外（mg）	时效（h）	峰效应（h）	$t_{1/2}$（h）
硫酸吗啡	30	10	3～6（O）	1～2（O）	1.5～2
			3～4（P）	0.5～1（P）	
氢吗啡酮	7.5	1.5	3～6（O）	1～2（O）	2～3
			3～4（P）	0.5～1（P）	
缓释羟考酮	20		8～12	3～4	4～6
羟考酮	30		3～6	1～2	15～30
氢可酮	30		4～8	1～2	3.5～4.5
美沙酮	10[a]	5[a]	4～6	1～2	15～30
	2～4[b]	2～4[b]			
左炔啡诺	4[a]	2[a]	6～8	1～2（O）	12～16
	1[b]	1[b]	0.5～1（P）		
芬太尼		0.1	1～2	＜10 min	1.5～6
羟吗啡酮	15	1	4～6（O）	1.5～3（O）	NA
			3～4（P）	0.5～1（P）	
可待因	200	130	4～6	3	
哌替啶	300	75	2～4	3～4	

$t_{1/2}$清除半衰期；O，口服；P，胃肠外；NA，不使用。
[a]用于急性疼痛治疗；[b]用于慢性疼痛治疗。

一定时间内替换药物或途径的剂量＝当前阿片药物的剂量（s）/当前阿片类药物的 EAN（s）×替换阿片类药物的途径的 EAN

EAN 表示一种阿片类药物某种给药途径的等效镇痛值。比如，某患者治疗慢性背痛每天需服 30 mg 长效吗啡和 3～4 片短效吗啡，大约相当于口服 180 mg 吗啡，那么他的 PCA 计划需校正这部分额外吗啡。静脉吗啡的等效镇痛剂量：24 小时静脉吗啡剂量＝180/30×10＝60 mg 或 2.5 mg/h 吗啡（60/24）。

反复用药后把一种 μ-受体激动剂转换成另一种，常表现出对新药的超敏，这称为不完全交叉耐受。因此更换阿片类药物时需把新药的剂量减少 25%～50%来代偿不完全交叉耐受以避免用药过量。

典型病例

患者，男性，75 岁。主因“肺癌术后 1 年，背部及左肩部疼痛 1 个月”就诊。服用奥施康定 40 mg Q12h 的情况下仍旧背部及左肩部酸痛，NRS 8～10 分。既往有慢性阻塞性肺病、肥厚型心肌病、慢性心力衰竭。全身核素骨扫描显示脊柱及肩胛骨多发转移瘤。诊断：肺癌术后，颈胸椎骨转移癌，慢性阻塞性肺病，肥厚型心肌病，慢性心力衰竭。

治疗方案：将奥施康定加至 120 mg Q12h，加巴喷丁 900 mg/d，间断服用小剂量地塞米松 0.75 mg Qd，必要时服用氨酚羟考酮 1 片补救，考虑患者心血管系统合并症未加用 NSAIDs，疼痛控制于 NRS 2～3 分。4 个月后效果不佳，患者出现嗜睡、乏力，夜间痛明显，影响睡眠，NRS 7 分，患者心功能Ⅱ级，双下肢无水肿，加用西乐葆 200 mg Qd po，一周后复诊疼痛明显缓解，NRS 3 分，直至 1 个月后患者去世。

（李　君，冯　艺）

参考文献

1. Cielito C. Reyes-Gibby，Lu Ann Aday，Karen O. Anderson，et al. Pain，Depression，and Fatigue in Community-Dwelling Adults With and Without a History of Cancer. Journal of Pain and Symptom Management，2006，32（2）：118-128.
2. Marieke H. J. van den Beuken-van Everdingen a，Janneke M. de Rijke a，Alfons G. Kessels，et al. High prevalence of pain in patients with cancer in a large population-based study in The Netherlands. Pain，2007，132：312-320.
3. Cielito C. Reyes-Gibby，Nguyen Ba Duc，Nguyen Phi Yen，et al. Status of Cancer Pain in Hanoi，Vietnam：A Hospital-Wide Survey in a Tertiary Cancer Treatment Center. Journal of Pain and Symptom Management，2006，31（5）：431-439.
4. Petra Stute，Jens Soukup，Matthias Menzel. Analysis and Treatment of Different Types of Neuropathic Cancer Pain. Journal of Pain and Symptom Management，2003，26（6）：1123-1131.
5. 中华医学会. 临床诊疗指南：疼痛学分册. 北京：人民卫生出版社，2007.
6. 中国抗癌协会癌症康复与姑息治疗专业委员会，中国抗癌协会临床肿瘤学协作专业委员会. 恶性肿瘤骨转移及骨相关疾病临床诊疗专家共识. 北京大学医学出版社，2008.
7. C. E. Urcha，A. H. Dickensonb. Neuropathic pain in cancer. european Journal of Cancer，2008，44：1091-1096.
8. 王建平，崔俊南，陈仲庚等. 癌症患者生活质量状况及影响因素研究. 中国临床心理学杂志，2000，8（1）：23.
9. 万冬桂. 生活质量与癌症疼痛研究进展. 中国中西医结合外科杂志，2004，10（5）：402-404.

10. Kune GA, Kune S, Watson LF. Colorectal cancer risk, chronic illness, operations, and medications: case control results from the Melbourne Colorectal Cancer Study. Cancer Res, 1988, 48: 4399-4404.

11. Sawaoka H, Kawano S, Tsuji S, et al. Cyclooxygenase-2 inhibitors suppress the growth of gastric cancer xenografts via induction of apoptosis in nude mice. Am J Physiol, 1998, 274 (6): G1061-1067.

12. S. Tacconelli, M. L. Capone, P. Patrignani. Clinical pharmacology of novel selective COX-2 inhibitors. Curr. Pharm. Des, 2004, (IU): 589- 601.

13. Matoba M. Understanding required of maximize NSAIDs' effects on cancer pain. Terminal Care, 1996, 6.

14. Rowbotham M, Harden N, Stacey B, et al. Gabapentin for the treatment of postherpetic neuralgia. A randomised controlled trial. JAMA, 1998, 280: 1837-1842.

15. Watanabe S, Bruera E. A practical approach to opioid responsiveness in cancer pain. Prog Palliat Care, 1994, 2: 182-185.

16. Persson J, Axelsson G, Hallin RG, Gustafsson LL. Beneficial effects of ketamine in a chronic pain state with allodynia, possibly due to a central sensitization. Pain, 1995, 60: 217-222.

17. 孟志强，于尔辛. 癌痛的治疗和中医药的作用. 中华肿瘤杂志，2003，25 (4)：408-409.

18. 伏晓，姚恩霞，徐前进. 阿片类药物不良反应防治对策. 中华全科医学，2008，6 (7)：752.

19. Sebastiano Mercadante, Russell K. Portenoy. Opioid Poorly-Responsive Cancer Pain. Part 3. Clinical Strategies to Improve Opioid Responsiveness. Journal of Pain and Symptom

Management，2001，21（4）：338-354.
20. 姜华，冯艺. 阿片类药物镇痛治疗中的中枢毒性反应——肌阵挛. 中国医刊，2007，42（10）：33-34.
21. Catherine Marcucci. 避免麻醉常见错误. 冯艺，译. 北京：人民卫生出版社，2008.
22. 于翠萍，安建雄. 如何防治阿片类药物引起的便秘. 中国处方药. 2009，84：82-84.

第11章 慢性头痛

第一节 概 述

头痛是最常见的临床症状之一，也是最常见的疾病。在普通人群中约占10%，门诊和住院病人中分别占50%和15.8%，在慢性头痛患者中，女性比男性多。头痛有时是严重器质性疾病的早期表现，但多为非器质性。国际头痛学会2004年1月推出了第二版头痛疾病的国际分类。本章仅介绍常见的原发性头痛和部分最常见的继发性头痛。

一、头痛的病理生理

头痛可由颅内或者颅外对痛觉敏感的组织受刺激所致。颅外对疼痛敏感的组织包括头皮，颅外动脉，鼻和副鼻窦黏膜，外耳和中耳，牙齿，面和头颈部肌肉。这些结构所致的头痛常为局限性，但有时也可为较大范围的头痛。颅内对疼痛敏感的组织包括颅底部的脑膜、脑膜前和脑膜中动脉、脑底近威廉环的大动脉、高位颈神经和Ⅴ、Ⅸ、Ⅹ脑神经。而脑实质、室管膜、脉络丛、颅骨、硬脑膜、蛛网膜和软脑膜的这些结构对疼痛并不敏感，颅骨的骨膜对局部牵张比较敏感。

颅内因素所致的头痛常常是由疼痛敏感组织直接或间接移位而引起的牵引所产生。例如：颅内动脉的膨胀和扩张；痛觉敏感组织及其附近的炎症；病损通过脑脊液通路受阻；颅内压增高，进而致痛觉敏感组织变形；颅内肿物直接压迫某些脑神经和颈神经。对每一具体病例说来，以上五种机制可以单独或合并起作用。颅外因素所致的头痛包括头皮动脉膨胀、肌肉持续收缩、痛觉敏感组织或其附近的炎症。

二、头痛的临床诊断要点

1. 起病方式　如果病人是第一次急性头痛，应想到多种可能性。突然起病的严重头痛，继而意识障碍、有神经系统局灶征者，大多提示蛛网膜下出血、脑出血或脑膜炎。50 岁以后第一次出现头痛，可能不是偏头痛、紧张性头痛或精神病。若头痛反复发作或持续存在，可能的病因包括颅动脉炎、青光眼、颈动脉疾患、脑血管病或高血压。

2. 头痛发生时间　头痛发生的时间可能有助于头痛的诊断。高血压性头痛常出现于醒来时，颅内占位性病变和偏头痛可于清晨发生，丛集性头痛常在夜间睡了几小时后醒来时发生，额窦炎的头痛可发生于清晨，上颌窦炎者常发生于午后，慢性副鼻窦炎一般不会导致持续性头痛，紧张性头痛可发生于任何时候。

3. 头痛的部位　偏头痛不同次发作可发生于不同侧，常为前头痛，2/3 病人为单侧，余 1/3 为双侧。若头痛总是发生于同一侧应注意考虑颅内肿物的可能，但头痛部位并非脑瘤定位的可靠手段。一般来说，后颅窝病变开始时为枕、颈区疼痛，幕上病变常导致额、颞和顶区头痛。无视乳头水肿的单侧性头痛，其头痛部位常为病变部位。副鼻窦、牙、眼或上颈椎疾病所致的疼痛常为区域性，定位不很明确，血压无明显变化。

4. 头痛的性质　搏动性头痛常是偏头痛的血管扩张所致；高血压或发热等引起的头痛常为一过性、强烈的锐痛；脑瘤的头痛常为持续性钝痛，开始时有间歇性。紧张性头痛病人常诉持续性，紧、压或捆紧样头痛，非搏动性。头痛严重度与病因严重度无相关性，颅内病变病人可能头痛只是中度，而慢性焦虑状态病人的头痛则可能很严重。突然起病、极度严重的头痛应想到蛛网膜下出血的可能。

5. 与头痛相伴的神经系统体征　常由颅内疾病所致，浸润性胶质瘤可能已累及整个半球，但无头痛，因为不到晚期并不明显影响大血管。脑膜瘤多因压迫脑而先致抽搐，局灶性脑症状或智能进行性减退，以后才出现头痛。硬膜下血肿病人几乎总有头痛，因为血肿扩大把脑向下压，刺激到痛觉敏感结构。脑转移瘤的头痛：脑转移瘤最常见的症状之一是头痛，但未必持续或严重；脑膜癌病的常见症状之一是头痛，几个月后才出现其他症状。此外，还要检查头、颈部，触诊、叩诊、听诊。注意颈部有否扣压痛、活动度是否正常。注意头颅有无局部感染，动脉有无压痛及质地软硬程度，有无骨性隆起，触、听大血管有无杂音，有时可能提示颈动脉粥样硬化或脑血管畸形。

三、辅助检查

包括头颅、颈椎的 X 线、CT、MRI 检查或脑血管造影。

四、治疗

首先应明确诊断，若致头痛的基本病因已经明确，头痛作为其症状之一予以治疗，则应针对其发病机制选择适量的止痛药物。轻度头痛病人可用非阿片类止痛药。严重、持续头痛用非阿片类止痛药联合镇静药。两者合用，能提高痛阈，减轻焦虑和对疼痛的反应。疼痛严重可单独用阿片类药物或与非甾体类抗炎药合用。小量镇静剂对相伴随的焦虑和紧张有用，抗忧郁剂对焦虑和忧郁病人有用。治疗上，也可针对头痛的机制进行，例如：采用脱水和利尿剂降低颅内压力，缓解颅高压导致的头痛；低颅压者，静脉补充液体；偏头痛时，给予麦角类药物收缩扩张的血管；神经阻滞治疗三叉神经痛、枕大神经痛。此外，自我调节技术治疗慢性复发性头痛有一定帮助，生物反馈是最常用的方法。

第二节 偏头痛

一、发病原因和病理生理

偏头痛的确切病因尚不太清楚，50%～90%的病人有家族遗传病史。偏头痛的发病机制有血管学说、神经学说、神经血管学说。血管学说认为偏头痛是原发性脑血管功能障碍，支持血管学说的证据有：偏头痛性质呈搏动性，提示血管扩张。头痛是许多血管性疾病如高血压、脑梗死、蛛网膜下腔出血、颞动脉炎等的常见伴随症状。大脑腹侧面有许多对疼痛敏感的组织如大血管、脑膜，血管收缩剂如酒石酸麦角胺能减轻头痛。神经学说认为偏头痛是原发性神经细胞功能障碍，偏头痛的血管变化是继发于神经细胞功能紊乱。证据如下：偏头痛先兆期症状表现为缓慢、有规律的扩展，如闪烁暗点的周边亮光呈锯齿状，该暗点始于视野中心，经 10～15 min 对称性地扩展到周边，又经 10～15 min 逐渐消失，以这种缓慢、渐进的形式出现，神经系统局灶症状难以用血管学说解释。感觉先兆出现时，感觉异常始于手指，缓慢扩展至上肢，又向下扩展至大腿。而神经血管学说认为偏头痛是属于原发性神经血管疾病之一，是由于三叉神经血管系统和中枢神经系统内源性镇痛系统功能缺陷（与遗传有关），加之过多的内外刺激引起。女性患者的偏头痛倾向在月经来潮前发作，怀孕后发作减少，提示发病可能和内分泌改变或水、钠潴留也有一定关系。精神紧张、过度劳累、气候骤变、强光刺激、烈日照射、低血糖、应用扩血管药物或利舍平、食用高酪胺类食物、酒精类饮料，均可诱发偏头痛发作。

二、临床特点

偏头痛是一类有家族发病倾向的周期性发作疾病，头痛为发作性，间歇期无症状。头痛大多位于一侧，也有两侧头痛同时出现，疼痛部位常常局限于额部、颞部和枕部，有时也放射至颈部、肩部。疼痛开始时或严重头痛者多为搏动性剧烈头痛，然后转为持续性钝痛。伴恶心、呕吐及羞明，经一段间歇期后再次发病。在安静、黑暗环境内或睡眠后头痛缓解，在头痛发生前或发作时可伴有神经、精神功能障碍。大多数患者有偏头痛家族史，发作前数小时至数天伴前驱症状，如呕吐、畏光、畏声、抑郁或倦怠等，10%的患者有视觉或其他先兆。发作频度每周至每年 1 次至数次不等，偶有持续性发作病例。

一般认为，偏头痛患者无论是在发作期或间歇期，脑电图的异常发生率皆比正常对照组高。但是，偏头痛患者的脑电图改变不具有特异性，因为它可有正常波形、普通性慢波、棘波放电、局灶性棘波、类波以及对过度通气、闪光刺激有异常反应等各种波形。在发作期和间歇期脑血流图的主要变化是两侧波幅不对称，一侧偏高或一侧偏低。原则上偏头痛患者不需进行脑血管造影，只有在严重的头痛发作，高度怀疑是否为蛛网膜下腔出血的患者才进行脑血管造影，除外有颅内动脉瘤、动静脉畸形等疾患。偏头痛患者脑血管造影绝大多数是正常的。偏头痛患者脑脊液的常规检查通常是正常的，一般情况下脑脊液的淋巴细胞可增高，偏头痛患者的血小板聚集性可升高。

三、诊断

国际头痛协会 2004 年分类

（一）无先兆偏头痛的诊断标准

表现为自发的复发性头痛发作，持续 4～72 h。头痛的典型特征是局限于单侧的搏动性头痛，程度为中度或重度，可因日常躯体活动而加重，伴恶心、怕声和畏光。

诊断标准：

1. 至少有 5 次发作符合 2～4 项标准。
2. 头痛发作持续时间 4～72 h（未经治疗或治疗无效者）。
3. 头痛至少具有下列特点中的两项：①局限于单侧；②搏

动性；③程度为中度或重度（日常活动受限或停止）；④头痛因上楼梯或其他类似日常体力活动而加重。

4. 头痛期至少具有下列中的一项：①恶心和（或）呕吐；②畏光和怕声。

5. 至少具有下列中的一项：①病史、体检和神经系统检查不提示症状性头痛；②病史和（或）体检和（或）神经系统检查提示症状性头痛，但可被适当的检查排除；③有症状性头痛的表现，但偏头痛首次发作与症状性头痛在时间上无明确关系。

（二）有先兆偏头痛诊断标准

表现为自发性的复发性头痛，可明确定位于大脑皮层或脑干的神经系统症状，通常经 5～20 min 逐渐发生，持续时间通常少于 60 min。头痛、恶心和（或）畏光在神经系统先兆症状之后接着发生，也可有小于 1 小时无症状间歇期。头痛常持续 4～72 h，但也可完全不出现头痛。

诊断标准：

1. 至少有两次符合 2～4 项标准的发作。

2. 先兆至少包括以下一条，但没有运动障碍：①完全可以恢复的视觉症状，包括阳性症状（如点状色斑或线形闪光幻觉）和（或）阴性症状（如视野缺损）；②完全可恢复的感觉症状，包括阳性症状如针刺感和（或）阴性症状，如麻木；③完全可恢复的言语困难。

3. 至少具有下列各项中的两项：①双侧视觉症状和（或）单侧感觉症状；②至少一个先兆症状逐渐进展时间≥5 min 和（或）不同的先兆症状接连出现≥5 min；③每个症状≥5 min 并≤60 min。

4. 在先兆症状同时或在先兆症状发生后 60 min 内出现头痛，头痛符合无先兆偏头痛诊断标准的 2～4 项。

5. 至少具有下列中的一项：①病史、体检和神经系统检查不提示症状性头痛；②病史和（或）体检和（或）神经系统检查提示症状性头痛，但可被适当的检查排除；③有症状性头痛的表现，但偏头痛首次发作与症状性头痛在时间上无明确关系。

四、治疗

治疗目的除解除急性头痛发作症状外需尽量防止或减少头痛的反复发作。应避免各种诱发因素。药物治疗、心理治疗、针灸及气功对部分患者有效。

1. 非药物治疗　发作期和急性期患者应避免过度劳累和精神紧张，在安静避光的室内休息。不吃刺激性食物，戒烟戒酒。

2. 药物治疗　偏头痛急性期患者治疗主要使用曲普坦类药、麦角碱类药物和非甾体类抗炎药。预防性用药有β-肾上腺能受体阻断剂、抗癫痫药、抗抑郁药、钙通道阻滞剂。

（1）曲普坦类药物：是基于神经血管学说发展起来的一类治疗偏头痛的有效的药物，为5-羟色胺（5-HT）IB/ID受体激动剂。舒马曲坦是第一个选择性5-HT IB/ID受体激动剂，对于有或无先兆偏头痛均有效。急性发作患者，舒马曲坦6 mg皮下单次注射或100 mg口服。第二代曲坦类药物以佐米曲坦为代表，与第一代曲坦类药物相比，佐米曲坦生物利用度高，达到血药峰浓度时间较短，可以进入正常血-脑屏障，激动脑干内的三叉神经细胞核尾侧的5-HT IB/ID受体，抑制三叉神经脊束核神经元的炎性神经递质释放。初始剂量2.5 mg，口服，2小时头痛未缓解再服2.5 mg，每日最大剂量不超过10 mg。佐米曲坦不仅能有效缓解头痛，还能缓解恶心、畏光、怕声等并发症，长期应用耐受性好，对持续性或多次发作的偏头痛患者重复给药同样有效。除佐米曲坦外，第二代曲坦类药物还包括纳拉曲坦、利扎曲坦等，其作用与佐米曲坦相类似。曲坦类药物的副作用较轻微，一般可以耐受，不需要特别处理。主要有恶心、呕吐、疲劳感、胸部压迫感，有糖尿病、冠心病、严重肝肾功能不全者慎用。

（2）麦角胺类药物：为传统治疗偏头痛药物，对于用单纯镇痛药不能较好缓解头痛或有明显不良反应的中、重度偏头痛病人，可使用此类药物治疗。常用复方制剂麦角胺咖啡因（含酒石酸麦角胺1 mg、咖啡因100 mg)，先兆或头痛发生时服1～2片，半小时后不见效可再服1～2片，每日不超过6片，每周总量不超过12片，服用该药每周不超过2天，避免麦角胺作用于α、β-肾上腺素能受体引起的麦角胺头痛。头痛者也可皮下注射酒石酸双氢麦角胺0.25～0.5 mg，症状未缓解，60 min后可重复1次，24 h不超过1 mg。本类药不能长期或过量应用，孕妇、有严重心血管系统疾病、肝病、肾病者忌用。

(3) 非甾体类抗炎药：此类药物在偏头痛急性发作时治疗也有效，但因为此类药物的副作用，有消化性溃疡、慢性胃炎和出血倾向的病人慎用或禁用。阿司匹林，600 mg口服，每日2～3次；萘普生，200～300 mg口服，每日2～3次；双氯芬酸钠，25～50 mg口服，每日3次；塞来昔布，0.2 g口服，每日1次。非甾体类抗炎药的药物品种很多，可根据患者情况、用药效果、医师经验来选择使用。

3. 神经阻滞治疗　神经阻滞治疗法用于偏头痛急性发作期有良好效果，配合药物治疗往往能迅速缓解头痛。星状神经节阻滞治疗偏头痛往往行患侧阻滞，0.15%或0.2%布比卡因6～8 ml，0.15%或0.2%罗哌卡因6～8 ml，每2～3天1次，10次为一个疗程。也可两侧星状神经节交替进行阻滞，每次常用1%利多卡因6～8 ml。此外，还可根据患者头痛部位行眶上神经和枕大小神经联合阻滞，颞浅动脉旁痛点阻滞。

五、预防或保健方法

当中度或重度头痛每月发作3次以上者，应考虑长期预防性药物治疗。该类药物需每日服用，用于预防性偏头痛的药物主要有β-肾上腺素能受体阻滞剂、5-HT拮抗剂、钙通道阻滞剂、抗惊厥药、抗抑郁药。用药时，应从低剂量开始，缓慢增加，直至出现疗效或副作用，充分治疗需2～6个月。酌情选用的药物包括：①β-肾上腺能受体阻断剂：如普萘洛尔，对50%～70%患者有效。用量为10～40 mg，口服，每日3次。此药副作用小，逐渐增量可减少恶心、共济失调及肢体痛性痉挛等不良反应。②5-HT拮抗剂：如苯噻啶，用量为0.5mg，每日1次，缓慢增加到每日3次或每日3mg。持续治疗4～6个月，80%患者头痛可获得改善或停止发作。副作用有嗜睡、疲劳感、发胖。③钙通道阻滞剂：尼莫地平和氟桂利嗪。尼莫地平用量为20～40mg，每日3次，四周为一个疗程。氟桂利嗪用量为5～10mg，每日睡前服，4～6个月逐渐停药。④抗癫痫药：丙戊酸钠，用量为100～400mg，每日3次。⑤抗抑郁药：阿米替林，用量为75～150mg/d，多用于抗抑郁和治疗慢性疼痛，对偏头痛伴有紧张性头痛者有效。

许多因素可诱发偏头痛。在生活起居中注意防护，避免这些因素对身体的侵袭，规律起居，调理饮食、情志等在一定程度上可以预防偏头痛发作。注意气候的影响，风、燥、湿热、暴风雨、明亮耀眼的阳光、寒冷、雷声等气候变化均可诱发偏头痛发作，注意避风寒，保暖，不要暴晒淋雨，防止诱发致病。注意睡眠，避免运动或过劳的影响，保证规律的睡眠和运动，加强工作计划性、条理性，注意劳逸结合，眼睛调节。注意室内通风，戒烟酒。注意可诱发偏头痛的药物如避孕药、硝酸甘油、组织胺、利舍平、肼苯达嗪、雌激素和过量维生素A等。

第三节　紧张性头痛

一、发病原因及病理生理

紧张性头痛是临床上最为常见的头痛疾病，又称肌收缩性头痛，是慢性头痛中最常见的一种，约占头痛患者的40%。与其他头痛一样，真正病因尚不清楚。可能与多种因素有关，例如焦虑、忧郁伴随精神紧张，其他原因的头痛或身体其他部位疼痛的一种继发症状，头、颈、肩胛带姿势不良。

二、临床特点

好发于年青人，两性均患，女性多见，没有明显家族史。特点是几乎每日双颞部非搏动性持续性钝痛，如带子紧束头部或呈头周缩箍感、压迫感或沉重感，也可以出现枕部痛、顶部痛和全头痛。一般不伴前驱症状如恶心、呕吐、畏光或畏声、视力障碍等。许多病人可伴有头晕、失眠、焦虑或抑郁等症状。头痛常为持续性，整天或常年头痛，头痛期间日常生活不受影响，可有疼痛部位肌肉触痛或压痛点，有时牵拉头发也有疼痛，颈肩背部肌肉有僵硬感，捏压时肌肉感觉舒适。可与偏头痛并存。

三、辅助检查

在临床上有时为了鉴别诊断，有些患者需要行脑电图、肌电图检查、眼科特殊检查、放射性核素（同位素）检查、X线检查、核磁共振（MRI）检查、CT检查等。

四、诊断

国际头痛学会2004年诊断标准中将该病症分为3种亚型：偶发性发作性、频发性发作性和慢性。并指出，与偏头痛不同的是，紧张性头痛具有无搏动、发作温和、一般不会因日常活动加剧而使其症状恶化。

（一）偶发及频发性头痛的诊断标准

头痛发作至少有10次符合下述2～4项标准，具体分型根据此类头痛的发作频率分为：

1. 偶发性发作性紧张型头痛：平均每月发作少于1天，但至少每年发作10次以上（每年少于12天），并符合2～4项标准。

2. 频发性发作性紧张型头痛：平均每月发作大于1天，小于15天，但至少发作10次（每年≥12次，并＜180天），至少3个月以上，并符2～4项标准。

3. 头痛持续 30 分钟至 7 天。

4. 头痛至少有以下特点中的 2 个：①双侧头痛；②性质为压迫性或紧箍样（非搏动性）；③ 轻到中度头痛；④日常活动如行走或上楼梯不加重头痛。

5. 符合以下两条：①无恶心和呕吐（可以厌食）；②畏光或畏声中不超过一个。

6. 不能归于其他疾病。

（二）慢性紧张性头痛诊断标准

1. 头痛平均每月 15 天以上，持续至少 3 个月以上（每年＞180 天），并符合 2～4 项标准。

2. 头痛可能持续数小时。

3. 头痛至少有以下特点中的 2 个：①双侧头痛；②性质为压迫性或紧箍样（非搏动性）；③轻到中度头痛；④日常活动如行走或上楼梯不加重头痛。

4. 符合以下两条：①无呕吐；②仅有下列症状之一：恶心、畏光、畏声。

5. 不能归于其他疾病。

五、治疗

紧张性头痛的治疗多采用对症治疗，强调根据不同患者的个体特点，予以综合治疗。一般治疗包括消除顾虑、松弛锻炼。药物治疗主要是采用非甾体类抗炎药，其他药物包括适量的肌肉松弛剂和轻型的镇静剂，抗抑郁药也常常根据病情应用。一般采用口服方式，短期应用。星状神经节阻滞对发作性头痛有较好疗效，也可根据最剧烈的头痛部位做痛点阻滞或枕大、小神经阻滞。心理治疗及物理治疗对部分患者有一定的疗效。

六、预防保健

紧张性头痛是头痛患者中最常见的一种，故预防紧张性头痛尤为重要。因该病与长期焦虑、神经紧张、过度疲劳有关，故首先避免精神刺激，生活规律化，禁止烟、酒。长期处于不良工作姿势，使头、颈肩部肌肉持续收缩亦可出现该头痛，因而养成良好的生活习惯，适当进行体育锻炼是非常必要的。同时对于长期慢性该头痛患者，除进行心理治疗外，还可以配合使用镇静、止痛剂如地西泮、布洛芬等药物治疗。

第四节　从集性头痛

一、发病原因和病理生理

从集性头痛的病因尚不清楚。头痛的发生可能与头颅外动脉扩张有关，与内分泌紊乱无明显关系，更年期发作不见减少，发作时血浆中 5-羟色胺不减少，组织胺升高，颈部血管对组织胺超过敏反应。紧张、饮酒、服用硝酸甘油可以激发，亦有人认为缺氧也可以诱发。从集性头痛发作期常有一些病理生理改变，表现为角膜凹陷性搏动，眼压、角膜湿度升高，出汗，流泪，唾液分泌和瞳孔改变。发作期头痛剧烈时，可出现心率改变或心律失常。神经内分泌检查显示一些激素的 24 小时分泌周期节律紊乱，这些可能与位于下丘脑灰质、调控生物钟的神经元功能紊乱有关。

二、临床特点

从集性头痛大多是单侧性、突发性头痛。发病年龄 20～50 岁，平均 30 岁，男性多见。头痛的发作呈密集性、间歇性。头痛一旦发作，一般持续 2 周到 3 个月，两次发作的间歇期至少 14 天，但一般为几个月。头痛的发作时间、形式、程度和部位十分固定。发病前无先兆，常在夜间或患者熟睡后突然发作，头痛剧烈而被惊醒，在短时间内达到高峰，开始在一侧眼眶周围或眼上方，迅速扩展到同侧额处，以至一侧面部，甚至同侧肩、颈部。疼痛性质为跳痛、烧灼样疼痛、锐痛、绞痛，疼痛难以忍受，站立时疼痛减轻。发作时多伴有同侧眼部、面部发红，流涕，鼻塞，流泪，颞动脉充盈及病侧皮肤温度升高，一般无胃肠道症状。每次发作持续数短，疼痛最剧烈的时间为 10～15 min，但可维持数小时（15～180 min），极少超过 24 h。确诊需颅脑 CT 或 MRI 排除颅内、外其他引起头痛的器质性疾病。功能 MRI 显示发作期同侧下丘脑灰质激活。丛集性头痛的三个特点：三叉神经眼支分布区疼痛、自主神经系统症状、发作呈群集。在丛集期，发作少者隔日一次，多者一日数次，发作部位固定，发作时间十分短暂。与偏头痛的鉴别不是很难。往往偏头痛发作部位不固定，发作持续时间较长，发作不规律。常需与之鉴别的原发性头痛为慢性阵发性偏侧头痛。慢性阵发性偏侧头痛至少发作 50 次，严重、单侧眶、眶上和（或）颞部疼痛常在同侧，持续 2～45 min，发作频度＞5 次/日，至少伴随结合膜充血、流涕、鼻塞、流泪、瞳孔缩小、眼睑水肿这些征象之一，吲哚美辛（消炎痛）（≤150 mg/d）治疗效果确定。

三、诊断标准

1. 至少有 5 次符合 2～4 项标准的头痛发作。

2. 重度、单侧眼眶、眶上和（或）颞部疼痛，持续 15～180 min（若不治疗）。

3. 头痛侧至少伴随以下症状之一：同侧结膜充血和（或）流泪，同侧鼻塞和（或）流涕，同侧前额及面部出汗，同侧瞳孔缩小和（或）眼睑下垂，同侧眼睑水肿，躁动或不安。

4. 发作频度，每隔日一次至 8 次/日。

四、治疗

（一）氧气治疗

通过面罩吸入 100％的氧，流量 7～10 L/min，吸入 10～15 min，80％的病人头痛可以明显好转。可能是吸氧使脑血管产生明显的收缩，对抗丛集性头痛发作时的血管扩张。

（二）药物治疗

丛集性头痛发作时，疼痛十分剧烈，往往难以迅速止痛。

1. 目前选择性 5-HT 受体激动剂舒马曲坦（英明格，Imigran）是治疗丛集性头痛的非常有效的药物，其他治疗偏头痛的药物也可以使用。舒马曲坦 6 mg，皮下注射，用于急性发作期，可使多数患者头痛迅速缓解。禁用于缺血性心脏病患者、不能控制的高血压患者。

2. 碳酸锂，初始用小剂量 125 mg，3 次/d，逐渐增大至每日 900～2000 mg。建议在应用二甲麦角新碱无效或耐受不良时使用。血清水平应保持在 1.2 mg/dl 以下，以避免中毒效应。连服两周为一疗程。

3. 麦角胺 0.5 mg，皮下注射，用于发作期，可再次给药，24 h 内不超过 1 mg。口服吸收慢，效果较差。通常连用 5 d，长期用药注意蓄积中毒。与咖啡因有协同作用，能增加疗效并减少副作用。常用酒石酸麦角胺咖啡因片，每片含酒石酸麦角胺 1 mg，咖啡因 100 mg。头痛时服 2 片，30 min 后若不缓解可再服 1～2 片，24 h 内不超过 6 片，1 周内不超过 10 片。也可静脉注射双氢麦角碱，在 5 min 内可使疼痛缓解。禁用于心绞痛和高血压未控制的患者。可在丛集性头痛发作期间预防性应用麦角胺，1～2 片睡前服，使症状得以改善。50%～80%的患者应用二甲麦角新碱（每日 4～8 mg，分次服）症状得以充分改善。

4. 尼莫地平 20～40 mg，3 次/d；维拉帕米 40 mg，口服，每日四次，连服 4 周。泼尼松片剂，初始剂量 0.5 mg/（kg · d），晨 1 次口服或分 2 次给药，连续 5 天后渐减。也可采用泼尼松短程治疗，每日 20～40 mg，然后逐渐减量，用于丛集性头痛的难治病例。

（三）神经阻滞疗法

采用利多卡因鼻腔滴入法，麻醉蝶腭神经节。4%的利多卡因 1 ml，鼻内滴入，可中止一些患者丛集性头痛。患者平卧位，头稍后仰并向痛侧偏转 30°～40°，以 4%利多卡因溶液 1 ml 缓慢滴入痛侧鼻腔，并保持该姿势不动数分钟，若 3 min 未见完全缓解，可重复给药 1 次。反复应用可使 60%～70%患者疼痛缓解。当外伤、肿瘤或其他原因不使用经鼻路径行蝶腭神经节阻滞时，可以选择经腭大孔路径或侧方路径，通过影像的指导，确认针尖的位置正确无误后，轻轻回吸，证实无血液后，注入 2 ml 局部麻醉药。因为翼腭窝血液循环丰富，注射过程中必须密切观察患者是否有局麻药中毒迹象，而且有些患者经侧入路行蝶腭神经节阻滞后，可能出现比较严重的面部血肿。也有些患者在阻滞后偶可发生严重体位性低血压，因此，必须密切监护患者，并且只有在陪护状态下才可以起立行走。丛集性头痛发作的患者行神经阻滞术后，经面罩 100%的氧气，效果更好。此外，采用小剂量局麻药加糖皮质激素行枕大、枕小、眶上神经、颞浅动脉旁阻滞，痛点阻滞和星状神经节阻滞对丛集性头痛发作期的剧烈头痛也有很好的缓解效果。

五、预防和保健

目前尚无有效的预防发作方法。但精神上的应激多可诱发头痛发作，因此应尽可能控制情绪，避免精神紧张、睡眠不足，保持生活规律、坚持耐力锻炼。头痛期应避免饮酒、服血管扩张药、吸有机溶剂等。避免食用牛奶、小麦、奶酪、玉米、蛋、鸡、鱼、咖啡、茶、猪肉、柑橘。同时也应避免爬高山或坐飞机。每晚均疼痛的患者，应在睡前 1 小时服用酒石酸麦角胺制剂，可以抑制夜间的头痛发作。对于发作性的丛集性头痛，通常在预计的发作期内采用预防性治疗。发作期大于 1 年的丛集性头痛患者，也可以采用预防性用药。维拉帕米 40 mg，口服，每日 4 次，连服 4 周。双氢麦角胺：每次 0.2～0.5 mg，每日 3 次。长期用药应注意其副作用。丙戊酸，250～1000 mg/d，连续用药 2 周。加巴喷丁，平均 600～1800 mg/d，连续用药 2 周。

第五节　颈源性头痛

一、发病原因和病理生理

颈源性头痛是指由于高位颈部脊神经（C_1～C_3）所支配结构的病损和（或）颈部软组织的器质性或功能性病损所引起的以慢性头部疼痛为主要临床表现的一组综合征。

（一）传导颈源性头痛的主要神经

1. 高位颈神经包括第1～4颈神经：第1颈神经在寰椎后弓上方发出第1颈神经后支，分布到头后直肌、头上下斜肌，该神经后支内含丰富的感觉神经纤维。

2. 第2颈神经后支分出内侧支、外侧支、上交通支、下交通支和头下斜肌支。

3. 内侧支与来自第3颈神经的纤维共同组成枕大神经、枕小神经和耳大神经。

（二）发病原因

1. 颈椎退行性变和肌肉痉挛是主要原因，疼痛性质是一种牵涉痛。在头枕部、顶部、颞部、额部、眼眶区或者上述区域同时出现的钝痛或酸痛。

2. 有头、颈部损伤史的患者，头痛的同时伴有上颈部疼痛、颈部压痛、颈部僵硬或活动时上颈部疼痛、活动受限。

3. 颈源性头痛的发病机制尚未完全明确，但与颈部的解剖学特点、机械刺激和局部的炎症水肿有密切关系。在伏案工作者中发病率较高。

4. 第1、2、3颈神经离开椎管后大部分路径在柔软的肌肉组织内，软组织的炎症、缺血、损伤、压迫甚至不适当的按摩都会影响神经的功能，引发颈源性头痛。

5. 颈椎间盘退行性变、骨质增生、椎间孔变形也可造成疼痛和神经功能障碍。

6. 颈椎间盘退行性变、突出，椎间盘物质释放引起无菌性炎症、水肿，引起根性疼痛，同时引起分布区域内软组织产生疼痛，这也是部分患者发生顽固性颈源性头痛的机制。

7. 上段颈椎的损伤，肌肉、韧带等软组织的慢性劳损产生炎症，颈神经受到刺激而引起头痛。

二、临床特点

1. 颈源性头痛患者的年龄多在 20～60 岁，女性多见。早期多为枕部、耳后部、耳下部不适感，后转为闷胀或酸痛感，逐渐出现疼痛。

2. 疼痛大多位于一侧，部位可扩展到前额、颞部、顶部、颈部，可同时出现同侧肩背上肢疼痛。疼痛性质多为刺痛，阵发性，很少有搏动性疼痛。

3. 每次头痛发作的时间不固定，但常常持续数小时。

4. 颈源性头痛常常由头颈运动或某一头部姿势所诱发，疼痛性质相似，疼痛的分布和特征相似，颈椎活动范围减少，高位颈椎旁、乳突下后方及头部有压痛点。疼痛可有缓解期，随病程进展，疼痛逐渐加重，持续存在，寒冷、劳累、饮酒、情绪激动可诱发疼痛加重。

5. 部分患者疼痛时伴有耳鸣、耳胀、眼部闷胀、颈部僵硬感。

6. 与偏头痛相比，颈源性头痛患者较少发生恶心、呕吐、畏光、恐声等症状。

7. 多数患者疼痛发作时喜欢用手压痛处以求缓解。口服非甾体抗炎药可减轻头痛。

三、辅助检查

1. X 光检查可见不同程度的颈椎退行性改变，有的可见颈椎间孔狭窄，椎体前后缘增生，或棘突增宽变厚，棘上韧带钙化。

2. CT 检查多无特殊变化，少数患者可见颈椎间盘突出，但与疼痛部位及程度不一定密切相关。

四、诊断

1. 颈部症状　①颈部活动和（或）头部维持于异常体位时头痛症状加重；②按压头痛侧的上颈部或枕部时头痛症状加重；③颈部活动范围受限；④同侧的颈、肩或上肢非根性痛（定位不明确），或偶有上臂根性痛。

2. 诊断性神经阻滞有效。

3. 头痛特点　①疼痛程度中等，无跳痛及撕裂样疼痛；②头痛通常起于颈部，然后扩散至枕顶部，甚至额部。

4. 其他重要特点　①吲哚美辛治疗无效；②麦角胺类治疗无效；③女性多发；④有严重颈部间接创伤史。

5. 伴发症状　有些患者可伴有恶心、呕吐、畏光、怕声、眩晕、视物模糊等。根据第 1-①、②和第 2 即可确诊，1-③、④进一步肯定诊断。

五、治疗

1. 口服药物治疗　对于病程较短，疼痛较轻的患者可采取休息、头颈部针灸、牵引、理疗，口服非甾体抗炎药进行治疗。例如：布洛芬缓释胶囊 0.3 g，每日 2 次；双氯芬酸钠 25 mg 或 50 mg，每日 3 次；塞来昔布 0.2 g，每日 1 次；尼美舒利 0.1 g，每日 3 次。

2. 神经阻滞治疗　无论是急性发作期还是慢性期，都可以采用神经阻滞治疗缓解疼痛，治疗要坚持个体化的原则。注射前，仔细分析病情，确认具体病灶部位。颈椎横突的定位有个体差异，且邻近有重要神经、血管，要注意解剖定位。第 2 颈椎横突的体表标志在较肥胖者不易触及，可在 X 光引导下穿刺治疗。进针时要多次回吸，严防误入椎动脉。注药时先注入少量试验量，无不良反应再缓慢注射，注射过程中要反复询问患者的感受，及时发现不良反应。在第2颈椎横突穿刺注射药物，有良好治疗效果。药液在横突间沟扩散可流到第1、第3颈神经及周围软组织内，发挥消炎、镇痛作用，促进神经功能恢复。用药为0.25%～1%利多卡因（6～10 ml）＋地塞米松2.5～5 mg（或泼尼松龙15～25 mg）。椎旁注射治疗效果不佳者，可选用颈部硬膜外腔注药法，可在第6、7颈椎棘突间隙穿刺，向头侧置管注药治疗。

3. 微创介入治疗　此外，还可采用射频热凝术毁损颈神经后支。在X线透视下穿刺，拔出针芯，置入电极即可进行射频热凝治疗。射频热凝治疗只用于诊断明确、神经阻滞试验阳性者，以及经过保守治疗、小关节内注射疗法无效的患者。

六、预防和保健

颈源性头痛无特殊的预防和保健措施，避免颈椎外伤或颈部肌肉的慢性劳损可能有一定的作用。

第六节　药物依赖性头痛

一、发病原因和病理生理

有些治疗头痛的常用药物，过度使用或长期服用可以引起药物依赖性头痛。阿司匹林、对乙酰氨基酚等镇痛药，尤其与咖啡因和（或）阿片类药物制成复方制剂的药物常常会被患者长期使用引起头痛。麦角胺长期服用者，由于患者恐惧头痛或疗效不满意，常常自行增加常规剂量并长期应用，造成头痛。

二、临床特点

成人发病，多见于30～40岁患者，女性多于男性。患者均有持续性头痛或头痛病史，长期服用镇痛剂和麦角胺。患者每天多次服药或至少服药1次。服药后头痛可减轻但很少完全缓解。

三、诊断

头痛一般不伴有视觉障碍或其他自主神经症状，每天发生，且持续整天时间。连续服药 3 个月，每日服药均出现头痛或 1 个月内有 15 天发病。终止服药后 1 个月内头痛消失。

四、治疗

对于大多数患者，无需采用其他额外的治疗，停用几乎每日服用的镇痛药物即可有效缓解疼痛。所以首要措施是停服止痛药和曲坦类药物，麻醉性镇痛药要逐渐减量。但头痛的改善通常需 6～8 周的时间才逐渐显现。在这段时间，患者可补充应用非布洛芬类的非甾体抗炎药、COX-2 抑制剂或曲马多等药物来缓解急性疼痛。在停药期间，这些补充药物可以缓解头痛带来的烦躁，减轻患者的精神焦虑。如患者头痛加重，给予镇静安眠、补液、止吐等对症支持疗法。

五、预防和保健

药物依赖性头痛的疗效为 40%～70%。停用镇痛药后应针对原有真正的头痛重新诊断和治疗。

（李水清）

参考文献

1. 王吉耀. 内科学. 北京：人民卫生出版社，2006.
2. 谭冠先，邓迺封，傅志俭. 疼痛诊疗学. 2 版. 北京：人民卫生出版社，2006.
3. 中华医学会. 临床诊疗指南：疼痛学分册. 北京：人民卫生出版社，2007.
4. Waldman S. D. 疼痛介入治疗图谱. 佟小强，译. 北京：北京大学医学出版社，2006.
5. Dawn A. Marcus. Chronic Pain：A Primary Care Guide to Practical Management（2 edition）. Humana Press，2008.
6. Claudia Spies，Benno Rehberg，Stephan A. Schug，et al. Pocket Guide Pain Management. Germany：Springer verlag berlin Heidelberg，2008.
7. Mark Wallace，Peter Staats，Mark Wallace，et al. Pain Medicine and Management：Just the Facts. McGraw-Hill Professional，2004.
8. Carol Warfield，Zahid Bajwa. Principles & Practice of Pain Medicine. McGraw-Hill Professional，2004.
9. Steven D Waldman. Pain Management. Saunders，2006.

第 12 章
神经病理性疼痛

第一节　糖尿病周围神经病变

糖尿病周围神经病变（diabetic peripheral neuropathy，DPN）是糖尿病（DM）最常见并发症之一，发生率为60%～90%。最常累及的有股神经、坐骨神经、正中神经、桡神经、尺神经、腓肠神经及股外侧皮神经等。

一、病因

1. 体内代谢紊乱　糖尿病存在高血糖和血脂异常等代谢紊乱。慢性高血糖和血脂异常干扰了神经代谢，损伤了神经结构。血糖控制的好坏与糖尿病神经病变的进程有关。

2. 微血管病变和外周动脉粥样硬化病变是糖尿病周围神经病变的主要原因，可导致神经缺血、缺氧，导致神经病变。

二、临床表现

1. 周围神经病变可双侧，可单侧；可对称，可不对称，但以双侧对称性者多见。

2. 早期症状以感觉障碍为主，但电生理检查往往显示累及运动神经及感觉神经。临床呈对称性疼痛和感觉异常，下肢症状较上肢多见，感觉异常有麻木、蚁走、虫爬、发热、触电样感觉，往往从远端脚趾上行可达膝上，患者有穿袜子与戴手套样感觉。感觉障碍严重的患者可出现下肢关节痛及溃疡。

3. 疼痛性质为刺痛、灼痛、钻凿痛，有时剧痛，呈昼轻夜重，有时有触觉过敏。

4. 当累及运动神经时，肌力常有不同程度的减退，晚期有营养不良性肌萎缩。

5. 当累及自主神经时，表现为食欲不振、上腹部饱胀、呕吐、恶心、胃痛、便秘等症状，同时还会伴有神经性膀胱等症状。

三、体征

跟腱反射、膝腱反射减弱或消失，震动觉减弱或消失，位置觉减弱或消失，尤以深感觉减退为明显。

四、辅助检查

1. 定量感觉神经测定、交感反射功能和肌电图对糖尿病周围神经病变的诊断有一定的参考价值。

2. 正中神经、尺神经、腓总神经的运动传导速度（MCV）、远端潜伏时、动作电位波幅和正中神经、尺神经、腓浅神经的感觉传导速度（SCV）、动作电位波幅可出现异常。

3. 皮肤活检　神经活检和皮肤活检，目前多用于基础实验研究，其临床实用性有待证实。

五、治疗

由于糖尿病周围神经病变发病机制尚未完全明了，缺乏特异性治疗方法。在有效降低血糖的基础上，针对神经病变累及到感觉神经、运动神经和自主神经所引起的一系列症状，以及导致患者的生活质量严重下降方面进行综合治疗。

（一）针对糖尿病周围神经病变的治疗

1. 蝮蛇抗栓酶　蝮蛇抗栓酶具有抗凝、去纤、溶栓、降低血液黏稠度，改善微循环的作用，还含有神经生长因子，可营养神经和促进神经细胞生长，增强神经传导功能。

● 用法：每次每千克体重 0.008 单位，用等渗盐水或 5%葡萄糖溶液 250 ml 稀释后静滴，滴速每分钟以 40 滴为宜。

● 注意事项：

（1）脑出血或有出血倾向者、活动性肺结核、溃疡病、严重高血压、亚急性细菌性心内膜炎、肝肾功能不全者以及月经期妇女忌用。

（2）出现出血倾向或过敏反应需立即停药，或用抗蝮蛇血清中和。

2. 巴曲酶　巴曲酶是经过生物工程技术制取的丝氨酸蛋白酶的 Batroxobin 单成分制剂，可诱发内皮细胞释放组织型纤溶酶原激活剂（t-PA），使纤溶酶原激活成纤溶酶而起溶栓作用，并可降低血黏度，抑制红细胞聚集及沉降，增加红细胞变形能力，降低血管阻力，从而改善微循环。

● 用法：成人首次剂量通常为 10BU，维持量可为 5BU，加入 100 ml 以上的生理盐水稀释，静脉点滴 1 小时以上，隔日一次，疗程为 1～2 周。

3. 尼莫地平　尼莫地平是钙通道阻滞剂，其治疗糖尿病周围神经病变的机制为：增加神经血流量，改善神经缺血缺氧；增加神经内毛细血管密度，促进微血管生长；改善神经突触前肾上腺素能反应和直接的神经保护作用。

● 用法：40～60 mg/次，一日三次，5 天为一疗程，一般用药 3～4 个疗程。

4. 银杏叶提取物　金纳多为第四代银杏叶提取剂，含有 24%的银杏黄酮苷、6%的萜类。具有多方面的生物效应，能增加缺血组织的血流量，清除有害自由基，防止血小板聚集，显著降低全血黏度和纤维蛋白原量，从而改善微循环，保护神经组织。

● 用法：通常一日 1～2 次，一次 2～4 支；若必要时可视情况调整剂量至一次 5 支，一日两次。病情改善缓和后，可改以片剂或滴剂口服给药。金纳多注射液适宜静脉输注，给药时可添加于生理盐水、葡萄糖输液或右旋糖酐 40 输液中，混合体积比为 1∶10。若输液为 500 ml，则静滴速度应控制在 2～3 小时。

5. 神经生长因子（NGF） NGF 属肽类激素，在一定程度上能降低 DPN 的发生。动物实验显示，糖尿病大鼠的血浆及神经节中 NGF 含量下降，补充外源性 NGF 有利于神经轴索的修复和再生。人工合成的 rhNGF 和 IGF-1（胰岛素样生长因子）对末梢神经病变有较好的改善作用，表现为感觉神经的病理性再生可部分获得逆转，同时可阻滞痛觉过敏的进展。

● 用法：注射用鼠神经生长因子每支含纯化的神经生长因子 4 μg。每次 3 支（12 μg），用 2 ml 注射用水溶解，肌内注射，一日一次，4 周为一疗程，根据病情轻重可遵医嘱多疗程连续给药。

6. 神经节苷脂（GA） GA 能促进外伤性及中毒性神经病变的恢复，减轻轴突性缺氧引起的神经功能性损伤，补充 GA 可促进轴突的生长，激活 Na^+-K^+-ATP 酶，遏制神经细胞钙离子内流，减轻脑水肿，改善神经功能，但对多元醇代谢紊乱引起的 DPN 则无效。康络素系从牛脑中提取后纯化的 GA，治疗 DPN 患者，能明显改善 DPN 症状、体征及自主神经病变，治疗效果明显。

● 用法：每日 20～40 mg，一次或分次肌注或缓慢静脉滴注，一般 6 周为一疗程。

7. α-硫辛酸 α-硫辛酸是一种强抗氧化剂，它可强效清除氧自由基、再生体内其他抗氧化剂、螯合金属离子，同时抑制脂质过氧化，增加神经营养血管血流量，改善神经传导速度。还可以阻断蛋白质糖基化，缓解糖尿病相关的神经性疼痛。另外还能增加神经 Na^+-K^+-ATP 酶活性，保护血管内皮功能。

● 用法：α-硫辛酸 600 mg/d，静脉滴注 3 周。

8. 神经妥乐平 针剂 6 ml，一日两次，两周后改为口服 2 片一日三次。可有效改善疼痛、麻木等症状。

（二）针对糖尿病周围神经病变导致的神经痛治疗

1. 药物治疗

（1）甲钴胺：为维生素 B_{12} 在体内的活性代谢物，能够促进核酸蛋白的合成，促进神经轴索内输送、轴索的再生和髓鞘的形成，修复受损伤的周围神经。

● 用法：片剂 500 μg，一天 3 次，口服；注射剂 500 μg，一日 1 次，一周 3 次，肌内注射或静脉注射。

（2）加巴喷丁：是新型抗癫痫药物，其优点是不经肝代谢，与其他药物几无相互作用，近年来发现在神经病理性疼痛，包括糖尿病神经病变引起的疼痛的治疗中有良好疗效。

● 用法：口服，每次 200～600 mg，每日 3 次。

2. 外用药　常用的有 0.025%～0.075% 辣椒素软膏（capsaicine cream），涂布于疼痛部位治疗糖尿病性末梢神经病症的疼痛。

3. 经皮电神经刺激（TENS）　于疼痛部置电板，刺激参数 70 HZ，每次 1 h，每天 2～3 次。

4. 感觉神经阻滞　根据累及的神经进行神经阻滞，如采用 0.25%的利多卡因加维生素 B_{12} 进行股神经、坐骨神经、正中神经、桡神经、尺神经、腓肠神经及股外侧皮神经、指神经、趾神经等阻滞。

5. 交感神经阻滞或毁损　自主神经型则根据疼痛部位选用星状神经节阻滞或腰部交感神经节阻滞；对于合并有下肢经久不愈溃疡的患者可进行影像引导下腰交感神经节乙醇或酚甘油的化学毁损。

6. 显微神经减压术　这种疗法是由美国周围神经病研究所 Dolle 教授首先提出。其机制为：外周神经减压术是通过切开韧带或纤维组织，松解神经通路上的受压部位，改善神经血供，从而恢复感觉和肌力。研究显示，术后肢体感觉障碍及疼痛明显减轻，下肢皮肤溃疡和截肢率明显减少，已经成为治疗糖尿病周围神经病变的一种最新的、微创、安全、有效的治疗方法之一。

六、预防

1. 控制血糖是预防糖尿病周围神经病变的关键。严格控制饮食，根据病情可口服降糖药或注射胰岛素，适当体育锻炼。

2. 定期到医院检查。

典型病例

患者，男性，67岁，主诉双膝以下疼痛、麻木2个月。疼痛位于双膝以下至足部，呈刺痛，伴有麻刺感，夜间症状较重，不伴有下肢发凉及间歇性跛行。查体：双下肢皮肤颜色正常，动脉搏动存在。下肢血管超声显示动脉轻度粥样硬化改变，影像和体格检查排除了腰椎间盘疾病和膝关节疾病。患者有2型糖尿病二十余年，血糖控制不十分理想。诊断为糖尿病下肢周围神经病变。治疗经过：经内科会诊进行血糖调控。行双侧腓总神经阻滞，所用药物为0.5%利多卡因+甲钴胺，共4次，期间给予加巴喷丁口服，200 mg，1日3次。经过治疗后症状显著改善。

第二节　三叉神经痛

三叉神经痛是一种独特的慢性疼痛性疾病，是指在三叉神经分布区域内出现短暂的、阵发性的、反复发作的电击样剧烈疼痛，或伴有同侧面肌痉挛或面瘫。本症好发于中老年人，40岁以上患者占70%～80%，女性多于男性。三叉神经痛分为原发性与继发性两种类型：原发性三叉神经痛是指临床上未发现有神经系统体征，检查又未发现器质性病变；继发性三叉神经痛是指在临床上有神经系统体征，检查发现有器质性病变，如血管压迫、肿瘤、炎症等。

一、原发性三叉神经痛

（一）病因

原发性三叉神经痛的病因尚无统一认识，一种观点认为病因在中枢部，另一种观点则认为在周围部，目前主要有以下几种学说。

1. 神经变性学说　该学说认为原发性三叉神经痛是由神经变性引起，因为取病变的三叉神经活检发现有脱髓及髓鞘增厚、轴索蛇行等改变；此外，在有症状的多发性硬化症病人中发现三叉神经后根处有脱髓鞘，因此认为，原发性三叉神经痛是由神经病变所引起。

2. 微血管压迫学说　Dandy 由后颅窝入路发现三叉神经痛的病人约半数其三叉神经根与血管接触和受压；Jannetta 给三叉神经痛的病人解除了三叉神经脑桥入口部的血管压迫，术后三叉神经痛症状消失；此外，尸检和 MRI 表明，85%患者的三叉神经在脑桥附近被血管压迫，最常见为动脉压迫，静脉压迫少见。第 2、第 3 支疼痛时，通常可发现上动脉压迫三叉神经的头侧上部；第 1 支疼痛时，通常是小脑前的前下动脉压迫三叉神经尾侧下部；小脑的静脉、小脑脑桥的动、静脉畸形等可压迫三叉神经，引起疼痛。

3. 癫痫学说　三叉神经痛属于一种感觉性癫痫样发作，其放电部位可能位于三叉神经脊束核内或脑干内，将致癫痫的药物如铝凝胶注射到三叉神经核，可导致异常的电活动和疼痛，因而认为，原发性三叉神经痛是由癫痫引起，但这一学说尚不能解释许多临床现象。

4. 病灶感染和牙源性病灶感染学说　在临床上发现，额窦炎、筛窦炎、上颌窦炎、骨膜炎、中耳炎、牙齿脱落及慢性炎症等可以造成三叉神经痛，因而推测上述感染灶是引发三叉神经痛的原因之一。但是，有上述感染灶的患者多数无任何面部疼痛。

说明口腔内病变可以是触发点，但不一定是病因。

（二）临床表现

1. 疼痛部位　疼痛在三叉神经分布区，单侧性，以第 2 支、第 3 支最多，三支神经痛的发生率依次为第 2 支＞第 3 支＞第 1 支，右侧多于左侧。

2. 疼痛性质　疼痛为阵发性，骤起骤停，如刀割、针刺、撕裂、烧灼或电击样剧痛，剧痛持续数秒至 1～2 分钟，但有时疼痛可持续数小时至数天。发作频率不定，因病情发展而增多。

3. 发作时间　三叉神经痛一般呈间断性发作，间歇时间可以是数月或数年。复发多在面部的相同部位，而且疼痛的区域有扩散的趋势。

4. 诱发因素　进食、说话、洗脸、剃须、刷牙、风吹等均可以诱发疼痛发作。扳机点常位于上下唇、鼻翼、牙龈等处，轻轻触摸或牵拉扳机点可激发疼痛发作。

5. 扳机点　扳机点受到非有害刺激可以诱发疼痛，扳机点位于疼痛同侧。

6. 表情和动作　患者常常有痛苦表情，皱眉咬牙，用手掌按压面部，或突然停止说话、进食等活动。多次发作者可致皮肤增厚、粗糙、眉毛脱落并伴面肌和咀嚼肌阵发性痉挛，结膜充血，流泪及流涎。

7. 患者的情绪　身体的情绪应激通常会增加发作频率和疼痛的程度。

8. 神经系统　检查一般无异常体征，少数有面部感觉减退。

（三）诊断

1. 根据典型的临床表现，包括疼痛的部位、性质和特点，体格检查无阳性体征，有压痛点，多见于 40 岁以上，无感觉异常等，多可诊断。

2. 诊断性阻滞用局麻药阻滞支配压痛点的三叉神经支，疼痛有缓解者为原发性三叉神经痛。

（四）鉴别诊断

1. 继发性三叉神经痛　除了三叉神经分布区疼痛症状外，还伴有其他症状和体征，多数是颅中窝、颅后窝病变，如脑肿瘤、脑血管瘤或因牙齿、鼻窦等疾病所致，疼痛性质为持续性，无扳机点，可有感觉障碍。

2. 非典型面痛　疼痛常超出三叉神经分布区，累及到颈部皮肤，呈持续烧灼样痛，无间歇期，无扳机点，疼痛多为双侧，伴有自主神经症状。

3. 颞下颌关节病变　除颞下颌关节部位疼痛外，还有关节功能障碍，往往在颞下颌关节处有压痛，无扳机点。

4. 丛集性头痛　疼痛部位在眼部周围，伴有流泪、流涕、脸红等症状，无扳机点，多在夜间发作。

5. 舌咽神经痛　疼痛亦为阵发性，大多在吞咽时发作。痛从扁桃体区及舌根起，向外耳道放射，亦可向耳前、耳后、耳廓或本侧半个面部放射。发作时患者多用手压迫下额角下方。在舌根背面外侧及扁桃体处有扳机点，颈外皮肤无扳机点。吞咽、说话及转头、大笑均可引起发作，更怕吞咽酸、苦食品。易伴发心动过缓或眩晕。患者年龄多为35～65岁。此病颇为少见，发病率大约为三叉神经痛的1%。用1%丁卡因液涂布咽后壁或扁桃体区的扳机点可停止发作。

6. 膝状神经节痛　膝状神经节在发出鼓索神经之前，发出岩大浅神经，供给泪腺以副交感神经纤维，司理泪腺的分泌。中间神经主要司理舌前2/3的味觉和耳鼓膜及外耳道后壁的感觉，也有些纤维司理颌下腺、舌下腺及口、鼻腔黏液腺的分泌。膝状神经节神经痛为阵发性，但发作时痛在耳内深处，向其附近的眼、颊、鼻、唇等处放射，并多在外耳道后壁有个扳机点。这些患者多合并面神经麻痹或面部抽搐，并有时在软腭上、扁桃体窝内及外耳道处，发生疱疹并味觉丧失。

7. 此外，还需与面部带状疱疹后神经痛等疾病相鉴别。

（五）治疗

1. 药物治疗　对发病初期，病程短、症状轻者，目前多采用抗癫痫药物及抗痉挛药物治疗。卡马西平，口服，开始剂量100～200 mg，一日 1～2 次，以后每日增加 100～200 mg，一般一日 3～4 次，最大剂量一日不超过 1.6 g。加巴喷丁，口服，开始剂量 300 mg，一日 3 次，以后可逐渐增加，最大剂量一日不超过 1.8 g。

2. 神经阻滞疗法　神经阻滞疗法是治疗三叉神经痛常用而有效的方法，根据三叉神经痛的发生部位及范围选用不同的神经阻滞，常用的神经阻滞方法有：眶上神经阻滞、滑车神经阻滞、眶下神经阻滞、上颌神经阻滞、颏神经阻滞、下牙槽神经阻滞及下颌神经阻滞。药物配方为 0.5％利多卡因＋适量的曲安奈德。

3. 微创神经介入方法　CT 引导下经颅底卵圆孔穿刺半月神经节，并用感觉刺激复制出与原来部位相同的疼痛后给予射频热凝治疗，效果确切。

4. 手术治疗　手术是治疗三叉神经痛最有效的方法之一，在药物治疗、神经阻滞疗法无效时，可考虑采用。手术治疗的方法有：周围神经撕脱术、半月神经节球囊压迫、微血管减压术、颅内三叉神经根切断术等。

5. 其他疗法　针灸治疗、直线偏光近红外线照射治疗以及中药治疗等，各种疗法均有一定的疗效。

二、继发性三叉神经痛

（一）病因

1. 颅中窝和颅后窝的颅内病变，如神经鞘瘤、脑膜瘤、神经纤维瘤、脑血管动脉瘤、颅底的炎症粘连，鼻源性和耳源性颅底蛛网膜炎等均可引起三叉神经痛。

2. 头面部创伤累及三叉神经。

3. 病灶感染和牙源灶感染，如拔牙后损伤、感染、手术后颊部囊肿、颞动脉炎等。

4. 其他，如三叉神经麻痹、Calvani 疼痛、Tolosa-Hunt 综合征。

（二）临床表现与诊断

1. 三叉神经分布区域内出现持续性疼痛，有时为烧灼样痛，程度有强有弱，三叉神经分布区域内有感觉缺失。检查发现，下颌反射、喷嚏反射、眼睑反射、结膜反射、角膜反射减弱或消失，温度觉、触觉、痛觉、听觉障碍，营养与内分泌障碍，咀嚼肌力减弱或萎缩。

2. 疼痛在第 1 支发生率高，并常常伴发枕大神经痛，称此为枕大三叉神经痛。

3. 常伴有感觉异常，有邻近的脑神经发生异常。

（三）鉴别诊断

1. 非典型面痛　为持续性烧灼样疼痛，无间歇期，无扳机点，疼痛多为双侧。

2. 放射性头痛　头部局限性疼痛，可沿头皮的神经分布区域放射，伴有恶心、呕吐。放射性头痛可由三叉神经第 1 支的分支、枕大神经、枕小神经及耳大神经所致。

3. 鼻窦炎急、慢性炎症　为前额、颊部及头部的放射性疼痛。伴有鼻塞、发热、面部肿胀等。疼痛特点：①头低位时，疼痛加剧；②相应的腔、窦局部叩击痛；③疼痛的性质不定；④从早到晚疼痛逐渐加重。

4. 颞下颌关节紊乱病　除颞下颌关节部位疼痛外，还有关节弹响、颞下颌关节功能障碍等表现。

（四）治疗

1. 首先是治疗引起继发性三叉神经痛的原发性疾病。

2. 如果原发性疾病治疗后，疼痛仍未解除，可采用治疗原发性三叉神经痛的方法进行治疗。

典型病例

患者，男性，76 岁，右侧面部阵发性、窜电样、撕裂样疼痛 8 年，加重 3 年。疼痛部位位于右侧下颌区及下牙，洗脸、刷牙、刮胡子、进食、张口说话时可诱发闪电样疼痛，每次疼痛持续仅数秒钟，口服布洛芬等止痛药无效，卡马西平有效，但近年来剂量不断增大，每天剂量达 1200 mg，且效果越来越不显著。诊断为右侧三叉神经痛（V_3）。治疗过程：在 CT 引导下经卵圆孔穿刺至半月神经节，给予高频电刺激诱发复制出右侧第三支区域疼痛，然后给予异丙酚静脉全麻，给予 65℃和 75℃的射频热凝各 90 s。术后原疼痛区域感觉减退，疼痛消失。随访 1 年疼痛未复发。

第三节　舌咽神经痛

舌咽神经痛是一种少见的痛性抽搐，发病率与三叉神经痛之比约为 1∶70，好发于 40 岁以上的成人，无性别差异。

一、病因

与三叉神经痛一样，本病确切病因尚不清楚。25％的舌咽神经痛伴有桥小脑角或鼻咽部肿瘤，如起源于颈动脉、咽、喉、扁桃体、舌等处的肿瘤。其他的原因有颈部弹片伤、椎动脉硬化、椎动脉动脉瘤、残留舌下动脉等血管病变以及蛛网膜炎、茎突过长、茎突舌骨韧带骨化等。近来，Jannetta 等发现，有相当一部分病人的近脑干处的舌咽神经根和迷走神经根受异常走行的血管压迫，引起压迫的血管大多为小脑后下动脉、椎动脉及其分支等。

二、临床表现

本病疼痛性质与三叉神经痛相似，只是痛的部位、诱发因素、伴随症状等有所不同。

1. 疼痛发作局限于舌咽神经及迷走神经耳支及咽支的分布区。典型的表现为咽喉后部、扁桃体和舌根及耳道深部等处的阵发性剧痛。疼痛一般起自喉部、扁桃体窝及舌根。病人常因疼痛剧烈而难以准确定位。疼痛可放射至耳道、下颌和齿龈。疼痛局限于一侧为其特征。

2. 疼痛性质为刀割、针刺、触电样突然发作，程度剧烈，历时短暂，从数秒钟至1分钟。每日发作从几次至几十次。有时间不等的间歇期，在此期内病人一切正常。

3. 说话、饮食、咳嗽、伸舌、呵欠、喷嚏、吸气等常为疼痛诱发因素。发作时可伴流涎及阵发咳嗽、喉部痉挛、心律失常，少数病人甚至可伴心动过缓、心脏停搏、晕厥、抽搐，类似Adam-Stoke综合征。

4. 本病少有“扳机点”，如果有，多位于扁桃体窝、舌根部或咽喉部。

5. 发作时虽然疼痛剧烈，但神经系统检查无阳性发现。

三、诊断

症状典型者，诊断一般不难，当疼痛局限于颧弓根、耳部时，则与三叉神经痛难以鉴别。刺激喉部扁桃体窝可诱发疼痛，或疼痛发作时在扁桃体窝喷涂丁卡因可使疼痛缓解者，则为舌咽神经痛。疼痛呈持续性，且有桥小脑角病变的体征时，应考虑为继发性舌咽神经痛，需作进一步检查以明确病因。

四、治疗

1. 药物治疗

(1) 卡马西平，口服，开始剂量100～200 mg，一日1～2

次，以后每日增加 100～200 mg，一般一日 3～4 次，最大剂量一日不超过 1.6 g。

(2) 加巴喷丁，口服，开始剂量 300 mg，一日 3 次，以后可逐渐增加，最大剂量一日不超过 1.8 g。

2. 舌咽神经阻滞　选择乳突尖端与下颌角之间连线中点为穿刺点，消毒后用 5 号短针与皮肤呈直角穿刺，缓慢进针 2～2.5 cm，触及茎突后沿茎突后缘进针 0.5～1 cm，回吸无血，注入 1%利多卡因 5 ml＋曲安奈德 5 mg。

3. 舌咽神经射频热凝或药物毁损治疗　在 CT 或 C 臂引导下穿刺，电刺激诱发出原来相同部位疼痛后，再给予局麻药试验证实后可给予射频热凝毁损，或注射乙醇或酚甘油等化学毁损药物。

4. 手术治疗　由神经外科行手术，从颅内切断患侧舌咽神经及迷走神经最高的 1～2 根神经纤维。手术须严格掌握适应证。

典型病例

患者，女性，46 岁，主诉左侧舌根、咽部及耳内阵发性、电击样疼痛 3 个月。吞咽动作可诱发疼痛，每次持续 1 s。曾就诊于神经内科、耳鼻喉及口腔科，未发现异常，也未给予有效治疗。治疗过程：CT 引导下穿刺至左侧茎突前方，电生理测试复制出原来疼痛，给予 65℃和 75℃射频热凝各 90 s，术后疼痛消失，随访 6 个月无复发。

第四节　复杂区域疼痛综合征

复杂区域疼痛综合征（complex regional pain syndrome，CRPS）是一种继发于创伤等伤害性事件后交感神经系统损害的疼痛综合征，包括区域性疼痛、感觉改变（如痛觉超敏）、温度异常、泌汗功能异常、皮肤颜色改变和水肿，是难治性神经病理性疼痛疾病之一，其发生机制仍不清楚。

一、CRPS分型

复杂区域疼痛综合征，临床上与交感神经的功能状态密切相关，同时加入了很多社会心理因素，使病情变得异常复杂。该综合征包含了两类典型的交感神经性疼痛疾病，即反射性交感神经萎缩症（reflex sympathetic dystrophy，RSD），又称Ⅰ型和灼性神经痛（causalgia），又称Ⅱ型。Ⅰ型和Ⅱ型的比较见表12-1。

表12-1 CRPSⅠ型和Ⅱ型的异同性

	Ⅰ型	Ⅱ型
病因	任何种类和部位的神经损伤	主要为神经部分损伤
部位	主要为肢体远端，与原发损伤部位无关	外周，固定的神经支配区
自发痛	常见，多位于深面和表面	固有，体表为主
触摸痛	有，或有放射痛	固有
自主神经症状	远端肢体，有放散趋势	与神经损伤相关远端肢体
运动功能改变	远端肢体	与神经损伤相关远端肢体
感觉功能改变	远端肢体，有放散趋势	与神经损伤相关远端肢体
发病率	常见	不常见
推荐治疗方法	交感神经阻滞、物理疗法	交感神经阻滞、物理疗法

临床试验揭示了交感神经系统与复杂区域疼痛综合征的维持有关。“交感维持性疼痛”，即阻断交感神经传出系统疼痛缓解。而“交感无关性疼痛”为疼痛对交感阻滞无反应。另外，对于交感神经阻滞后疼痛反而加重的称为“ABC综合征（Angry Backfiring C-nociceptor syndrome）”。

二、病因

CRPSⅠ型的病因多由于发生在躯体任何部位、各种常见的普通型损伤所引起，或是一些可康复性损伤和（或）微小的损伤而招致，主要包括：神经系统损伤，外周软组织、骨关节损伤或炎症，内脏疾病，以及无明显原因（特发性）。

CRPSⅡ型的病因相对而言比较明确，即是使周围神经拉伸的损伤或挫裂伤（神经部分损伤），而不是伤口整齐的切断伤。

三、病理生理

复杂区域疼痛综合征的病理生理学机制至今还不完全明确。现在认为其发生和维持与多种机制有关，包括神经源性炎症、免疫学机制、交感神经和中枢神经系统可塑性的改变。

研究发现，复杂区域疼痛综合征患者降钙素基因相关肽水平升高，认为神经源性炎症是急性复杂区域疼痛综合征导致水肿、血管舒张和发汗增加的病理性机制。免疫学机制（如人类白细胞抗原、P 物质、细胞素、白细胞介素等表达的改变）可能也发挥一定的作用。

大量证据支持"交感神经系统在复杂区域疼痛综合征发病机制中发挥作用"这一假说。已经证实，复杂区域疼痛综合征时肾上腺素受体发生上调和超敏以及交感神经传出神经和感觉传入神经之间出现了功能偶合。Ⅰ型患者存在交感神经功能的显著损害，其特征为交感输出减少和靶组织肾上腺素反应性增高。复杂区域疼痛综合征患者痛觉过敏皮肤部位的Ⅰ型肾上腺素受体密度显著增加。

另外有资料支持中枢机制在复杂区域疼痛综合征中的作用。中枢处理过程的改变、皮质重组以及运动皮质兴奋性改变在中枢机制中发挥一定作用。

四、临床表现和体征

1. 感觉系统症状和体征　主要表现为难以忍受的疼痛和痛觉过敏。大多数患者疼痛为烧灼样、钻心样、针刺样或发射性并定位于深部组织。痛觉过敏常由机械刺激、关节活动和暴露于冷环境诱发，异常疼痛由非伤害性触觉刺激诱发。感觉缺失较常见。

2. 自主系统症状和体征　主要表现为血管运动或泌汗功能

改变。多数患者出现患肢水肿，可由负重、疼痛刺激、温度改变和流体静水压所加重。患肢与对侧正常肢体的温差超过 1℃。59%的患者都有发汗障碍，其中 94%发汗增加。患侧皮肤区域颜色可为蓝色、紫色或苍白。

3. 运动系统和营养障碍症状和体征　运动功能障碍包括虚弱、活动度降低、震颤、肌张力异常和肌震挛。肌力常常降低。在疾病初期表现为关节渗出，晚期为挛缩和纤维化。24%～60%的患者有震颤。患者也可出现肌张力异常和肌震挛。营养障碍常表现为患肢指甲和毛发的异常减少或增多、过度角化和皮肤菲薄。

4. 肌筋膜功能失调　大多数病例（56%～60%）存在肌筋膜功能失调，尤其是上肢受累时，且与病程相关。

五、辅助检查

（一）自主功能测定

全身或局部的自主神经功能判断对 CRPS 的诊断、治疗、疗效的判定、并发症的防治和预后判断均有着十分重要的意义。目前常用的自主神经功能检查方法有：

1. 眼心反射　仰卧闭眼，用手指轻压一侧眼球的两侧（轻度疼痛），3～4 s 后开始数脉搏 15 s，记录每分钟的脉搏数，并与检查前相比较。若减少 12 次/min 以上为阳性，提示迷走张力增高；减少 18～24 次/min，提示迷走张力显著提高。若压眼球后脉搏反而增加，称为倒错反应，提示病人交感神经张力增高。

2. 白色划纹征　用竹签或指甲轻快地划过皮肤，8～20 s 内出现白色条纹持续 3～5 min，提示交感神经兴奋性增高。

3. 红色划纹征　用竹签稍加压力划过皮肤，正常 3～5 s 出现红色花纹，持续 8～30 s。若红纹较宽、持续时间较久，提示与副交感神经兴奋性增高有关。

4. 卧立试验　让患者平卧，计数 1 min 脉搏，然后坐起，再计 1 min 脉搏。由卧位到立位脉搏增加 10～20 次/min，为交感神经兴奋性增强；由立位到卧位若减少 10～20 次/min，为副交感神经兴奋性增强。

5. 竖毛反射　将冰块或其他寒冷刺激物置于患者颈后或腋窝皮肤上数秒，可见竖毛肌收缩，皮肤呈现鸡皮样外观。该反射受交感神经节段性支配，根据不同部位的反应，可对交感神经功能障碍进行定位诊断。如 C_8～T_3 支配头面部和颈部，T_4～T_7 支配上肢，T_8～T_9 支配躯干，T_{10}～L_2 支配下肢。

6. 微量发汗测定法　皮肤湿度与汗腺的功能有关。神经性发汗主要由交感神经的节后纤维控制。通过监测皮肤的神经性微量汗腺分泌，可以及时判定交感神经的紧张度。

7. 微小神经电极法　采用硅碳微小神经电极插入单个神经细胞内，在屏蔽环境下，通过电子仪器放大直接引出交感神经的冲动发放。这是目前判断交感神经功能最直接的方法之一。

8. 诊断性交感神经阻滞　选择性阻断支配病变部位的交感神经，若疼痛迅速缓解，患病部位由阴冷潮湿转为舒适的温暖感，局部皮肤温度升高、发汗减少，则说明该病的发生与交感神经密切相关。

（二）皮肤温度测定

Schurman 等用红外线热能相机测量比较患侧手指与对侧相应手指的皮肤温度发现，仅在42%的复杂区域疼痛综合征Ⅰ型患者中观察到了患侧与健侧有系统温差（>1℃）。

（三）肌电图和神经传导检查

用来测试运动功能。

六、诊断依据

（一）CRPSⅠ型的诊断标准

1. 具有初始的伤害性时间或引起活动受限的原因。
2. 持续性疼痛、感觉异常或痛觉过敏，与任何刺激不成比例。
3. 疼痛区域出现水肿、皮肤血流改变，或泌汗分泌异常。
4. 排除引起同等程度疼痛和功能障碍的其他情况。

诊断必须符合2～4项标准。

（二）CRPSⅡ型的诊断标准

1. 神经损伤后出现持续性疼痛、感觉异常或痛觉过敏，但不一定局限于受损神经的分布区。

2. 疼痛区域出现水肿、皮肤血流改变，或泌汗分泌异常。

3. 排除引起同等程度疼痛和功能障碍的其他情况。

诊断必须符合所有标准。

（三）修改后的国际疼痛学会标准

1. 具有初始的伤害性时间或引起活动受限的原因。

2. 具有以下4项每1项中至少1个症状：①感觉：触觉过敏；②血管运动：温度不对称，和（或）皮肤颜色改变，和（或）皮肤颜色不对称；③泌汗分泌/水肿：水肿，和（或）发汗改变，和（或）发汗不对称；④运动/营养：运动幅度降低，和（或）运动动能障碍（肌无力、颤抖、肌张力异常），和（或）营养改变（毛发、指甲、皮肤）。

3. 具有以下2项或2项以上中至少1个体征：①感觉：痛觉过敏（针刺），和（或）触觉过敏（轻触）；②血管运动：温度不对称，和（或）皮肤颜色改变，和（或）皮肤颜色不对称；③泌汗分泌/水肿：水肿，和（或）发汗改变，和（或）发汗不对称；④运动/营养：运动幅度降低，和（或）运动动能障碍（肌无力、颤抖、肌张力异常），和（或）营养改变（毛发、指甲、皮肤）。

七、治疗

由于复杂区域疼痛综合征的疼痛机制还不清楚，治疗十分困难。指导原则以三个主导部分为中心：康复、疼痛治疗、心理治疗。

（一）康复/理疗

康复是复杂区域疼痛综合征治疗的基石。理疗、疼痛治疗和心理治疗将有利于康复的进程：①充分镇痛、鼓励和教育患者对疾病过程的认识；②增加患者柔韧性：先从轻微的主动运动范围开始，需要拉伸、加强和姿势校正，必要时需扳机点注射、电刺激和肌松剂。控制水肿需要抬高患处、逆行按摩和使用Jobst加压泵；③功能锻炼：包括负重、摩擦耐受训练、等长加强、有氧锻炼和体位正常化。

（二）心理治疗

最近国际疼痛学会指出，疼痛持续时间大于 2 个月的复杂区域疼痛综合征患者应当接受心理评估，以确定和治疗心理失调如焦虑、抑郁或人格改变。心理咨询、行为矫正、生物反馈、放松疗法、集体疗法和自我催眠可提高患者的能动性和处理事情的能力。

（三）疼痛治疗

1. 药物治疗

（1）抗抑郁药

● 阿米替林：一般成人从 25 mg/d 起，老年人从 10 mg/d 起，每晚睡前顿服。若效果不明显，在无副作用的前提下每数日可增加 10～25 mg，在达到 150 mg/d 后应维持 1～2 周。最大剂量不超过 300 mg/d。

（2）抗惊厥药

● 卡马西平：口服，开始剂量 100～200 mg，一日 1～2 次，以后每日增加 100～200 mg，一般一日 3～4 次，最大剂量一日不超过 1.6 g。

● 加巴喷丁：是新型抗癫痫药物，其优点是不经肝脏代谢，与其他药物几无相互作用，近年来发现在神经病理性疼痛，包括糖尿病神经病变引起的疼痛的治疗中有良好疗效。口服，开始剂量 300 mg，一日 3 次，以后可逐渐增加，最大剂量一日不超过 1.8 g。

（3）抗心律失常药

● 美西律，50～200 mg，3 次/d。

（4）NMDA 受体拮抗剂

● 氯胺酮：0.3 mg/kg，先静注半量后，余下的量在 20 min 内静滴。若效果不理想，可加至 0.6 mg/kg，2～3 周为一疗程。

（5）交感神经阻滞药

● 酚妥拉明：5 mg/次，1～2 次/日。

(6) 其他：非甾体类抗炎药、神经妥乐平、前列腺素制剂、激素、吗啡等。

2. 交感神经阻滞或化学毁损　是本病非常有效的治疗方法。上肢可选用星状神经节阻滞或胸段硬膜外阻滞；在下肢可选用腰交感神经阻滞或药物如乙醇、酚甘油毁损，或胸段硬膜外阻滞。近年来，交感神经射频热凝毁损或脉冲射频取得一定进展。

3. 躯体神经阻滞　神经阻滞主要是缓解疼痛以利于理疗和功能的恢复。

4. 经皮电刺激（TENS）和脊髓电刺激（SCS）　通过激活内源性阿片肽而镇痛，也可通过闸门控制学说的机制而镇痛。

5. 深部脑刺激（DBS）　通过刺激大脑深部和运动皮质，包括刺激下丘脑感觉神经核和（或）室周灰质或导水管周围灰质。文献表明，在经过深部脑刺激治疗的顽固性神经痛患者中，30%～40%患者的疼痛控制良好。硬膜外刺激运动皮质治疗中枢痛与深部脑刺激相比具有更安全、更简单和创伤更小的优点。

典型病例

患者，男性，65岁，车祸致右侧臂丛神经损伤，右上肢瘫痪，剧烈自发性疼痛5年，夜间及受凉后加重。曾行臂丛神经修复术及颈神经根切断术，疼痛无缓解。口服大量吗啡及卡马西平效果不佳。查体：右上肢完全瘫痪、僵硬，肌肉萎缩，皮肤颜色发暗，手指皮肤菲薄，指甲粗糙，右上肢温度低于左侧，发汗增多。诊断为臂丛神经损伤后复杂区域疼痛综合征。治疗经过：CT引导下经$T_{2\sim3}$向头侧植入试验电极至颈椎硬膜外腔，测试麻木覆盖疼痛区域，调整刺激参数，观察1周，疼痛缓解80%。植入永久电极和埋植永久脊髓电刺激仪。术后6个月随访，疼痛缓解可达50%左右。

第五节 化疗诱发的外周神经性疾病

癌症患者受许多症状困扰，其中疼痛是最常发生的症状之一。癌痛最常见的原因除肿瘤本身以外，外科手术、放疗、化疗等也可引起疼痛。

化疗引起疼痛除了化疗药物直接刺激局部组织外，另一个很重要的原因就是化疗诱发的外周神经性疾病（chemotherapy-induced peripheral neuropathy，CIPN）。

一、发生率与影响因素

可诱发外周神经性疾病的临床常用化疗药包括长春碱类、紫杉碱类、铂类化合物、苏拉明、沙利度胺、波替单抗等。不同研究报道的发生率差异很大，从 10%到 100%。CIPN 的发生和严重性取决于许多因素，包括：有无并存疾病，例如糖尿病和酒精中毒；化疗药物剂量大小和化疗间隔长短；同时合用两种或多种不同化疗药；一些遗传疾病，例如遗传性运动和感觉性神经性疾病Ⅰ型（Charcot-Marie-Tooth disease），即使使用小剂量的长春新碱也易于发生严重的神经性疾病。

二、发病机制

化疗药物可引起神经细胞和神经纤维发生病理性变化，可能机制为：①神经元、卫星细胞核异常，如核缩小、断裂；②轴突变化：轴索内微小管和细胞器聚集、感觉神经轴突变性；③细胞骨架变形、离子通道失活、神经异常放电；④皮肤支配区神经密度减低。

这些病理变化可引起疼痛，其机制可能在于神经损伤后刺激细胞因子的释放，包括 TNF-α、IL-6、IL-1 导致炎症反应，导致疼痛；另外，外周传入神经损伤导致有髓鞘粗神经的抑制作用消失，从而使 C 纤维反应性增强也是引起疼痛的可能原因。

三、临床表现

1. CIPN 一般在治疗早期出现，也就是在化疗的第一周期和第三周期之间，疼痛的最高峰发生在化疗后 3 个月。

2. 感觉异常最常见，如感觉异常、麻木、针刺感、疼痛，尤其是以肩部和椎旁肌肉为中心的痛性痉挛和肌痛最为常见。痛性痉挛和肌痛可能是因为细胞毒性药物在神经肌肉接头部位的直接毒性作用或者运动神经元兴奋性高所致。肢端深部腱反射消失在化疗早期就会出现，最常见的是踝反射消失。四肢感觉异常呈袜套和手套样分布。

3. 运动神经受累的主要表现为末梢乏力，特别是趾伸肌。

4. 自主神经病变表现为麻痹性肠梗阻、心律失常和体位性低血压等。

四、体征

四肢感觉异常呈现袜套和手套样分布；肢端深部腱反射消失。

五、辅助检查

1. 物理检查　可表现为对于各种物理刺激反应异常，如对于冷刺激反而会有烧灼性疼痛；手指的灵敏性下降及日常活动障碍等。

2. 神经生理学检查　表现为动作电位振幅下降、潜伏期延长和传导速度下降。

3. 神经病理学　表现为大纤维缺失、轴索萎缩、继发性脱髓鞘、有髓鞘纤维数量下降以及轴突和线粒体水肿。

六、治疗

（一）对症治疗

1. 三环类抗抑郁药　阿米替林等抗抑郁药可以改善生活质量和缓解化疗药诱发的痛性感觉异常。用法：成人常用量一次

25 mg，一日 2～3 次。

2. 抗癫痫药　加巴喷丁是新型抗癫痫药物，其优点是不经肝代谢，与其他药物几无相互作用，近年来发现在神经病理性疼痛治疗中有良好疗效。用法：口服，每次 200～600 mg，每日 3 次。

3. 激素　非甾体类抗炎药治疗无效时，口服小剂量激素如泼尼松有可能使肌痛明显缓解。

（二）预防性治疗

主要有以下几种药物：氨磷汀、神经生长因子、抗氧化剂（谷氨酰胺、谷胱甘肽、维生素 E）、重组人白血病抑制因子（AM424）、乙酰左旋肉碱（Acetyl-L-carnitine，ALC）和钙、镁等。有研究显示，预防性应用上述药物可以降低化疗后外周神经病的发生。

典型病例

患者，女性，74 岁，乳腺癌根治术后，化疗后两个月。诉双侧上肢手套样和双侧下肢袜套样疼痛、麻木，程度剧烈，VAS 8～9 分，就诊于北京大学人民医院疼痛门诊，诊断为化疗诱发外周神经病变。治疗过程：腺苷钴胺 1.5 mg 肌注，每日一次。当注射到第 4 针时疼痛已显著缓解，但麻木程度同前，继续注射至第 10 针时，四肢疼痛完全消失，但麻木仍存。继续给予腺苷钴胺注射，第 13 针时患者诉麻木开始明显减轻，直至注射至 20 针，麻木消失。治疗结束后一个月，未见疼痛及麻木复发。

第六节　幻　肢　痛

幻肢现象不仅局限于四肢，身体其他部位被切除时也会发生，其中幻肢痛（phantom limb pain）的发生率约占60%～70%，多发生于截肢术后。截肢术后幻肢痛的发生率约为50%～80%，表现为主观感觉已被截除之肢体依然存在，且已失去肢体某一部位有剧烈疼痛的幻觉现象，主要位于已截除肢体的远端。在幻肢痛的患者中，18%因疼痛而无法参加工作，45%影响日常生活，82%出现睡眠障碍。

一、发病机制

幻肢痛的病因学和病理生理学机制尚不清楚，但可以肯定的是，截除肢体引起的一个向脊髓传导的正常模式的突然终止，被一种未知的、不同的、新的向大脑和脊髓传入的冲动所替代。

1. 外周机制　又称末梢刺激学说，外周神经的神经瘤再生出轴突芽，自发性产生电活动。残肢末端敏感性改变及残端神经瘤的离子通透性对幻肢痛有一定作用。应用麻醉药浸润神经末梢、射频疗法及神经瘤残端包埋修整等可消除这类幻肢痛。

2. 脊髓机制　脊髓损伤和臂丛神经根撕裂伤有时会出现与截肢患者幻肢痛特点和部位相似的疼痛。在脊髓Ⅱ板层，Aβ纤维出芽和中枢敏化在脊髓机制中发挥重要作用。

3. 脊髓以上机制　幻肢痛可因受到精神因素的影响而发生变化。患肢现象最后在大脑整合，大脑皮层和丘脑可对幻肢现象和幻肢痛起调节作用。目前推测截肢不仅可能在脊髓后角产生连锁反应，而且有些变化最终在大脑形成感觉轮廓。皮层重建及神经基质学说认为，幻肢痛病人，去神经支配后，在缺乏输入信号的情形下，其中枢仍可发放信号冲动，但由于缺乏上述输入信号与输出信号的协调作用，形成的是一种高频、爆破样的冲动，该冲动到达可感知的躯体末端，形成了热的感觉或烧灼样感觉。

二、临床表现

幻肢痛多发于高位截肢或肩关节、髋关节离断术后，上肢多于下肢。疼痛部位主要在截除肢体的远端。幻肢痛通常在肢体切断后立即出现，但也有迟发者。疼痛多为阵发性出现或加重，常于夜间、寂静时发作。疼痛的程度和性质变化很大。多为搏动性、烧灼性、痉挛样、扭绞样痛，及用钳子紧箍样、钻孔样、刀刺样等难以形容的疼痛。

三、体征

幻肢残端局部瘢痕、僵硬，可有压痛及痛觉超敏，轻触即可引起放射性幻肢痛。

四、辅助检查

颈椎和腰椎 X 线、CT 及磁共振检查在排除颈腰椎疾病方面有一定作用。

五、诊断和鉴别诊断

1. 诊断标准为：

(1) 患肢截除后主观上仍感其部位疼痛；

(2) 无肢体残端局部原因性疼痛；

(3) 肢体缺如、精神焦虑、失眠幻觉痛。

符合上述三项即可确诊。

2. 鉴别诊断　主要与残肢痛相鉴别。因为两者在症状和体征方面是有联系的，因此鉴别起来非常困难。残肢痛往往伴有幻肢痛，而幻肢痛也存在残肢痛。一般来说，残肢痛经过残端局部注射或相应的神经阻滞治疗，疼痛容易缓解。

六、治疗

（一）药物治疗

治疗幻肢痛的药物与其他的慢性非癌性疼痛治疗药物的选择相似。包括 NSAIDs、吗啡类镇痛药物、抗抑郁药、抗惊厥类药物（加巴喷丁）、曲马多、辣椒碱乳膏、降钙素、NMDA

受体阻滞剂（氯胺酮）以及肾上腺素受体拮抗剂和交感神经阻断剂等。

（二）非药物治疗

1. 经皮电刺激（transcutaneous electrical nerve stimulation, TENS） 临床实验证明，幻肢痛的病人经皮电刺激的疗效优于对照组。而且因其具有依从性好、可重复性、无副作用的优点，TENS 可应用于绝大部分幻肢痛的患者。

2. 交感神经阻滞或毁损 交感神经阻滞，射频热凝毁损，乙醇或酚甘油化学性毁损对幻肢痛有一定的疗效。上肢幻肢痛时选择星状神经节和 $T_{2\sim3}$ 交感神经节，下肢幻肢痛选择 $L_{2\sim3}$ 交感神经节。

3. 脊神经根、背根神经节或脊髓背角毁损及神经调制 相应节段的脊神经根、脊髓背根神经节或脊髓背角的射频热凝或化学毁损对某些幻肢痛有一定的疗效。近年来，脉冲射频神经调制技术的应用在治疗幻肢痛方面取得可喜的效果。

4. 脊髓及深部脑组织刺激疗法 该疗法虽有一定的效果，但因脊髓或脑部植入性电刺激仪价格昂贵、治疗效果有限而不持久，且具有一定的风险性，限制了它的应用。

5. 手术疗法 脊神经根切断术、背侧神经根进入区毁损术、脊髓前柱切断术和丘脑切开术，虽然可以短期内缓解幻肢痛，但却进一步加重了去神经支配的风险，仅在其他疗法无效且病人的预期寿命较短时采用。手术切除神经瘤疗效确定，但仅对部分病例有效。

（三）心理疗法

生物反馈和放松疗法，认知行为调整法包括认知重建和疼痛想象移除对于治疗幻肢痛有效。

（四）人工冬眠疗法

冬眠合剂由丙嗪类药和镇痛药混合而成，其主要理论根据是冬眠合剂具有良好的镇痛、镇静作用，能引起中枢神经系统较深的抑制，使自主神经与内分泌系统受到完善的阻滞，从而减轻机体的应激反应。有人采用常温人工冬眠疗法治疗幻肢痛。

七、预防

1. 以下因素可以影响疼痛的传入与产生：①截肢前疼痛；②手术中切割皮肤、肌肉、神经和骨骼引起伤害性输入信号；③急性术后疼痛，包括炎性疼痛。由于区域阻滞可以阻断这些信号的传入，故可以有效地减少术后长期疼痛的发生。给予阻滞麻醉及镇痛可预防幻肢痛的发生。

2. 采用神经残端热凝、肌肉瓣成形等现代截肢技术，均有助于预防幻肢痛的发生。

3. 截肢前充分的心理疏导，让患者能够接受截肢的现实，将使幻肢痛的发生率降低。

典型病例

患者，男性，40 岁，诉左下肢剧烈疼痛 5 年余。患者 5 年前左下肢工伤后从股骨近端截肢，术后 3 个月即感左下肢钻心样疼痛，伴灼烧感，患者可清楚地感到已经不存在的肢体和足趾具体位置疼痛。夜间疼痛较剧烈，疼痛严重程度与气候变化和情绪有很大关系，理疗及药物治疗效果不佳，诊断为幻肢痛。治疗过程：行左侧腰交感神经化学毁损术。建立静脉通路，生命体征监测，俯卧位。在 CT 引导下，棘突旁开 6 cm 穿刺，穿刺针经 L_2 横突外侧穿刺至 L_2 椎体前外侧，注射造影剂显示造影剂呈线性分布于腰椎前外侧，行局麻药试验后注射 95% 的乙醇 15 ml，术后俯卧位 8 小时。手术后患者幻肢痛症状显著缓解，1 年后疼痛又有所反复，再次行腰交感乙醇毁损，疼痛显著缓解。

第七节　放射性周围神经病

放射性周围神经病（radiation peripheral neuropathy）是指电离辐射通过神经系统各部位所产生的组织不良反应。不良反应可能与照射总剂量、每次照射分量的大小、照射总的时间和被照射的神经组织的容积和部位有关。

一、概述

放射治疗是导致放射性周围神经病的主要原因，可以造成包括脑、脊髓和周围神经在内的神经系统损伤。放射性周围神经病的发生与照射部位和照射剂量有着密切的关系。

在过去使用千伏电压（kilovoltage）X线机放射治疗时，很少造成周围神经损伤。自应用兆伏电压X线机后照射强度加大，放射性周围神经病的发生率明显上升。早年的资料显示乳腺癌患者接受63Gy（6300rad）峰剂量照射后，73％出现神经症状，57.75Gy峰剂量时，仅15％有神经症状。放射性周围神经病最常发生的部位是臂丛、腰骶丛和舌咽神经等。

二、病因

放射治疗是导致放射性周围神经病的主要原因，其他因防护不当或误接触废弃放射源也可导致本病。

三、发病机制

放射性周围神经病的发生与放射治疗引起的神经干或神经丛周围结缔组织纤维化有关。有报道证实接受大剂量放射治疗22个月后的死亡病例，其尸检病理观察发现臂丛神经周围有明显纤维化，镜检可见纤维化区域的近端神经相对完好，纤维化部分神经外膜增厚，髓鞘脱失，神经纤维被纤维结缔组织取代。纤维化部分的远端正中神经也有广泛而明显的髓鞘脱失，神经纤维萎缩部分被纤维组织取代。另一例接受小剂量放射治疗 12 个月的患者，其临床仅有轻微神经症状，死后尸检发现仅在臂丛的前方有纤维化，神经几乎不受累，镜下除了两条靠近腋窝前臂的小神经有轻微的脱髓鞘和纤维化外，其余的神经轴突和髓鞘均正常。由此可见放射治疗的剂量、病理所见神经丛纤维化的程度与临床表现完全一致。

四、临床表现

放射性治疗是乳腺癌、颈部肿瘤、睾丸肿瘤和淋巴瘤的最佳治疗选择，同时也最容易造成放射后的臂丛神经和腰骶丛损伤。鼻咽部肿瘤的放疗可造成舌咽神经损伤，垂体瘤和颅咽管瘤的放疗后可发生视神经和视交叉损伤。

1. 放射性周围神经病常有一定时间的潜伏期，多为数月至 2 年，也可长达 10 年以上。本病多缓慢起病，少数病例可在接受放疗后数天或数月突然起病。

2. 放射性臂丛神经病患者多数首先表现为手指感觉减退或感觉异常，部分可同时有手和指无力。随病情进展可逐渐出现受累肢体疼痛。少数患者以突发的运动障碍起病。

3. 查体可见运动感觉均有异常，腱反射减弱。上臂丛和下臂丛常同时受累，早期往往以上臂丛损害为主。极少数病人累及膈神经引起膈肌麻痹。

4. 神经电生理检查可见失神经电位、纤颤电位和肌纤维颤搐放电（myokymicdischarge），运动和感觉神经传导速度均减慢。在颈髓和锁骨上之间可检出运动传导阻滞，体感诱发电位可见 N9 消失。

五、并发症

全身性损害，特别是消化功能障碍及血液系统病变较常见。

六、诊断

诊断主要依靠病史和临床表现。

七、鉴别诊断

1. 臂丛 MRI 可鉴别是乳腺癌或颈部肿瘤复发侵犯神经，还是合并放射后神经病。

2. 颅底 MRI 可鉴别鼻咽部肿瘤复发和放射性舌咽神经损伤。

八、实验室检查

神经电生理检查与其他周围神经病进行鉴别。

九、治疗

1. 手术松解　目的是阻止病情的发展。手术越早越好，在刚出现感觉异常但尚未有疼痛时是手术的最佳时期。有些轻症患者可在 6～9 个月内自发缓解。

2. 药物治疗

(1) 甲钴胺：为维生素 B_{12} 在体内的活性代谢物，能够促进核酸蛋白的合成，促进神经轴索内输送和轴索的再生和髓鞘的形成，修复受损伤的周围神经。

● 用法：片剂 500 μg，一天 3 次，口服；注射剂 500 μg，一日 1 次，一周 3 次，肌内注射或静脉注射。

(2) 加巴喷丁：是新型抗癫痫药物，其优点是不经肝代谢，与其他药物几无相互作用，近年来发现在神经病理性疼痛治疗中有良好疗效。

● 用法：口服，每次 200～600 mg，每日 3 次。

(3) 曲马多缓释剂：曲马多主要作用于中枢神经系统与疼痛相关的特异性受体。

● 用法：口服，单次剂量为 50～100 mg，每日 2 次，每日最高剂量通常不超过 400 mg。

3. 神经阻滞治疗　可对受累的不同外周神经进行阻滞，如臂丛神经阻滞等，每周一次。药物配方为：0.25%利多卡因＋曲安奈德 5～10 mg＋甲钴胺 500 μg。

十、预防

1. 主要是原发病的防治以及严格掌握放疗适应证。
2. 加强放射防护及废弃放射源的管理。

典型病例

患者，女性，69 岁，下咽癌术后，行放疗后致右侧颈部及耳后、枕部放电样疼痛两个月。疼痛剧烈，不能触摸颈部、耳后及枕部头发，口服各种止痛药无明显疗效。治疗过程：行右侧颈浅丛神经阻滞＋右侧 C_2 椎旁神经阻滞，所用药物为 0.5%利多卡因 15 ml＋曲安奈德 10 mg＋腺苷钴胺 1.5 mg，每 5 天一次，治疗 3 次后，VAS 评分从治疗前的 9～10 分降至 2～4 分。

第八节　急性带状疱疹神经痛及带状疱疹后遗神经痛

带状疱疹（herpes zoster，HZ）是由潜伏在体内的疱疹病毒激活后侵犯皮肤、黏膜及神经，引起其支配区疼痛及皮肤、黏膜出现疱疹为特征的一种疾病。HZ 的发病率为（1～1.5）/1000，多发生在年老体弱、免疫疾病、放化疗等患者。胸背部是最常见的好发部位，其次是头面部，四肢及其他部位较少见。在早期若伴有神经痛，则称之为带状疱疹神经痛；若没有得到及时治疗或治疗不当，部分病人可在疱疹愈合后残留长期的神经痛，则称之为带状疱疹后遗神经痛（postherpetic neuralgia，PHN），这是疼痛治疗中的世界难题。以往本病多在皮肤科诊治，现在由于对本病病因认识的进展及神经阻滞对其有较好的疗效，已成为疼痛科最好的适应证之一。

一、病因和诱因

本病是由于亲神经的带状疱疹病毒侵犯脊神经或脑神经以及皮肤黏膜所致。带状疱疹病毒可长期潜伏于神经组织内而不发病，当各种原因导致机体抵抗力下降后可被激活，侵犯脊髓背根神经节或脑神经节，以及相应的皮肤黏膜，从而出现受侵神经分布区域出现疼痛和疱疹，发生带状疱疹神经痛。即使皮肤黏膜的疱疹已经愈合，但若神经系统发生不可逆损害时，疼痛可长期存在，即发展成为带状疱疹后遗神经痛。

年老、体弱、疲劳、免疫系统疾病、放化疗、神经毁损等原因是带状疱疹的易感因素。临床发现，年老体弱、患有免疫系统疾病或放化疗病人发生带状疱疹后遗神经痛的概率显著增加。

二、病理生理

激活的带状疱疹病毒可使神经细胞和皮肤黏膜发生炎症、水肿、出血、变性及坏死等病理改变。带状疱疹疼痛表现为伤害感受性疼痛和神经病理性疼痛的复合。伤害感受性组分是由皮肤的炎症引起，导致伤害性感受器的兴奋和敏化，增加的传入活动传输到脊髓引起脊髓背角神经元的中枢超兴奋状态。在早期，伤害感受性疼痛组分占主导地位，这种情况在大多数患者随着组织损害的愈合逐渐消失。神经病理性组分是由于背根神经节、周围神经，以及某些情况下背根和脊髓的病毒直接损害和炎症引起的。若早期治疗不及时或不当，或由于某些因素导致病情继续发展，这时即使伤害感受性疼痛随着疱疹的愈合而逐渐消失，但神经病理性疼痛组分却成为主导部分。疱疹引起的神经损害不仅局限于受累的背根神经节或脑神经节，有时可波及脊髓和大脑等神经中枢，此时就进入带状疱疹后遗神经痛阶段。

三、临床表现

（一）带状疱疹神经痛

疼痛和皮肤、黏膜疱疹是本病的两大特征。70%的患者疼痛发生在疱疹前数天到一周，约有 15%的患者疼痛和疱疹同时发生。有极少数患者没有疱疹或仅有难以发现的疱疹，此称之为“微皮损带状疱疹神经痛”。

1. 疼痛性质　疼痛为烧灼样、针刺样或电击样。疼痛程度轻重不一。疼痛可为持续性，也可为阵发性。受侵区域可有痛觉过敏和痛觉超敏。患者往往因为夜间疼痛剧烈而无法入睡。

2. 疱疹分布　疱疹绝大多数发生在机体一侧，很少超过中线。发生在胸背部的带状疱疹呈现带状分布，其皮损并不呈现严格的肋间神经支配区域分布，俗称“缠腰龙”；发生在头面部的带状疱疹通常情况下严格遵从神经分布区域，如三叉神经各分支、枕大神经、颈浅丛支配区域。带状疱疹一般在数日后水泡干涸结痂，然后脱屑痊愈，整个病程约 2～4 周。也有少数患者出现溃疡或瘢痕而长久不愈者。

3. 特殊情况　头面部带状疱疹，当疱疹侵犯三叉神经第一支眼支时，除了额部疱疹，可同时侵犯眼睛引起结膜炎和角膜炎，有时可合并有第三、四、六脑神经麻痹；三叉神经第二支上颌神经受累时，可于悬雍垂和扁桃体出现水泡；三叉神经第三支下颌神经受累时，可在舌前、颊黏膜等处出现水泡；当侵犯膝状神经节时可出现外耳道疱疹，可合并面瘫及听神经症状，并可有“鳄鱼泪”现象，即进食时眼睛流泪，这就是带状疱疹的特殊形式“Hunt 综合征”。

（二）带状疱疹后遗神经痛

一部分老年体弱患者，在带状疱疹消失后仍留有剧烈的疼痛，伴痛觉超敏及感觉异常，如麻木、刺痒等。现在认为，带状疱疹结痂痊愈一个月后仍残留疼痛，则称之为带状疱疹后遗神经痛。此后遗痛随着年龄的增加发病率增加。接受化疗和放疗者发病率也较高。伴有免疫性疾病的患者，如白癜风，发生后遗痛的概率也大为增加。发生在头面部的后遗痛患者，往往不敢洗脸、洗头、梳理头发，任何“风吹发动”都会诱发剧烈的疼痛；胸背部后遗痛患者，患处不能接触衣服和床，否则引起严重疼痛，患者为了避免接触该区域，有时自己做一些架子撑在该处，以防衣服及被褥的摩擦。

四、诊断

在发病初期常伴有全身不适、发热。根据疼痛的性质和特点，以及相应区域的皮肤疱疹等特征，诊断并不困难。但疼痛往往早于疱疹数日发生，因此在出疱前，常被误诊为冠心病和心绞痛。尤其当疼痛发生在腹部时常被误诊为腹部疾病。有文献报道，腹部早期的带状疱疹被误诊为胆囊炎或阑尾炎而行外科手术，手术后疼痛依旧而疱疹始出，值得引起注意。

对于带状疱疹后遗神经痛的诊断标准各家不一，但目前多以疱疹消失后疼痛依然存在超过一个月即可认为发生了带状疱疹后遗神经痛。

五、治疗

（一）早期带状疱疹神经痛的治疗

早期诊断、早期治疗，不但可以缩短病程、提高疗效，更重要的是可以预防或降低带状疱疹后遗神经痛的发生率。早期治疗的原则是抗病毒和止痛。

1. 局部处理　保持皮肤清洁，可用75%乙醇局部消毒后覆以无菌纱布，也可用炉甘石洗剂、甲紫涂抹于皮肤疱疹区。当疱疹侵犯结膜和角膜时，红霉素、氯霉素及可的松等眼药反复交替滴眼是必要的。

2. 药物治疗

(1) 抗病毒药：阿昔洛韦和伐昔洛韦。阿昔洛韦为200 mg/次，每日5次口服，7天为一疗程；伐昔洛韦为250 mg/次，每日3次口服，5天为一个疗程。

（2）糖皮质激素：有利于缓解急性期带状疱疹剧烈疼痛，但鉴于激素的副作用以及老年患者合并症较多，应慎用或仅限短期内使用。一般常用泼尼松。

（3）止痛药物：一般非甾体类药物效果不佳，阿米替林、曲马多和加巴喷丁有一定疗效。阿米替林初始量25 mg，睡前服，以后逐渐增量，10天后增加到75 mg/d；曲马多缓释片50～100 mg，q12h，口服；加巴喷丁200～600 mg，q8h，口服。阿司匹林粉末与乙醚调成混悬液涂抹有明显的止痛效果；对疼痛剧烈，上述措施均不能缓解或控制者，可应用芬太尼透皮贴剂。

3. 神经阻滞疗法　早期应用神经阻滞治疗可以迅速止痛、促进愈合、预防带状疱疹后遗神经痛的发生。阻滞时以被侵袭的神经或神经根为目标。

（1）胸背部带状疱疹：发生在胸背部的带状疱疹呈现带状分布，其皮损并不呈现严格的肋间神经支配区域分布，这种现象可解释为脊神经前支和后支分布区的重叠，这一点对于神经阻滞平面的选择至关重要。本人经验，神经阻滞平面的选择以胸腹部皮节所属的神经根节段进行，而不依据背部皮损平面而定。可选用肋间神经阻滞、胸椎旁神经阻滞、胸椎椎间孔神经阻滞、胸椎硬膜外神经阻滞，以及胸交感神经阻滞。所用药物为利多卡因、维生素B_{12}加适量激素。

（2）头面部带状疱疹：如侵犯三叉神经系统，则根据疱疹侵犯的部位选择相应的神经阻滞，如眶上神经阻滞、滑车上神经阻滞、眶下神经阻滞、耳颞神经阻滞，以及上颌神经、下颌神经阻滞；如侵犯颈神经系统，则可根据疱疹部位选择相应的神经阻滞，如枕大神经阻滞、枕小神经、颈浅丛阻滞（耳大神经阻滞），以及$C_{2\sim3}$椎旁神经阻滞。所用药物为利多卡因、维生素B_{12}加适量激素。另外，星状神经节阻滞对头面部带状疱疹神经痛具有良好的作用。

(二) 带状疱疹后遗神经痛的治疗

此病是疼痛科及整个临床医学中极其难治的疼痛性疾病之一，预防重于治疗，一旦发生则需积极治疗。

1. 局部治疗　疱疹早已愈合，局部疼痛超敏是主要问题，因此可给予局部镇痛药膏治疗，如局部涂抹辣椒素软膏、利多卡因凝胶等。阿司匹林粉末与乙醚调成混悬液涂抹也有明显的止痛效果。

2. 药物治疗　阿米替林、曲马多和加巴喷丁，剂量同前。也可使用芬太尼透皮贴剂止痛。

3. 神经阻滞疗法　虽然此时疼痛治疗非常困难，但神经阻滞仍然是一种非常重要乃至首选的方法。方法同前。

4. 神经毁损　对于药物治疗或神经阻滞治疗无效或失败的顽固性神经痛患者，可进行神经的物理或药物毁损。

(1) 对于胸背部带状疱疹后遗神经痛，可选用肋间神经、胸段背根神经节射频热凝毁损或乙醇/阿霉素/酚甘油化学毁损，也可行蛛网膜下腔酚甘油毁损。

(2) 对于头面部带状疱疹后遗神经痛，如发生在三叉神经系统，可选择三叉神经分支射频热凝毁损或药物毁损，必要时采用经卵圆孔穿刺半月神经节射频热凝毁损；若发生在颈神经系统，则可行枕大神经、枕小神经的射频热凝或化学性毁损，颈浅丛的乙醇/阿霉素/酚甘油化学毁损，以及$C_{2\sim3}$后支的射频热凝毁损或乙醇/阿霉素/酚甘油化学毁损。

5. 经皮电刺激（TENS）和脊髓电刺激（SCS）　对于局部皮肤痛觉超敏有一定的疗效，但脊髓电刺激价格昂贵是其缺点。

6. 外科手术治疗　对于以上方法均无效，且疼痛剧烈的患者，可施行脊神经后根、三叉神经根切断术、脊髓前侧索切断术、交感神经切断术、立体定位丘脑切除术、中脑切开术等。近年来采用立体定位脑手术破坏传导疼痛C纤维的终点——视丘的非特殊核团的方法，能即刻消除顽固性疼痛，已成为近年来的热门话题。

典型病例

患者，女性，65 岁，左侧胸腹部带状疱疹后遗神经痛 3 月余。患者 3 个月前出现左侧胸腹部带状疱疹伴剧烈疼痛，就诊于皮肤科给予抗病毒和中成药治疗，疼痛未见缓解。疱疹愈合后疼痛更加剧烈，表现为左侧胸腹部针刺样、撕裂样疼痛，不能触摸和与衣服摩擦，伴有腹部严重紧缩感，夜间更加剧烈，VAS 为 10 分，遂就诊于我科疼痛门诊。查体：痛苦面容，左侧胸背部和上腹部褐色色素沉着，痛觉超敏，腹部自勒一红带致局部皮肤受损（病人自述用来阻止病毒扩散）。治疗经过：采用左侧 $T_{8\sim9}$ 椎旁神经阻滞，所用药物为 0.8%利多卡因 10 ml＋曲安奈德 10 mg，并给予疼痛区域皮下注射。第一次治疗后患者疼痛明显减轻，以后每隔 5～7 天治疗一次，共治疗 12 次。期间曾辅助腺苷钴胺 1.5 mg 肌注，每日一次，共 20 次。目前患者疼痛及腹部紧缩感完全消失。

（张挺杰）

参考文献

1. Petit WA JR，Upender RP. Medical evaluation and treatment of diabetic peripheral neuropathy. Clin Podiatr Med Surg，2003，20：671-688.
2. Biddinger KR. The role of surgical decompression for diabetic neuropathy. Foot Ankle Clin，2004，9（2）：239-254.
3. Wieman TJ，Patel VG. Treatment of hyperesthetic neuropathic pain in diabetics：decompression of the tarsal tunnel.

Ann Surg, 1995, 221: 660-665.
4. Androne L, Gavan NA, Veresiu IA, et al. In vivo effect of lipoic acid on lipid peroxidation in patients with diabetic neuropathy. In Vivo, 2000, 14 (2): 327-330.
5. Stevens MJ, Obrosova I, Cao X, et al. Effects of DL-alpha-lipoic acid on peripheral nerve conduction, blood flow, energy metabolism, and oxidative stress in experimental diabetic neuropathy. Diabetes, 2000, 49 (6): 1006-1015.
6. Merskey H, Bogduk N. Classification of chronic pain. Descriptions of chronic pain syndromes and definitions of pain terms. 2nd ed. Seattle: Wash; IASP Press, 1994: 3461421.
7. Bruehl S, Harden RN, Galer BS, et al. External validation of IASP diagnostic criteria for complex regional pain syndrome and proposed research diagnostic criteria. Pain, 1999, 81: 147-154.
8. Sandroni P, Benrud-Larson LM, McClelland RL, et al. Complex regional pain syndrome type Ⅰ: incidence and prevalence in Olmsted County, a population-based study. Pain, 2003, 103: 199-207.
9. Zyluk A. The sequelae of reflex sympathetic dystrophy. J Hand Surg, 2001, 26: 151-154.
10. Janig W, Baron R. Complex regional pain syndrome: mystery explained? Lancet Neurol, 2003, 2: 687-697.
11. Birklein F, Schmelz M, Schifter S, et al. The important role of neuropeptides in complex regional pain syndrome. Neuology, 2001, 57: 2179-2184.
12. Raja SN, Grabow TS. Complex regional pain syndrome Ⅰ (reflex sympathetic dystrophy). Anesthesiology, 2002, 96: 1254-1260.
13. Maihofner C, Handwerker HO, Neundorfer B, et al.

Patterns of cortical reorganization in complex regional pain syndrome. Neurology, 2003, 61: 1707-1715.

14. Schwenkreis P, Janssen F, Rommel O, et al. Bilateral motor cortex disinhibition in complex regional pain syndrome (CRPS) type Ⅰ of the hand. Neurology, 2003, 61: 515-519.
15. Forouzanfar T, Kemler MA, Weber WE, et al. Spinal cord stimulation in complex regional pain syndrome: cervical and lumbar devices are comparably effective. Br J Anaesth, 2004, 92: 348-353.
16. Schurmann M, Gradl G, Andress HJ, Furst H, Schildberg FW. Assessment of peripheral sympathetic nervous function for diagnosing early post-traumatic complex regional pain syndrome type Ⅰ. Pain, 1999, 80: 149-159.
17. Braus DF, Krauss JK, Strobel J. The shoulder-hand syndrome after stroke: a prospective clinical trial. Ann Neurol, 1994, 36: 728-733.
18. Verdugo R, Ochoa JL. Sympathetically maintained pain. I. Phentolamine block questions to concept. Neurology, 1994, 44: 1003-1010.
19. Kemler MA, De Vet HC, Barendse GA, et al. The effect of spinal cord stimulation in patients with chronic reflex sympathetic dystrophy: Two years' follow-up of the randomized controlled trial. Ann Neurol, 2004, 55: 13-18.
20. Nguyen JP, Lefaucheur JP, Decq P, et al. Chronic motor cortex stimulation in the treatment of central and neuropathic pain. Correlations between clinical, electrophysiological and anatomical data. Pain, 1999, 82: 245-251.
21. J . P. Cata, H. R. Weng, B. N. Lee, et al. Clinical and experimental findings in humans and animals with chemotherapy-induced peripheral neuropathy. Minerva Anestesiol,

2006，72：151-169.

22. Andreas A. Argyriou，Martin Koltzenburg，Panagiotis Polychronopoulos，et al. Peripheral nerve damage associated with administration of taxanes in patients with cancer. Critical Reviews in Oncology/Hematology，2008，66：218-228.
23. Dougherty PM，Cata JP，Cordella JV，et al. Taxol-induced sensory disturbance is characterized by preferential impairment of myelinated fiber function in cancer patients. Pain，2004，109：132-142.
24. Siegal T，Haim N. Cisplatin-induced peripheral neuropathy. Frequent off-therapy deterioration，demyelinating syndromes，and muscle cramps. Cancer，1990，66：1117-1123.
25. Gregg RW，Molepo JP，Monpetit VJA，et al. Cisplatin Neurotoxicity：The relationship between dosage，time and platinum concetration in neurologic tissues，and morphologic evidence. J Clin Oncol，1992，10：795-803.
26. Anna-Liisa Kautio，，Maija Haanpa¨a¨，Tiina Saarto，et al. Amitriptyline in the Treatment of Chemotherapy-induced neuropathic symptoms. J Pain Symptom Manage，2008，35：31-39.
27. Bosnjak S，Jelic S，Susnjar S，et al. Gabapentin for relief of neuropathic pain related to anticancer treatment：a preliminary study. J Chemother，2002，14：214-219.
28. Vu H. Nguyen，H. Jeffrey Lawrence. Use of gabapentin in the prevention of taxane-induced arthralgias and myalgias. Journal of Clinical Oncology，2004，22（9）：1767-1769.
29. Rao RD，Michalak JC，Sloan JA. Efficacy of gabapentin in the management of chemotherapy-induced peripheral neuropathy：a phase 3 randomized，double-blind，placebo-controlled，crossover trial（N00C3）. Cancer，2007，110

(9)：2110-2118.

30. Rao RD，Flynn PJ，Sloan JA，et al. Efficacy of lamotrigine in the management of chemotherapy-induced peripheral neuropathy：a phase 3 randomized，double-blind，placebo-controlled trial，N01C3. Cancer，2008，112（12）：2802-2808.

31. Markman M，Kennedy A，Webster K，et al. Use of low-dose oral prednisone to prevent paclitaxel-induced arthralgias and myalgias. Gynecol Oncol，1999，72（1）：100-101.

32. Sherry Wolf，Debra Barton，Lisa Kottschade，et al. Chemotherapy-induced peripheral neuropathy：Prevention and treatment strategies. European Journal of Cancer，2008，44：1507-1515.

33. 李仲廉. 临床疼痛治疗学. 3版. 天津科学技术出版社，2003.

34. 李仲廉，郑宝森，王子千. 神经阻滞学：100种神经阻滞术图解. 郑州大学出版社，2002.

35. 李树人，杭燕南. 疼痛治疗手册. 上海科学技术出版社，2007.

36. 石崇俭. 疼痛·阻滞与解剖彩色图谱. 北京：人民卫生出版社，2006.

37. Choi JS，Choi JS，Kim EJ. Primary pulmonary rhabdomyosarcoma in an adult with neurofibromatosis-1. Ann Thorac Surg，2009，88（4）：1356-1358.

38. Grill J，Dhermain F，Habrand JL. Risks of radiation therapy in patients with neurofibromatosis. Int J Radiat Oncol Biol Phys，2009，75（2）：632.

39. Kamenova B，Braverman AS，Schwartz M，et al. Effective treatment of the brachial plexus syndrome in breast cancer patients by early detection and control of loco-regional metastases with radiation or systemic therapy. Int J Clin Oncol，2009，14（3）：219-224.

第 13 章 手术后慢性疼痛

手术是治疗许多疾病最有效且唯一的方法，但手术本身会造成组织和（或）神经的损伤，引起手术后慢性疼痛综合征，如腰椎手术失败综合征、开胸手术后综合征、乳腺手术后慢性疼痛综合征等，治疗起来非常棘手，严重影响人们的生活质量。

第一节　常见术后慢性疼痛综合征

一、腰椎手术失败综合征（failed back surgery syndrome，FBSS）

指在行腰椎椎板切除术或椎间盘摘除、神经根减压术后仍残留相应的症状和体征，如腰部、臀部或下肢的顽固性疼痛或其他不适症状，或虽有暂时缓解而后又出现症状甚至加重。在美国每年进行的有关脊柱外科手术超过 30 万例，其中 10%～40%的在手术后发生以疼痛为主要症状的临床综合征。由于造成 FBSS 的原因非常复杂、治疗手段和治疗效果也很有限，因此成为目前医学科学面临的棘手问题。

二、开胸术后慢性疼痛综合征（post-thoracotomy pain syndrome，PTPS）

开胸手术后疼痛综合征又称为开胸手术后慢性疼痛（chronic thoracotomy pain，CPP）。国际疼痛研究协会（International

Association for the Study of Pain，IASP）最新的定义为：胸部手术1周以后仍然残留并持续2个月以上的疼痛，疼痛的感觉广泛遍及伤口周围。文献报道发生率为26%～80%不等，居各种手术后慢性疼痛之首。我们的一项研究显示经肋间开胸术后慢性疼痛在3个月时为65.3%，6个月时为62.6%，12个月时仍旧达到49.3%。而经胸骨正中切开的搭桥术后慢性疼痛的发生率为32.6%。肋间神经损伤、术后未缓解的疼痛、术后放疗、胸壁切除是主要的危险因素。值得注意的是肋间神经冷冻术作为一种镇痛方法，虽然对开胸术后急性疼痛有很好的镇痛效果，但与硬膜外镇痛相比却可以增加术后慢性疼痛，特别是神经病理性样疼痛。

三、乳腺切除术后慢性疼痛综合征

乳腺手术后神经病理性疼痛往往与其他疼痛同时存在，共同组成乳腺手术后慢性疼痛综合征。在最近一项对3754例乳腺癌保乳术后长达26个月随访结果显示，有47%的患者报告有慢性疼痛，其中重度疼痛占13%，中度疼痛39%，轻度疼痛为48%。疼痛可持续长达数年。

四、腹股沟疝手术后慢性疼痛综合征

腹股沟疝手术后神经病理性疼痛往往与其他疼痛同时存在，共同组成腹股沟疝手术后慢性疼痛综合征。Poobalan等回顾了大约2000个关于腹股沟疝修补术后慢性疼痛发生率，发现在术后一年，慢性疼痛的发生率从0%到63%不等。Simon Nienhuijs等人对29个高质量研究的结果进行分析后，发现腹股沟疝补片修补术后的慢性疼痛发生率为11%。

五、其他手术后慢性疼痛

手术后慢性疼痛还见于骨关节手术、开腹手术，甚至有些微创手术后仍会发生慢性疼痛。如骨科手术后慢性疼痛发生率为

2.3%～37%，骨关节置换术后慢性疼痛发生率为12%。子宫切除术后慢性疼痛发生率为5%～32%，剖宫产术后慢性疼痛发生率为5%～10%。

第二节 常见病因及可能机制

术后疼痛的主要致病机制包括三个方面：术前高危因素、术中神经损伤、术后炎症或疾病复发。术后慢性疼痛的发生机制非常复杂，到目前为止详尽机制尚不完全清楚，但有一点是可以肯定的，即由持续的伤害性感受器兴奋而引发的中枢敏化是术后慢性疼痛的主要原因之一。对多种神经痛动物模型的研究表明，神经损伤再修复过程中会由于异常放电、神经纤维异位增生、炎性因子和神经生长因子等介导交感神经出芽现象和疼痛的递质增多等原因引起神经病理性疼痛。长时间的中枢敏化还可导致中枢神经系统永久性改变，如抑制性神经元坏死，随后被新生的兴奋性传入神经元所替代，形成异常的突触。许多药物对上述改变引起的持续中枢敏化和顽固性疼痛无反应，因此给临床治疗带来极大困难。

一、神经损伤

任何手术无一例外地都要对手术部位相应支配区的神经造成一定的损伤如牵拉、压迫甚至切断，如：开胸手术时对肋间神经的损伤；乳房切除术时最常损伤肋间臂神经，有80%～100%接受腋窝清扫的乳房切除患者损伤了肋间臂神经；腹股沟疝修补术后有可能损伤髂腹股沟神经或生殖股神经。受损的神经、肌肉、骨骼等在受损以及再修复过程中，导致的异常放电、神经纤维异位增生、局部产生的炎性因子和神经生长因子等周围敏化，以及之后的中枢敏化过程促成并加重了慢性痛觉的形成及其程度。

二、手术类型及术式

1. 与传统后侧开胸比较，前开胸组患者PTPS的发生率低于后侧开胸组。使用肋骨牵引器（拉钩）会导致 100%的患者切口上肋间神经损伤，92%发生切口下肋间神经损伤。术后腹壁浅反射消失的患者其术后慢性疼痛发生率和镇痛药用量都高于反射保留的患者。尽管胸腔镜属于微创手术，但它并不能保证不损伤肋间神经，因为手术中镜头需要反复移动，会导致肋间神经在镜头和相邻肋骨之间受到压迫。小样本研究报道胸腔镜术后慢性疼痛发生率并不低。

2. 复发疝的二次手术发生中到重度慢性疼痛的风险比首次手术高出四倍。

3. 疝囊高位结扎引起的疼痛：疝囊结扎越高，对壁层腹膜的牵扯拉力越大，可引起术后疼痛。

4. 仅作前哨淋巴结切除的乳腺癌患者的术后慢性疼痛明显低于腋窝淋巴结清扫患者。腋淋巴结清扫后因淋巴引流障碍也可引起疼痛。

三、患者个体差异

研究表明乳腺癌手术相关疼痛综合征发生率与病人年龄有关。30～49 岁女性发病率为 65%，50～59 岁女性发病率为 40%。超过 70 岁的女性发病率显著降低。18～39 岁是疼痛高发危险因素，对于有转移的患者，40～49 岁的患者疼痛强度最大。

四、辅助治疗

放疗是乳腺癌患者术后慢性疼痛的相关危险因素，而化疗影响并不大。术后放疗是增加 PTPS 发生率的危险因素。而化疗根据不同药物、疗程影响不同，尚无明确结论。

五、术前疼痛状况及心理状态

术前已存在疼痛与疝气手术、子宫切除术和截肢手术术后疼痛相关。但术前疼痛对 PTPS 的影响还存在争议。有些社会心理因素已被证实能够影响慢性疼痛的感知及其影响，包括焦虑、抑郁、恶性肿瘤、社交环境等。生理伤残和情感痛苦程度与乳腺癌术后慢性疼痛综合征的发生高度相关。

六、损伤后变化及炎症反应

1. 腰椎间盘切除术后再突出、椎管狭窄以及椎管内硬膜外瘢痕形成是 FBSS 的主要原因。

2. 开胸手术的患者有很大比例为恶性肿瘤，因此术后有部分患者的慢性疼痛是因为肿瘤转移造成的，须通过影像检查鉴别。

3. 传统疝修补时联合肌腱弓状下缘最下一针常缝至耻骨结节上的骨膜，由于张力大，可引起耻骨炎，使用网片后发生率已大大减少，但网片最下端与耻骨结节缝合太深，缝至骨膜时也可发生。

第三节 临床表现

一、腰椎手术后疼痛综合征

（一）症状

1. 下肢疼痛　疼痛部位一般与神经根受压有关。当疼痛与术前相似时，最可能的原因是有未发现的突出的椎间盘碎片或未能充分椎管减压。术后立即出现的与术前不同或比最初症状更严重的疼痛可能有植入物的移位，包括椎弓根螺钉或植入的椎间盘。复发性椎间盘突出是患者疼痛缓解几个月后又再度出现的可能原因。患者出现不同部位的放射痛时，病变可能进展到了另外的脊髓节段。然而，小关节也可能造成累及大腿偶尔甚至低于膝盖的疼痛。

2. 腰痛　脊柱手术后腰部疼痛还可能与脊柱手术后的肌肉无力有关。疼痛可能源于第一次手术中未能发现的破裂椎间盘，例如因脊椎滑脱而做手术后椎间盘引起的疼痛。腰部疼痛也可能由小关节引起。对于术后 1～6 个月后才主诉腰部疼痛的患者应考虑有手术节段椎体不稳的可能。

3. 广泛的疼痛　一些患者出现与皮肤支配区不符的疼痛或广泛的疼痛，可能原因是发生了复杂区域疼痛综合征。

（二）体征

持续性背部疼痛累及神经系统时，可出现肌无力、麻木、放射痛及末梢麻痹等。椎间盘突出可引出神经根张力增加的体征，如股神经牵拉试验、直腿抬高试验、Lasagne 征可为阳性。腰椎的检查可发现活动范围受限、椎旁肌痉挛、局部压痛点、椎体的错位及重度脊椎滑脱引起脊柱后正中线上软组织的凹陷等。

二、开胸术后慢性疼痛综合征

（一）症状

大多数仅存在轻度疼痛，少数患者存在中到重度疼痛，疼痛部位主要集中在切口周围。肋间神经损伤的临床表现以自背部胸椎至前胸部呈半环形区域感觉障碍和疼痛为主，患者常因持续的灼痛、感觉过敏而感到难以忍受。

1. 感觉异常　如局部麻木、冷热感、潮湿感、异物感。

2. 自发性疼痛　是肋间神经受损后最突出的症状之一，随损伤程度不同，疼痛的性质、发生时间、程度也有差别，常见有刺痛、跳痛、刀割痛、牵拉痛、灼痛、触痛、撕裂痛、酸痛等，同时常伴有一些情感症状。疼痛大多阵发性出现或加重，常于安静时或夜间发作，情绪变化、气候变化、疲劳或其他疾病可以诱发或加重疼痛。有时疼痛沿肋间隙传导放射，疼痛剧烈时可放射至同侧肩背部或上腹部。

3. 痛觉过敏　一些非损害性刺激，如轻触、冷热等刺激可引起病变区的强烈疼痛，精神紧张时疼痛加剧。

4. 一些患者在同侧上肢产生复杂区域疼痛综合征，并有相应的临床表现。

（二）体征

可发现相应皮肤区的痛觉过敏和痛觉超敏，在相应的脊椎旁、腋线、胸骨旁、肋骨边缘出现压痛点，于肋间神经穿出椎间孔后在背部、胸侧壁、前胸穿出处尤为显著。病程长的患者可有肌肉发僵、痉挛或挛缩，同侧肩部活动障碍，肋间隙变窄，软骨板硬化、增生，脊柱生理侧弯改变等体征。

三、乳腺切除术后慢性疼痛

（一）症状

1. 肋间臂神经支配肩部和上臂的主要感觉，乳腺手术后可出现前胸壁、腋窝以及手臂正背面的持续性疼痛。

2. 疼痛常较剧烈，约一半女性有持续性疼痛。可能有麻木感、烧灼感、针刺感。患者疼痛持续的时间超过正常手术愈合时间3个月。

3. 活动后疼痛加剧。随时间的延长，疼痛也加剧。

4. 乳房幻痛可表现为乳房幻觉和乳房痛觉，或乳房痛幻觉。

5. 疼痛性质可以描述为刺痛、刀割痛、压迫痛和烧灼痛，乳房幻觉可以是游走感、发痒、麻木、紧张和撞击感。

（二）体征

1. 上臂、腋窝、胸壁（肋间神经分布区域）或手术切口处感觉迟钝、异常疼痛和（或）感觉过敏。

2. 胸壁或肩部呈束带状分布的感觉敏感区。淋巴回流障碍时局部可能有肿胀。

3. 乳房重建术后可有扳机点或局部肌紧张，引起患者不适。

4. 在扳机点可触及结节，有时伴有放射痛。触诊神经瘤可引起撕裂样疼痛。

四、腹股沟斜疝术后慢性疼痛

（一）症状

腹股沟疝修补术后的三种慢性疼痛症状为：躯体痛、神经病理性疼痛和内脏痛。

1. 躯体痛　是最常见的疼痛，定位在腹股沟韧带与耻骨结节固定点的位置。发生躯体痛的原因可能是固定补片时损伤了耻骨结节或者深层肌肉。

2. 神经病理性疼痛　主要为拉扯感、拖拽感、撕扯感、搏动感、刺痛感、枪击感、麻木感和钝痛感。且大多数为迟发痛，一般会有几周到几个月的潜伏期。在步行、弯腰、伸展髋部和性活动时，疼痛通常会加剧；而在躺着休息以及髋部和大腿都放松的情况下，疼痛会有所减轻。病人主诉的疼痛部位通常是损伤神经的感觉分布区，如髂腹下神经损伤的疼痛通常位于髂腹下区；髂腹股沟神经损伤的疼痛通常位于髂腹股沟区伴股上侧至阴囊或阴唇，呈放射痛；生殖股神经损伤的疼痛常位于髂腹股沟区伴股中上侧至阴囊或阴唇，呈放射痛。

3. 内脏痛　例如患者在射精时感觉到疼痛，是由于尿道周围与射精反射有关的结构发生了功能障碍。一个可能的机制是损伤了骶部的体神经或者交感神经，导致射精反射的效应器肌肉出现协同障碍。另一种可能是瘢痕组织或精索弯曲引起输精管狭窄。

（二）体征

1. 髂腹股沟和髂腹下神经损伤常有临床三联征：①疼痛：腹股沟区尖锐、针刺样疼痛或伴疼痛烧灼感，并向耻骨结节及大腿内侧附近放射。②感觉异常：髂腹股沟皮肤区域的痛觉减退、痛觉过敏。③髂前上棘中间及下方局限性触发点，即压迫该处疼痛放射。

2. 髂腹下神经最大压痛点在腹股沟韧带中部上方。轻拍压痛区或伸展大腿和髋关节有时可诱发疼痛。生殖股神经疼痛最大压痛点在耻骨结节或外环处。伸展大腿和髋关节疼痛加重。

最后值得提出的是，所有术后慢性疼痛的患者都伴有不同程度的精神、心理障碍，睡眠和日常生活质量会因疼痛受到明显影响。

第四节　辅助检查

一、影像学检查

1. 大多数FBSS的患者在神经影像上有所表现。即使是疼痛局限在背部的患者可能也存在需要治疗的神经压迫。

2. MRI是评估FBSS患者最敏感的试验。钆增强使得有血管的组织信号增强，尤其是硬膜外瘢痕。比较增强和未增强的序列可以准确地分辨硬膜外瘢痕和未增强的复发的椎间盘突出。此外，椎间盘和椎体增强可能提示术后感染。

3. CT可用于有MRI禁忌证的患者，如体内有金属或钛金属物质影响成像。CT对于动态问题（如脊柱不稳、小关节损伤）或脊柱在MRI上显像不佳（例如脊柱侧凸患者）也很有用。

4. 对于开胸术后、乳腺切除术后慢性疼痛的患者，MRI、CT等能够协助除外肿瘤复发或转移。

二、电生理检查

1. 肌电图（EMGs）和神经传导速度（NCV）检查用于评估椎管外神经受压，神经损伤的严重程度和部位，鉴别其他原因造成的神经病理性疼痛如周围神经病变等。

2. 定量感觉神经功能测定用于检测外周感觉神经功能，如震动觉、冷温觉和冷热痛觉。

三、有创的诊断性治疗

1. 患者有腿部的放射性疼痛，MRI显示多处神经根受压时，可使用局麻药加或不加激素分别对神经根进行阻滞。根据反应结果就能判断疼痛的来源以及确定将来手术的部位。后路小关节注射并阻滞内侧支（支配小关节囊的感觉分支），同样也能缓解由小关节炎引起的疼痛。

2. 对伴有慢性腹股沟神经痛患者，髂前上棘内上 2 cm 封闭治疗，如症状缓解则为髂腹下神经或髂腹股沟神经损伤；在外环口下距耻骨结节 1.5～2.5 cm 处封闭如症状缓解，而在髂前上棘内上 2 cm 处封闭无效，则为生殖股神经损伤。但在 CT 和 B 超指导下进行椎旁神经根阻滞是对疑为生殖支受损进行验证的可行方法。

第五节 诊 断

1999 年的国际疼痛研究协会（International Association for the Study of Pain，IASP）通讯中指出在诊断术后慢性疼痛时应包括以下内容：

1. 手术操作后引发的疼痛；
2. 持续至少 2 个月；
3. 排除疼痛的其他诱因，如慢性感染或持续的恶性疾病。

第六节 治 疗

一、FBSS 治疗

目前尚无对照性研究来指导内科医师对 FBSS 患者进行治疗。同时，相关的回顾性研究数据也非常有限。因此，当前的推荐做法都是基于临床实践和专家共识，尚需进一步的研究来证实。

1. 药物治疗　非甾体抗炎药（NSAIDs）证实比对照剂更为有效。目前尚无研究比较非甾体抗炎药、麻醉性镇痛药、肌松剂这三者在控制腰部疼痛方面有无区别。研究发现，抗抑郁药比对照剂能更有效地降低慢性疼痛的严重程度，且不影响功能状态。

2. 物理治疗　研究表明，物理治疗能有效缓解成年人的慢性下腰痛和改善功能。

3. 神经阻滞　腰椎硬膜外腔激素治疗可能的作用机制包括：抑制磷脂酶 A_2起到抗炎的作用和通过C-纤维降低伤害性感受器的敏感性。明确的单发性神经病变可通过椎间孔神经根阻滞或糖皮质激素来治疗。然而，在一项随机性研究中，60例FBSS伴单发性神经病变的患者经椎间孔行神经阻滞治疗，6个月后仅有27%的患者疼痛评分减少了1/2。

4. 微创神经介入方法　治疗FBSS的方法还包括脊髓电刺激疗法、神经射频治疗和其他的康复治疗项目。但目前尚无关于这些疗法对FBSS疗效的对照性研究。

(1) 脊髓电刺激疗法对FBSS有一定的作用。植入脊髓刺激器后在脊髓背角的表面产生电冲动，通过由此产生的麻木感来改变患者对疼痛的感觉。一项回顾性研究发现，对于FBSS的患者，在术后的前三年中，脊髓电刺激疗法比再次手术更为有效。然而，有34%接受脊髓电刺激治疗的患者发生了并发症，如感染、导线或电极失效等。在一项关于FBSS的系统性研究中，脊髓电刺激疗法能让37.5%的患者疼痛减轻50%以上，与此相比，行翻修手术的患者疼痛减轻仅11.5%。其他研究还表明脊髓电刺激器能长期、稳定地让超过60%的患者疼痛缓解达50%或以上。

(2) 神经射频治疗通过以热能的形式对神经施加高能量来暂时性地损坏脊神经。神经射频治疗疼痛可持续长达三年。脉冲射频更加安全，不会造成感觉和运动的缺失。然而，目前没有关于这种疗法与再次手术治疗的对比研究。

(3) 臭氧盘内注射对腰椎手术后失败综合征有一定的疗效。

5. 手术治疗　FBSS再次手术的总体成功率很低，而且会一次比一次差。效果不好与下列因素相关：女性、有残疾史、涉及医疗赔偿或未判决的诉讼、多次手术史、周围神经瘢痕、心理疾病史、假性关节炎以及术前缺少阳性发现等。

二、开胸手术后慢性疼痛治疗

开胸手术肋间神经损伤引起的疼痛处理较困难，只有约20%的患者可获得满意效果。手术后损伤神经的修复、疼痛治疗的时机很重要，原则上愈早愈好。术后有疼痛即应予以持续的疼痛治疗、控制或缓解疼痛、阻断疼痛的恶性循环、促进神经修复。不应等待神经自行修复或确诊后才开始治疗。目前而言，普遍认同的PTPS治疗为神经病理性疼痛的常规治疗办法，采用以药物治疗为主，辅以各种辅助治疗的综合治疗。以镇痛及促进神经修复为主，不主张神经破坏。

1. 药物治疗　目前，PTPS的药物治疗尚没有正规标准或指南，然而由复杂的发病机制决定，PTPS需要多元化综合治疗，体现到药物治疗也需要多种药物复合治疗。

- 解热镇痛药：对乙酰氨基酚，单独应用效果较差。
- 非甾体抗炎药：阿司匹林、布洛芬以及COX-2受体抑制剂。COX-2抑制剂对预防PTPS发生有一定作用，但一旦发展为神经病理性疼痛，其治疗作用将不明显。
- 中效镇痛药物：曲马多，为中枢性止痛药，其作用机制为部分激动μ-阿片受体和阻断去甲肾上腺素和5-羟色胺的再摄取。起始剂量为50～100 mg，一日两次。
- 强阿片类药物：羟考酮，吗啡等。当疼痛剧烈时，需加用强阿片类药物，其中羟考酮减轻神经痛的效果比吗啡好。
- 抗惊厥药：加巴喷丁被广泛用于神经病理性疼痛治疗，由于PTPS有很大神经病理性疼痛成分，可以推断加巴喷丁对治疗PTPS会起到镇痛的效果。加巴喷丁推荐用法为从300 mg/d用起，逐渐加量最大到3600 mg/d，如果患者因副作用不能耐受再逐渐减量。所发生的轻度可以耐受的副作用包括恶心、嗜睡和头晕。
- 三环类抗抑郁药：阿米替林等。
- NMDA受体调节剂。

2. 神经阻滞　最常用的神经阻滞方式包括后外侧多神经节段肋间神经阻滞、椎旁神经阻滞或胸部硬膜外阻滞。一项回顾性研究表明胸部椎旁神经阻滞最具优势，因其通常只需要一点注射，使用较大容量的局麻药（最多可达 25 ml）可以有效扩散达到包括交感神经阻滞单侧镇痛效果，同时避免出现硬膜外阻滞相关的低血压和运动神经阻滞。该研究结果表明 22 位接受椎旁阻滞（0.5%布比卡因 15～25 ml）的 PTPS 患者中 58%术后 1 个月内无痛，30%术后 2 个月无痛，8% 达到术后 4 个月无痛，研究过程中没有严重并发症发生。

3. 神经调制　机制同其他神经病理性疼痛治疗。主要有经皮电刺激、脊髓电刺激、脉冲射频治疗等。

三、乳腺切除术后慢性疼痛治疗

1. 药物治疗

（1）局部应用辣椒素：Watson 和 Evans 发现局部应用辣椒素能显著缓解疼痛，并减少刺痛感，但对减少固定痛和触诱发痛无效。辣椒素特别对已有神经瘤形成的患者效果良好。

（2）抗抑郁药：三环类抗抑郁药是治疗乳腺术后慢性疼痛的一线药物。二线药物中的文拉法辛比三环类抗抑郁药易被患者接受，无抗副交感神经的副作用。

（3）加巴喷丁：已尝试使用抗惊厥药物加巴喷丁治疗乳房切除术后疼痛。实验室及临床研究已证明在中枢神经敏化产生术后慢性疼痛的模型中，加巴喷丁有抗痛觉过敏作用。Dirks 等人的研究表明，在术前 1 小时经口服给予单次剂量 1200 mg 加巴喷丁，可大量减少术后吗啡用量及乳腺癌根治术后运动相关疼痛，且无显著副作用。

除此之外，非甾体类抗炎药和阿片类药物都可以酌情使用。

2. 神经阻滞　反射性交感神经萎缩引起的疼痛可做患侧的星状神经节阻滞。相应的肋间神经阻滞或臂丛阻滞也可减轻疼痛，但远期疗效尚无随机对照试验证实。

3. 治疗肌痉挛　扩张器重建后肌痉挛的常规治疗包括热疗、手臂制动和使用肌松剂。但这种治疗方法对缓解术后不适感并不总是有效。Huang 提出植入的乳房假体对前锯肌产生持续压力，导致乳房侧方和肩胛下区疼痛。最佳治疗方法可能是去除假体或修复空腔缺损。

4. 非药物干预　按摩治疗、针灸、生物反馈治疗、心理疏导等。一旦疼痛控制较好时，即应进行物理治疗以避免形成冷冻肩综合征，鼓励患者尽量活动手臂。

5. 外科治疗　胸部交感神经切除术仅适用于少数难以控制疼痛的患者。

四、腹股沟疝修补术后慢性疼痛治疗

物理治疗、神经阻滞、药物治疗、心理治疗和手术治疗。没有证据表明，一种疗法比另一种疗法更有效。需要一个合乎逻辑而且次序得当的综合治疗，重要的是患者一开始疼痛时应及时治疗。

1. 物理治疗　针灸是简单、经济、低风险的疗法。现已证明，针灸通过刺激分泌内源性阿片样物质起作用。

2. 神经阻滞　采用 0.5%利多卡因作局部神经阻滞，疼痛被有效地缓解称为阳性反应。然后可将类固醇或可乐定加入局麻药中重复注射。类固醇可减轻炎症反应，可乐定是 α_2 受体阻滞剂，能阻断交感神经传导的神经性疼痛。神经瘤或“触发点”常表现为单一点式剧烈疼痛。可以直接注射局麻药。对神经的注射首先在周围的位置进行（髂腹下、髂腹股沟和生殖股神经），若效果不佳或不成功，则应在靠近中枢的位置注射（脊柱旁的脊神经根或硬膜外）。

3. 药物治疗　注射疗法与口服治疗联合应用。止痛剂如非甾体抗炎药及弱阿片类止痛剂合用。O’Dwyer 等首选阿米替林，晚间服药 50～100mg。曲马多可与阿米替林联合使用。阿片类镇痛剂只能作为最后方法。

针对神经性疼痛的特殊用药包括局部应用恩纳（eutectic mixture of local anesthetics，EMLA）乳膏（含利多卡因、丙胺卡因）和辣椒素软膏。EMLA 乳膏可使浅表神经短暂麻醉，同时还给患者带来信心，但需要每日多次敷用。辣椒素软膏每日敷用 3 次。

4. 心理治疗　用心理治疗来改善全身状态及提高自身状态的能力。

5. 外科手术治疗　外科手术治疗的作用是有争议的。有报道多达 60%的病人通过神经切断术或对接受网片修补的病人行神经切断加网片取出术取得了良好甚至极佳的效果。但这方面可能存在心理因素，因手术后的成功率与前次手术方法无关，提示可能手术是一种安慰剂效应。神经切除术是以丧失感觉功能来缓解疼痛。由于中枢敏化机制，切除相应神经后，尽管已没有局部神经紊乱，却仍可遗留疼痛的感觉。

五、预防

1. 手术中神经保护

（1）开胸术后肋间神经的保护：传统上以环绕肋骨留置关胸线有 70%～100%的几率使肋间神经受困于缝线当中，因此关胸时采用肋骨打孔技术可以很大程度上保护肋间神经，有效减轻术后疼痛。

（2）乳腺切除术中保留肋间臂神经，可降低患者术后腋窝、上臂内侧和（或）前胸壁发生疼痛和感觉缺失的几率。保留乳腺的乳癌根治术和前哨淋巴结活检的应用越来越广泛，使得手术范围较前减小，减少了神经、血管、淋巴管的损伤，降低了乳腺癌术后疼痛的发生率。

（3）疝修补术应选择无张力方法，避免在耻骨结节处作过深的缝合，以免引起骨膜牵拉痛。分离髂腹下、髂腹股沟和生殖股神经时，应避免分离时过度牵拉或修补时的损伤或缝扎等。安置网片应与神经保持一定的安全距离或将神经埋入肌肉中。解剖腹股沟内环及切开提睾肌时，尤应避免损伤生殖股神经生殖支。应避免 U 形针嵌入神经。总的来说，腔镜下行腹股沟疝修补术比开放修补术的术后慢性疼痛发生率要低。

2. 预防性的多模式镇痛　对降低开胸术后慢性疼痛有一定作用。围术期开始镇痛的时机很重要。为有效预防中枢敏化，有必要在术前、术中和术后都镇痛。区域阻滞（包括胸段硬膜外阻滞）本身不足以提供完善的镇痛及预防中枢敏化。在围术期使用多模式镇痛，包括区域阻滞、非甾体抗炎药和其他同时有外周和中枢作用的镇痛药（α_2 激动剂、氯胺酮、α_2-δ 配基和阿片类药物）可能是最有效的减轻开胸术后急慢性疼痛的方法。

3. 减少不必要的手术或采用微创术式　在考虑手术之前要将术后慢性疼痛作为手术后的一种重要的并发症来权衡，避免不必要的创伤可能较大的手术。另一方面应尽可能选用微创术式，如腹腔镜下手术可明显减少开腹术后慢性疼痛的发生率。

典型病例

患者，女性，60 岁，腰椎间盘突出症，骨科椎间盘摘除、钢板内固定术后，下腰部及双下肢放电样疼痛四年余，以左侧为著，站立及受凉后疼痛加重，口服药物及各种物理治疗无明显疗效。治疗过程：C 臂引导下分别穿刺至左侧 $L_{2\sim3}$、$L_{3\sim4}$及 $L_{4\sim5}$ 椎间孔，电生理测试复制左侧疼痛症状，然后分别对左侧 L_2、L_3 和 L_4 神经根给予 42℃脉冲射频各 8 分钟，术后左侧疼痛显著改善达 70%。三个月后在 C 臂引导下经椎管内对双侧 S_1 神经根进行脉冲射频，术后双侧下肢症状显著改善，术后随访六个月，效果肯定。

（李　君，张挺杰，冯　艺）

参考文献

1. Kehlet H, Jensen TS, Woolf CJ. Persistent postsurgical pain: risk factors and prevention. Lancet, 2006, 13; 367 (9522): 1618-1625.
2. Diatchenko L, Slade GD, Nackley AG, et al. Genetic basis for individual variations in pain perception and the development of a chronic pain condition. Hum Mol Genet, 2005, 14 (1): 135-143.
3. Brandsborg B, Nikolajsen L, Hansen CT, et al. Risk factors for chronic pain after hysterectomy: a nationwide questionnaire and database study. Anesthesiology, 2007, 106 (5): 1003-1012.
4. Maguire MF, Latter JA, Mahajan R, et al. A study exploring the role of intercostal nerve damage in chronic pain after thoracic surgery. Eur J Cardiothorac Surg, 2006, 29 (6): 873-879.
5. Wildgaard K, Ravn J, Kehlet H. Chronic post-thoracotomy pain: a critical review of pathogenic mechanisms and strategies for prevention. Eur J Cardiothorac Surg, 2009, 36 (1): 170-180.
6. Ju H, Feng Y, Yang BX, Wang J. Comparison of epidural analgesia and intercostal nerve cryoanalgesia for post-thoracotomy pain control. Eur J Pain, 2008, 12 (3): 378-384.
7. Aasvang E, Kehlet H. Chronic postoperative pain: the case of inguinal herniorrhaphy. Br J Anaesth, 2005, 95 (1): 69-76.
8. Steegers MAH, Snik DM, Verhagen AF, et al. Only Half of the Chronic Pain After Thoracic Surgery Shows a Neuropathic Component. J Pain, 2008, 9 (10): 955-961.

9. Pluijms WA，Steegers MA，Verhagen AF et al. Chronic post-thoracotomy pain：a retrospective study. Acta Anaesthesiol Scand，2006，50（7）：804-808.
10. Maguire MF，Ravenscroft A，Beggs D，et al. A questionnaire study investigating the prevalence of the neuropathic component of chronic pain after thoracic surgery. Eur J Cardiothorac Surg，2006，29（5）：800-805.
11. Solak O，Metin M，Esme H，et al. Effectiveness of gabapentin in the treatment of chronic post-thoracotomy pain. Eur J Cardiothorac Surg，2007，32（1）：9-12.
12. 吴漪宇. 开胸手术后疼痛综合征. 实用疼痛学杂志，2005，1（2）：124-127.
13. Poobalan AS，Bruce J，Smith WC，et al. A Review of Chronic Pain After Inguinal Herniorrhaphy. Clin J Pain，2003，19（1）：48-54.
14. Nienhuijs S，Staal E，Strobbe L，et al. Chronic pain after mesh repair of inguinal hernia：a systematic review. Am J Surg，2007，194（3）：394-400.
15. 时德. 腹股沟疝修补术后慢性疼痛. 咸宁学院学报（医学版），2005，19（2）：77-78.
16. Adamonis W，Witkowski P，Smietanski M，et al. Is there a need for a mesh plug in inguinal hernia repair? Randomized，prospective study of the use of Hertra 1 mesh compared to PerFix Plug. Hernia，2006，10（3）：223-238.
17. Alfieri S，Rotondi F，Di Giorgio A，et al. Influence of preservation versus division of ilioinguinal，iliohypogastric，and genital nerves during open mesh herniorrhaphy：prospective multicentric study of chronic pain. Ann Surg，2006，243（4）：553-558.
18. Alfieri S，Rotondi F，Di Miceli D，et al. Chronic pain after

inguinal hernia mesh repair: possible role of surgical manipulation of the inguinal nerves. A prospective multicentre study of 973 cases. Chir Ital, 2006, 58 (1): 23-31.

19. elissier EP. Inguinal hernia: preperitoneal placement of a memoryring patch by anterior approach. Preliminary experience. Hernia, 2006, 10 (3): 248-252.
20. O'Dwyer PJ, Kingsnorth AN, Molloy RG, et al. Randomized clinical trial assessing impact of a lightweight or heavyweight mesh on chronic pain after inguinal hernia repair. Br J Surg, 2005, 92 (2): 166-170.
21. Nienhuijs SW, Remijn EE, Rosman C. Hernia repair in elderly patients under unmonitored local anaesthesia is feasible. Hernia, 2005, 9 (3): 218-222.

第 14 章 慢性内脏痛

第一节　胸腔内脏痛

胸腔内脏神经丛中含有感知疼痛的神经纤维，这些纤维与躯体传入纤维不同，痛体验也不同。内脏痛的特点主要包括：疼痛部位模糊，定位不准确；疼痛性质多为胀痛、绞痛、隐痛或是模糊不清、难以描述、难以忍受的疼痛；对引起皮肤疼痛的刺激，一般不感到疼痛，但对于扩张、痉挛、牵扯、缺血、炎症等刺激敏感；常伴有牵涉痛与肌紧张，并通常伴有情绪方面的异常。

引起胸腔内脏疼痛的疾病主要有：

1. 食管源性胸痛　分为食管黏膜病变引起的疼痛和食管运动功能障碍疾病引起的疼痛。

2. 心脏源性疼痛　心绞痛、心肌梗死、急性心包炎。

3. 大血管源性疼痛　胸主动脉夹层、主动脉狭窄。

4. 肺、气管和支气管源性疼痛　支气管炎、支气管扩张、肺炎、肺脓肿、肺栓塞。

5. 胸膜、纵隔源性疼痛　胸膜炎、气胸。

6. 胸部肿瘤引起的疼痛　肺癌、食管癌、纵隔肿瘤。

一、胃食管反流性疾病

胃内容物（包括十二指肠液）反流入食管产生症状或并发症

时，称为胃食管反流病。酸（碱）反流导致的食管黏膜破损称为反流性食管炎。

（一）临床表现

胃食管反流病的临床表现多样，轻重不一，但不少患者呈慢性反复发作的病程。

1. 烧心和反酸是胃食管反流病最常见的症状。反酸常伴有烧心。

2. 吞咽困难和吞咽痛可能是由于食管痉挛或功能紊乱所致，症状呈间歇性。有严重食管炎或并发食管溃疡，可伴吞咽疼痛。

3. 胸骨后疼痛发生在胸骨后或剑突下，酷似心绞痛。

4. 咽喉部症状主要有间歇性声音嘶哑、持久咽痛、咽喉部异物感等。

5. 呼吸道症状主要有长期咳嗽、哮喘、反复发生的肺炎、肺纤维化。

6. 并发症包括：①上消化道出血；②食管狭窄；③Barrett食管可与反流性食管炎并存。为癌前病变，癌的发生率较正常人高30～50倍。

（二）诊断

消化内镜是反流性食管炎的主要诊断方法。

（三）治疗方法

治疗目的是减轻或消除症状、防治并发症及预防复发。方法主要包括一般治疗、药物治疗、内镜治疗及外科治疗。

1. 一般治疗主要是抬高患者床头，戒烟酒，低脂、低糖饮食，避免饱食。

2. 药物治疗有 H_2 受体拮抗剂，促胃肠动力药，质子泵抑制剂，抗酸剂和黏膜保护剂等。

3. 内镜下贲门缝扎术目前已在国内部分医院开展，取得了一定疗效，远期疗效尚需经大量临床病例验证。

4. 内科正规治疗有效但不愿终身服药者、无效者或有并发症者可慎重选择外科抗反流手术或腹腔镜下胃底折叠术。

二、心绞痛

心绞痛是心肌血流供求关系被打破而引起的以胸痛为主要特征的临床综合征。

（一）临床表现

对胸痛患者的评估，现病史是最重要的一步，医生需详细了解患者胸痛的特征，包括以下几个方面：

1. 部位　典型的心绞痛部位是在胸骨后或左前胸，范围常不局限，可以放射到颈部、咽部、颌部、上腹部、肩背部、左臂及左手指侧，也可以放射至其他部位。

2. 性质　常呈紧缩感、绞榨感、压迫感、烧灼感、胸闷或有窒息感、沉重感，少部分患者可能无上述症状，仅主诉胸部不适，这可能与患者主观感觉个体差异较大有关，但一般不会出现针刺样疼痛。

3. 持续时间　呈阵发性发作，可持续数分钟，一般不会超过 10 分钟，也不会转瞬即逝或持续数小时。

4. 诱发因素及缓解方式　慢性稳定型心绞痛的发作与劳力或情绪激动有关，如走快路、爬坡时诱发，停下休息即可缓解，多发生在劳力进行时而不是之后，舌下含服硝酸甘油可在 2～5 分钟内迅速缓解症状。

（二）诊断

1. 病史　有参考价值的既往史对慢性稳定型心绞痛患者的诊断也有很大的帮助，例如既往有心肌梗死、高血压、糖尿病、吸烟、肥胖、代谢综合征及典型的脂质代谢紊乱者，应予高度重视。

2. 心电图检查　是诊断心肌缺血最常用、最简便、最经济的方法。心绞痛患者典型心肌缺血心电图改变为：反映心脏相应部位的导联出现 ST 段压低、ST 段压低抬高、T 波低平或倒置。随着心肌缺血的解除，上述心电图改变消失。

3. 冠状动脉造影　是诊断冠心病的金指标，但不能将冠状动脉造影作为筛选冠心病的常规手段。运动负荷试验也是非常有用的辅助诊断方法，但存在着潜在风险，需要严格掌握其适应证和禁忌证，并由有经验的医务人员操作。

（三）治疗

冠心病的治疗包括预防心肌梗死和治疗心肌缺血。内科治疗手段有传统的药物治疗和介入治疗。

1. 药物治疗　硝酸酯类、β受体阻滞剂、钙通道阻滞剂广泛用于抗心绞痛和抗缺血治疗；抗血小板制剂、调脂药、ACEI类药物用于预防心肌梗死。

2. 介入治疗　主要是血管的重建。心绞痛的血管重建主要包括经皮冠状动脉介入术（PCI）和冠状动脉旁路移植术（CABG）。

3. 神经阻滞　对于不稳定型心绞痛、严重冠状动脉狭窄经内科系统治疗，疗效不确切，需长期依赖静注硝酸酯类药物及全身情况较差，介入或手术治疗风险较大的患者可考虑进行星状神经节阻滞及硬膜外阻滞。硬膜外阻滞时的阻滞节段一般为 T_1～T_5。这些治疗不仅可以及时有效地镇痛，还可起到扩张冠脉、抑制应激反应及改善高血凝状态、降低血黏度、抑制凝血功能等作用。

4. 脊髓电刺激　2002年ACC/AHA慢性稳定型心绞痛诊疗指南修订纲要中指出，对于药物疗效不佳和非介入性和（或）外科血运重建术适应证的患者也可采用脊髓电刺激治疗，它的治疗效果与刺激电极的位置有关，有效位置在背部硬膜外 C_7～T_1 水平。它的主要适应证为：体力活动严重受限的心绞痛患者、X综合征等经最大限度的常规治疗后仍然不能缓解心绞痛症状或不能明显改善心功能者，推测不能从目前临床上采用的血运重建术如CABG等治疗方法中获益，同时患者能够理解和服从这种治疗方式者。但对于智力低下、已植入了心脏起搏器、身体极度衰弱的病人及刺激系统外科植入禁忌证的病人禁用。

三、心肌梗死

急性心肌梗死为长时间的心肌缺血所导致的心肌细胞死亡。

询问缺血性胸痛史和描记心电图是迅速筛查心肌缺血和急性心肌梗死的主要方法，筛查和处理程序如下：

1. 缺血性胸痛史　急性心肌梗死患者疼痛通常在胸骨后或左胸部，可向左上臂、颌部、背部或肩部放射；有时疼痛部位不典型，可在上腹部、颈部、下颌等部位。疼痛常持续 2 分钟以上，通常呈剧烈的压榨性疼痛或紧迫、烧灼感并伴有呼吸困难、出汗、恶心、呕吐或眩晕等。应注意非典型疼痛部位、无痛性心肌梗死和其他不典型表现，女性常表现为不典型胸痛，而老年人更多地表现为呼吸困难。

2. 迅速评价初始 18 导联心电图　应在 10 分钟内完成。18 导联心电图是诊断的关键。缺血性胸痛患者心电图 ST 段抬高对诊断急性心肌梗死的特异度为 91%、敏感度为 46%。患者初始的 18 导联心电图可确定即刻处理方针。心肌梗死的心电图表现见表 14-1。

表 14-1　心肌梗死的心电图表现（无左心室肥厚和左束支传导阻滞）

1. ST 段抬高 两个相邻导联上新出现 ST 段抬高：$V_2 \sim V_3$ 导联，男性≥0.2 mV 或女性≥0.15 mV；和（或）其他导联≥0.1 mV
2. ST 段压低或 T 波改变 两个相邻导联新出现 ST 段水平或下斜型 ST 段压低≥0.05 mV；和（或）两个相邻导联 T 波倒置≥0.1 mV，伴有显著的 R 波或 R/S>1

3. 心肌坏死的生化标志物　建议采用较高敏感性和特异性的心肌坏死生化标志物——心肌肌钙蛋白（cTnI）。在症状发生后 24 h 内，cTnI 的峰值超过正常对照值的 99% 百分位。如果不能测定 cTnI，也可用肌酸激酶同工酶 MB 质量（CK-MB mass），标准同上。但需注意除外其他原因引起的 cTnI 升高。

2007 年全球心肌梗死工作组［欧洲心脏病学会（ESC）、美国心脏病学会（ACC）、美国心脏学会（AHA）、欧洲高血压学会（EHS）和世界卫生组织（WHO）］对心肌梗死进行了新的定义。

● 急性心肌梗死的定义标准 检测到心肌坏死的生化标志物（最好是 cTn）升高超过正常值的99%百分位，有心肌缺血的证据并有以下情况之一：

(1) 缺血性症状；

(2) 新发生心肌缺血的心电图改变（新发生的 ST 段改变或新的左束支传导阻滞）；

(3) 心电图上病理性 Q 波形成；

(4) 新发生的存活心肌的丢失或节段性室壁运动异常的影像学证据；

(5) 心脏性猝死，有心肌缺血的症状和新出现的 ST 段抬高或新的左束支传导阻滞；

(6) PCI 有关的冠状动脉缺血事件伴有心肌生化标志物超过正常值 3 倍；

(7) CABG 有关的冠状动脉缺血事件伴有心肌生化标志物超过正常值 5 倍；

(8) 无心肌生化标志物结果的情况下，新发生的存活心肌丢失的影像学证据伴心肌缺血症状；

(9) 尸体解剖病理发现急性心肌梗死。

● 陈旧性心肌梗死的定义标准

(1) 新出现的病理性 Q 波伴或不伴症状；

(2) 影像学证据提示心肌变薄或瘢痕化，失去收缩力或无存活性；

(3) 尸体解剖病理发现已经或正在愈合的心肌梗死。

急性期止痛治疗可减轻患者焦虑情绪，减少心肌氧耗，对心肌梗死的治疗极为重要。2007 年 ACC/AHA 关于 ST 段抬高型心肌梗死（STEMI）的治疗指南建议对于 STEMI 患者使用吗啡（2～4 mg 静注，每隔 5～10 min 静脉推注 2～8 mg）。常规服用非甾体抗炎药（除阿司匹林外）的 STEMI 患者，在发病时应停药，STEMI 患者住院期间不应使用此类药物，因为此类药物可增加死亡、再次心肌梗死、高血压、心力衰竭以及心肌断裂的风险。此外，也可选择溶栓、抗凝及 PCI、CBAG 等治疗，应由心内科医生进行。

四、主动脉夹层

主动脉夹层是血液进入主动脉中层形成夹层血肿，并沿着主动脉壁延展剥离的危重心血管急症。

（一）临床表现

主要症状为疼痛，但变化大。疼痛开始时，常有大难临头感或剧烈疼痛，疼痛呈剧烈的、撕裂样、刀割样或具有非常特征性的，非阿片类药物不能缓解。突然严重疼痛，又突然消失，或反复发作，提示致命性主动脉夹层动脉血肿，破入胸膜腔或心包，形成致死性的心脏压塞。其疼痛常开始于胸部，而后向背部或腹部及下肢扩散。这种疼痛可提示典型的临床表现，但具有特征性者仅为少数病例。疼痛可开始于腹部、背部或上腹部胃区，此时，必须与急腹症鉴别。

（二）辅助检查

1. X 线平片检查：60％的患者胸部 X 线平片可发现主动脉影增宽。

2. CT 扫描可发现主动脉双管征。

3. 主动脉 Doppler 可定位内膜裂口，显示真、假腔的状态及血流情况，并可显示并发主动脉瓣关闭不全、心包积液及主动脉弓分支动脉的阻塞。

4. 主动脉 MRA（磁共振动脉造影）可从任意角度显示夹层真、假腔和累及范围，其诊断准确性和特异性有替代动脉造影成为诊断金标准的趋势。

（三）治疗

1. 主动脉夹层内科治疗的目的是：降低左室收缩力，降低主动脉脉搏的应力，在不降低重要脏器循环灌注的情况下，应尽可能地降低动脉压。故除非患者有低血压，一旦疑诊主动脉夹层，应立即进行血压控制和心率治疗。收缩压应控制在100～120 mmHg之间，平均动脉压在60～75 mmHg之间，心率应在60～80次/min。目前，血管扩张剂硝普钠联合β受体阻滞剂已成为治疗此类患者的标准方案。

2. 在积极控制血压的同时控制病人的疼痛，常用吗啡镇痛。

3. 外科治疗主要包括人工血管置换术和支架手术治疗。

五、肺栓塞

肺栓塞是由内源性或外源性的栓子堵塞肺动脉主干和分支，引起肺循环障碍的临床和病理生理综合征，包括肺血栓栓塞、羊水栓塞、空气栓塞、脂肪栓塞综合征等。常见的诱因有：①血流淤滞；②静脉管壁损伤；③高凝状态。

（一）临床表现

肺栓塞的临床类型有：

1. 猝死型　肺动脉主干突然阻塞所致。

2. 急性肺源性心脏病型　见于堵塞2个肺叶以上肺血管，临床表现为突发呼吸困难、发绀、低血压、右心衰竭等。

3. 急性心源性休克型　血栓堵塞约50%以上的肺血管，临床表现为突然的呼吸困难、发绀和休克。

4. 肺梗死型　常为外周肺血管堵塞所致，临床表现为突发气短、呼吸困难，并有胸痛、咳嗽、咯血、胸膜摩擦音及胸腔积液。当患者有不能解释的呼吸困难、胸痛、恐惧、烦躁、咳嗽、突然发生和加重的充血性心力衰竭，且查体有呼吸频率增快＞20次/min、心动过速＞100次/min、固定的肺动脉瓣第二音亢进及分裂，或者有室上性心律失常、局部湿啰音及哮鸣音，应高度怀疑急性肺栓塞的可能。

（二）诊断

血浆D-二聚体对急性肺栓塞诊断敏感性高达92%～100%，其含量＜500 μg/L时，可作为排除急性肺栓塞的筛查指标，不能作为确诊依据。肺动脉造影是诊断急性肺栓塞最准确的方法。

CT 肺血管造影，磁共振成像，超声、静脉造影检查深静脉血栓等有助于急性肺栓塞诊断。

（三）治疗

肺栓塞治疗目标是抢救生命，稳定病情，使肺血管再通。对高度可疑肺栓塞者包括高龄患者应即开始抗凝治疗，防止血栓蔓延和复发。溶栓治疗主要用于血流动力学不稳定者的急性大面积肺栓塞。导管溶栓术、导管碎栓术、导管吸栓术等介入治疗用于血流动力学不稳定者、大面积肺栓塞、溶栓疗法禁忌或无效者。

六、气胸

气胸系指各种原因引起气体在壁层胸膜与脏层胸膜之间积聚，造成肺萎陷，从而产生一系列临床表现，是呼吸科的常见病。气胸按病因不同分创伤性气胸和自发性气胸，以后者最常见。

（一）临床表现

气胸的急性发作的症状主要有：

1. 呼吸困难　80%以上的老年人表现为呼吸困难，而胸痛症状不如青年人多见，张力性气胸的患者可有明显的呼吸困难、发绀。

2. 胸痛　与气体刺激胸膜有关，多为突发性剧烈胸痛，呈持续性刺痛或刀割样疼痛，吸气时加剧，多在前胸、腋下部，可放射至肩、背、上腹部。持续性胸骨后疼痛提示纵隔气肿存在。

3. 刺激性干咳　多由于胸腔内气体刺激胸膜而产生。此外，张力性气胸可有烦躁不安、呼吸衰竭、意识丧失甚至心脏骤停等严重表现。体格检查常发现病人呼吸频率增加，重者半坐或坐位，呼气延长，发绀，多汗（继发性气胸明显）。大多气胸为单侧，故双侧胸部体征的对比非常重要，尤其老年慢性阻塞性肺病并发继发性气胸，可见：患侧胸廓较膨胀，胸部扩张度减弱，叩诊反响强，呼吸音降低、消失，语颤降低或带有鼻音，气管向非气胸侧移位等。

（二）诊断

根据症状、体征，结合 X 线胸片、典型的气胸不难诊断，但对气胸的病因诊断则需要做进一步检查，如 CT 和胸腔镜检查。

（三）治疗

气胸的治疗目的在于排尽胸腔气体，并防止复发，常用的治疗方法包括：保守治疗、排气治疗（胸腔穿刺抽气和胸腔闭式引流）、化学性胸膜固定术及手术治疗。

（水　源）

第二节　腹腔内脏痛

腹腔和盆腔的内脏器官若发生损害，如肿瘤侵犯或炎症，可发生疼痛感受，但这种疼痛由于传入神经的种类和传入的感受中枢不同，因而疼痛的性质和种类也多种多样，而且大多数情况下与躯体疼痛完全不同。按其性质分类，大致可归纳为以下三种：①通过内脏神经传入纤维传导的内脏痛；②通过分布于壁层腹膜、肠系膜及膈等的脊髓感觉神经传导的体腔痛；③通过内脏神经传导并在脊髓背根或脊髓背角同时又向同位感觉神经传导的牵涉痛。本章主要介绍腹腔内脏的神经支配、内脏痛的原因和特点及治疗。

一、腹腔内脏器官的神经支配（表 14-2）

1. 交感神经　自 T_5～L_2 脊髓侧柱发出的交感神经在腹腔和盆腔形成许多神经丛，调节腹腔内脏功能和传递内脏伤害性信息。一般来说，不同脏器接受特定的脊髓节段发出的交感神经纤维，但在腹腔内脏器官因存在不同节段而来的神经纤维相互交错支配现象，这就决定了内脏痛的复杂性。

2. 副交感神经　横结肠脾曲以上的腹腔内脏接受迷走神经副交感的支配；结肠、直肠、会阴部及膀胱等接受从 S_2～S_4 脊髓节段侧柱发出的躯体神经副交感神经纤维、S_2～S_4 脊髓节段前角细胞发出的躯体神经，以及 T_{12}～L_2 脊髓节段侧柱发出的交感神经的支配。

表 14-2　腹腔和盆腔内脏器官的神经支配

脏　　器	感觉神经脊髓中枢	交感神经节前纤维
肝、胆	$T_{5\sim9}$	$T_{6\sim11}$
脾脏	$T_{6\sim8}$	$T_{6\sim8}$
胃	$T_{6\sim9}$	$T_{5\sim11}$
胰腺	$T_{6\sim10}$	$T_{5\sim11}$
小肠	$T_{6\sim11}$	$T_{6\sim11}$
结肠	$T_{9\sim12}$，$L_{1\sim2}$，$S_{2\sim4}$	T_8～L_4
肾脏、输尿管	T_{10}～L_2	T_{10}～L_2
睾丸、卵巢	T_{10}	$T_{10\sim11}$
膀胱	T_{11}～L_1，$S_{2\sim4}$	$T_{11\sim12}$
前列腺	$T_{10\sim11}$，$S_{2\sim4}$	T_{11}～L_1
子宫	T_{10}～L_1，$S_{2\sim4}$	$T_{10\sim11}$

3. 重要的腹腔内脏神经丛

（1）腹腔神经丛：腹腔神经丛是最大的自主神经丛，位于腹膜后，相当于 T_{12} 和 L_1 椎体前上部，在腹主动脉上段的前面和两侧，围绕腹腔动脉和肠系膜上动脉的根部。丛内有一对腹腔神经节，形态不规则，左右互相连接，位于膈内侧脚的前面、肾上腺的内侧，接受内脏大神经来的节前纤维（$T_{5\sim10}$）。腹腔神经节的下外侧与主动脉肾节相连，接受内脏小神经纤维（$T_{10\sim12}$）。

由腹腔神经节发出的分支，大部分是节后纤维，也有少量的节前纤维，它们在腹腔丛分出的肠系膜上、下神经节换元。迷走神经后干的腹腔支参与其中，共同组成许多副丛，如肝丛、肾丛、脾丛、胰丛、胃丛以及肠系膜上、下丛等，各副丛分别沿同名血管分支到达各脏器。上述脏器损伤或病变，均可产生相关的内脏神经痛症状。

（2）上腹下神经丛：上腹下神经丛也成为骶前丛，位于 L_5 和 S_1 椎体前上部，腹主动脉末端及其分叉处下部。其神经纤维来自腹主动脉丛、肠系膜下丛以及腰神经节的第3～4内脏神经。再向下延入直肠两侧的神经丛，随髂内动脉分成左右腹下神经丛或神经，连接下腹下丛（盆丛）。其发出分支至双侧输尿管丛、精索丛、膀胱丛、直肠丛及髂丛。

盆神经的副交感神经纤维也经下腹下丛加入此神经丛，至上腹下神经丛左侧随乙状结肠血管、降结肠血管及其分支分布，支配结肠左曲或横结肠左侧、降结肠以及乙状结肠。

二、内脏痛的原因及特点

1. 引起内脏痛的原因　究竟什么刺激可引起内脏伤害性动作电位发放，以及该动作电位在什么解剖部位发放，现在仍不完全清楚。但一般认为，引起内脏痛的原因主要有：①中空脏器的平滑肌痉挛、扩张、缺血、炎症、化学刺激；②肠系膜牵引、压迫、扭转；③实质性脏器的包膜紧张；④恶性肿瘤侵犯神经丛等。

2. 内脏痛的特点

（1）内脏痛最基本的原因是缺血和炎症，而内脏组织破坏本身并不引起疼痛。

（2）内脏疼痛常伴有其他远隔部位的牵涉痛，如胆囊疼痛可牵涉到右上肢或心窝部，胃痛可牵涉到左上腹，胰腺疼痛可牵涉到左侧季肋部、左上腹或背部；肾脏、输尿管和膀胱疼痛可牵涉到下腹部及会阴部等。

（3）内脏痛通常部位不明确、范围较广泛。若出现部位较固定且明确的疼痛时，往往提示病变已经侵及壁层腹膜。

（4）内脏痛常伴有内脏功能的异常，如迷走神经反射引起的恶心、心率减慢，肠反射引起肠麻痹，骨盆反射引起的尿频和腹泻等。

三、常见的内脏痛及其治疗

（一）癌性疼痛

腹腔和盆腔脏器的癌症随着病情的发展，大多数病人会出现不同程度的疼痛，而且往往疼痛非常剧烈。尤其是胰腺、肝、肾等实质性脏器的癌症，疼痛常是最突出的表现。对其治疗主要有以下几种方法：

1. 药物治疗　癌症疼痛药物治疗按照 WHO 三阶梯止痛原则，根据疼痛的性质和程度选择适当的药物、剂量及间隔。其基本药物有三大类：非阿片类镇痛药、阿片类镇痛药及辅助性药物。四个重要原则为：口服用药、按阶梯用药、按时用药及个体化用药（详见第十章：癌性疼痛）。

2. 神经阻滞　根据各种脏器癌痛的内脏神经支配，可选择相应平面的胸椎旁或胸交感神经阻滞、胸椎硬膜外腔、蛛网膜下腔单次或连续阻滞，药物可选用局麻药和（或）吗啡。其优点是：对全身状态、意识水平和精神活动影响小；止痛确切并显著减少镇痛药物的用量；显著减少镇痛药引起的副作用，如瘙痒和便秘等。

3. 内脏神经丛毁损　对于顽固性癌痛或预期生存期长的患者，可在影像引导下行内脏神经丛乙醇或酚甘油化学毁损术。对于腹腔脏器癌痛，可进行上腹下神经丛毁损；对于盆腔脏器癌痛，可进行上腹下神经丛毁损。

（二）非癌性疼痛

常见的有：急性胰腺炎、泌尿系结石、胆道疾病、神经性膀胱。

1. 急性胰腺炎　多与暴饮暴食、酗酒、胆道蛔虫、情绪激动等诱发因素有关。主要表现为上腹部持续性钝痛或绞痛，呈阵发性加剧，并向腰背部放散。疼痛程度与体位有关，仰卧位加重，坐位、前倾位可减轻。常伴有发热、恶心、呕吐，甚至休克等症状。血、尿淀粉酶测定对诊断有决定性意义。急性单纯性胰腺炎多数通过禁食、卧床休息、对症治疗而痊愈；但对于急性坏死性胰腺炎，由于伴有胰腺和胰周的间质性水肿性炎症及胰腺的出血坏死性反应，死亡率高达 20%～40%。在积极治疗胰腺炎和对症处理的基础上，通过神经阻滞可有效控制疼痛，打断因“缺血→水肿、渗出→疼痛→交感神经功能亢进→缺血形成”的恶性循环，对阻止或减少并发症及预后发挥重要作用。

常用的神经阻滞方法有：①胸椎硬膜外腔或胸椎旁阻滞

($T_{8\sim10}$)；②腹腔神经丛阻滞。

2. 泌尿系结石　肾结石和输尿管结石嵌顿时可产生严重的疼痛。常伴有头晕、恶心、呕吐甚至休克。临床表现为突发剧烈腰腹部疼痛，向下腹、腹股沟、大腿内侧及会阴部放射。临床检查多有患侧肾、输尿管区压痛，无腹肌紧张，多有血尿，X线、B超或肾盂输尿管造影可发现结石。在急性肾绞痛发作时，按照疼痛情况及结石发生的位置，选择相应脊神经节段进行椎旁、硬膜外阻滞或腹腔神经丛阻滞。在镇痛的基础上进行泌尿科排石治疗。

3. 胆道疾病　胆道炎性疾病多表现为上腹或右上腹部疼痛，进食油腻后加重，疼痛常向右肩胛部放射，呈阵发性绞痛，多伴有恶心、呕吐及发热等，B超、X线可明确诊断。虽然疼痛诊疗不能取代原发疾病的治疗，但在疼痛剧烈或慢性疼痛时仍然非常重要。镇痛治疗主要通过相应脊髓节段的胸椎旁阻滞（$T_{8\sim10}$），可使疼痛完全消失。对于胆囊摘除术后再发有上腹部疼痛的患者，可进行腹腔神经丛阻滞或毁损，有显著疗效。

4. 神经性膀胱　神经性膀胱是泌尿系统最常见的疾病，以女性多见，危害女性健康。人体膀胱主要的功能是贮存和排出尿液，这两项功能的完成都必须依靠各种神经的控制和协调。当神经功能受到伤害时，膀胱的功能也随之受到影响，并使膀胱本身产生各种病理变化，这种情况在医学上特称为神经性膀胱炎。

根据神经损伤的部位不同，神经性膀胱炎可分为两大类：一类是痉挛性的神经性膀胱炎，是因为比较高位（腰椎以上）的中枢神经受到损伤，由于膀胱处于痉挛性收缩，膀胱的容量常常是小于300 ml，而膀胱内的压力比较高，因此病人表现为尿频、尿急，小腹痛，甚至向会阴部放射；另一类是松弛性的神经性膀胱炎，是由于低位（骶椎以下）的中枢神经或周边神经受到损伤，使得膀胱张力下降，膀胱胀满、尿液潴留很多时才会有部分尿液由尿道溢出。

痉挛性的神经性膀胱的症状比较严重，患者由于尿频、尿急及下腹痛而苦不堪言。对这类患者可采用上腹下神经丛毁损而使症状得到缓解。

典型病例 1

患者，女性，68 岁，胰腺癌晚期，腹腔广泛转移，剧烈而持续性腹部疼痛，VAS10 分，静脉及口服阿片类镇痛药无明显缓解。治疗经过：建立液体通路，连续监测生命体征。取俯卧位，C 臂引导下在 L_1 棘突下缘水平，距棘中线旁开 8 cm，常规消毒铺巾，用 15 cm 长、7 号穿刺针与棘突呈约 40°角进针到达椎体前外侧，注射造影剂欧耐派克 5 ml，在胸腰椎前缘显示为条索状。回抽无血后给予 2%利多卡因 10 ml，观察 10 分钟，疼痛缓解后给予 95%的乙醇 15 ml，术后保持俯卧位 8 小时。术后腹痛明显减轻，VAS 降至 4.0 分，吗啡用量明显减少。

典型病例 2

患者，女性，62 岁，子宫癌根治术后 2 年余。膀胱阴道瘘，双侧输尿管插管体外引流，下腹部、盆腔和肛门剧烈疼痛，VAS10 分。口服大剂量奥施康定和贴芬太尼贴剂疼痛无缓解。病人一般情况很差，贫血（血红蛋白 73 g/L）（阴道出血），低蛋白血症，便秘，食欲和精神反应差。治疗经过：建立静脉通路，连续生命体征监测。病人取俯卧位，在 CT 引导下定位穿刺点和穿刺路径，消毒铺巾，穿刺针经 $L_{4\sim5}$ 椎间盘中央向椎体前缘穿刺，当注射器空气压缩阻力消失后，CT 扫描针尖已经穿过前纵韧带，注射造影剂欧耐派克 5 ml，见造影剂分布在椎体前缘和大血管周围。加快静脉输液，并给予适量多巴胺预防血压下降。注射 2%利多卡因 10 ml，数分钟后病人诉疼痛有所缓解，再次注射造影剂证实位置无误后注射 95%乙醇 15 ml，术后俯卧位 8 小时。术后病人疼痛消失，无痛生活半年后去世。

典型病例 3

患者，女性，72 岁，主诉紧迫排尿伴小腹疼痛不适六个月。患者六个月前无明显诱因出现排尿紧迫感，伴小腹剧烈胀痛不适，阴道肿胀感，10～20 分钟需小便，疼痛剧烈时在床上打滚，VAS 为 10 分。经泌尿外科、妇科和消化科各种检查均未发现异常情况。CT 检查显示：T_{12}右前外侧巨大骨质增生。考虑是由于巨大骨质增生刺激了胸交感神经所致的膀胱功能失调。治疗经过：在 T_{12}水平行诊断性胸椎旁及胸交感阻滞后，下腹痛及尿频显著改善。然后在 CT 引导下，经 $L_{4\sim5}$椎间盘穿刺至椎体右侧前缘，注射造影剂显示良好，给予 1%利多卡因 10 ml 实验量无不适后，注射 95%乙醇 10 ml。术后患者尿频及小腹痛完全消失，随访六个月无复发。

（张挺杰）

参考文献

1. 高修仁. 我国慢性稳定型心绞痛诊断与治疗指南解读. 新医学，2007，11（38）：704-707.
2. 张萍. 2007 心肌梗死的再定义. 临床心电学杂志，2008，17（1）：75-76.
3. 亓鹏. 心肌梗死新定义和更新冠心病二级预防指南解读. 解放军保健医学杂志，2007，9（4）：250-252.
4. 赵碧莲，范维琥. 2007 年 ACC/AHA 关于 ST 段抬高型心肌梗死指南重点更新的介绍. 国际心血管病杂志，2008，35（2）：124-127.
5. 反流性食管炎诊断及治疗指南（2003 年）. 中华消化内镜杂

志，2004，21（4）：221-222.
6. 陈正贤．肺栓塞的诊断和治疗．岭南心血管病杂志，2006，12（4）：229-230.
7. 刘晓方，秦小奎．主动脉夹层的诊断和治疗进展．医学综述，2006，12（14）：851-854.
8. 欧敏．自发性气胸的诊断与治疗．解放军保健医学杂志，2007，9（2）：79-81.
9. 卜军，王琳．2002 年 ACC/AHA 慢性稳定型心绞痛诊疗指南修订纲要．临床心血管病杂志，2003，19（5）：317-319.
10. 胡大一，李运田．顽固性心绞痛治疗的新方法-脊髓刺激疗法．中国医药导刊，2002，4（1）：40-42.
11. 李仲廉．临床疼痛治疗学．3 版．天津科学技术出版社，2003.
12. 李仲廉，郑宝森，王子千．神经阻滞学：100 种神经阻滞术图解．郑州大学出版社，2002.

附录

北京大学人民医院术后病人自控镇痛及随访流程

（仅供参考）

一、术后镇痛治疗、随访流程及注意事项

1. 急性疼痛治疗团队（acute pain service，APS），由专业的护士及麻醉医生组成，负责术后镇痛的随访及处理镇痛相关问题。

2. 手术当日，由麻醉医生向患者和陪护人员交代自控镇痛装置的使用方法及注意事项，告知出现严重的恶心呕吐、皮肤瘙痒、疼痛效果不满意或自控镇痛装置报警应通知病房护士，护士应将患者的情况或自控镇痛装置报警的相关信息及时反馈给麻醉科。

3. 术后由专业护士或医生每日随访术后镇痛患者 1～2 次，记录术后镇痛效果及镇痛泵运转状况，出现镇痛相关并发症时及时向负责麻醉医生反馈相关信息。

4. 疼痛强度≥4 分时，根据患者疼痛强度，应先给予一次推注剂量，之后调整镇痛泵设置，包括增加背景量、PCA 剂量，或者缩短 PCA 间隔时间。处理后应再次巡视直至疼痛强度＜4 分。

5. 一次性术后自控镇痛药袋单次使用时间不应超过 96 小时。

6. 术后应用低分子肝素治疗的患者，硬膜外导管拔出时间应在用药后 12 小时。导管拔除 2 小时后方可继续应用低分子肝素。

二、术后镇痛随访记录表

北京大学人民医院术后镇痛随访记录表

姓名		性别		年龄		体重		住院号		病区		床号	
术后诊断								ASA					
其他系统疾病													
手术名称								麻醉方式					
术中情况								麻醉医师					
术中镇痛药								末次给药时间					
镇痛方式													
硬膜外导管位置			术中硬膜外阻滞效果					静脉导管位置					
镇痛泵机型		配方											
镇痛泵启动时间						镇痛泵停止时间							
首次剂量		持续剂量				PCA 剂量				锁定时间			

	术后第一天		术后第二天		术后第三天		术后第四天	
观察时间								
心率（次/分）								
血压（mmHg）								
呼吸（次/分）								
VAS 评分（安静、活动）								

续表

PCA 按动次数（有效/总按压）								
麻醉平面								
镇静评级								
活动状况								
皮肤瘙痒								
恶心呕吐								
运动阻滞								
尿潴留								
相关治疗								
剩余药量								
备注								
随访签名								
镇痛术毕导管（留/拔）					总体满意度			

评分标准说明：

1. 镇静评级：1—病人镇静合作；2—病人嗜睡或烦躁但能合作；3—病人过度镇静或烦躁且不合作。

2. 活动状态：1—可下地活动；2—在他人辅助下可以下地活动；3—可在床上自主活动；4—不能在床上活动。

3. VAS 评分可参阅疼痛评分标尺（0～10）。

4. 皮肤瘙痒：0—无皮肤瘙痒；1—轻度，病人可耐受；2—严重，需治疗甚至需终止镇痛。

5. 恶心呕吐：0—无；1—轻度恶心或呕吐，患者可耐受；2—难以忍受，需治疗甚至需终止镇痛。

6. 运动阻滞（改良 Bromage 分级）：0—肌力正常，无运动阻滞；1—踝、膝关节能动，髋关节不能动；2—仅踝关节能动；3—下肢所有关节不能动。